# TRAINING BOOK QCM

Stratégie et méthodologie pour réussir les QCM à l'ECN



# Santé publique

## Médecine du travail - Médecine légale

François CHÉRIFI - Romain COLLOT - Paul BALOCHE



Editions Vernazobres-Grego
99 bd de l'Hôpital
75013 PARIS - Tél. : 01 44 24 13 61
www.vg-editions.com



JANV. 2017 - ISBN : 978-2-8183-1589-7

# SOMMAIRE GENERAL

## SOMMAIRE CAS CLINIQUE QCM

## SOMMAIRE QUESTIONS ISOLEES QCM

# SOMMAIRE GENERAL

## SOMMAIRE CAS CLINIQUE QCM

# SOMMAIRE QUESTIONS ISOLEES QCM

## SOMMAIRE DES ITEMS ABORDES
## DOSSIERS QCM

# Cas clinique QCM N° 1

**Mme B, 55 ans sans antécédents particuliers, vient au CHU de Clermont-Ferrand pour se faire opérer d'une hernie ombilicale. Lors de l'induction par l'anesthésiste, vous remarquez des plaques rouges sur le corps de Mme B.**

| QCM 1 | **Que suspectez-vous en priorité ?** |
|---|---|
| A - | Un eczéma |
| B - | Une infection nosocomiale |
| C - | Une réaction allergique |
| D - | Un pemphigus |
| E - | Toutes les réponses précédentes sont fausses |
| QCM 2 | **Vous suspectez une réaction allergique aux produits anesthésiques, parmi les molécules suivantes laquelle (lesquelles) est (sont) connue(s) pour être allergisante(s) ?** |
| A - | Curares |
| B - | Morphiniques |
| C - | Pénicillines |
| D - | Héparines |
| E - | Toutes les réponses précédentes sont fausses |
| QCM 3 | **Quel(s) dosage(s) doit(vent) être réalisé(s) sur le champ ?** |
| A - | Troponine |
| B - | Histamine |
| C - | Tryptase |
| D - | Eosinophiles |
| E - | Toutes les réponses précédentes sont fausses |
| QCM 4 | **Vous prenez en charge correctement votre patiente et l'opération se déroule sans incident. Vous décidez suite à cet événement de garder Mme B en surveillance dans le service. A J3 de l'opération, le jour de son départ, l'infirmière lui retrouve une température à 38.6°, quelle est votre principale hypothèse ?** |
| A - | Rechute allergique |
| B - | Infection du site opératoire |
| C - | Infection urinaire |
| D - | Pneumopathie |
| E - | Toutes les réponses précédentes sont fausses |
| QCM 5 | **Vous suspectez une ISO en priorité. Quels sont les germes les plus fréquemment en cause ?** |
| A - | Staphylocoque doré |
| B - | Streptocoque |
| C - | E.Coli |
| D - | VHB |
| E - | Toutes les réponses précédentes sont fausses |

| QCM 6 | Quel était le risque infectieux de cette opération selon la classification d'Altemeier ? |
|---|---|

A - 1
B - 2
C - 3
D - 4
E - Toutes les réponses précédentes sont fausses

| QCM 7 | Vous orientez votre diagnostic vers une infection du site opératoire devant l'aspect de la cicatrice. De plus, la patiente se plaint de violentes douleurs abdominales. Quelle est votre prise en charge ? |
|---|---|

A - Reprise chirurgicale
B - Antibiothérapie
C - Antalgiques
D - TDM abdominal
E - Toutes les réponses précédentes sont fausses

| QCM 8 | Vous reprenez la patiente au bloc opératoire et traitez l'abcès. A J5 la patiente sort d'hospitalisation. On peut qualifier cet incident : |
|---|---|

A - Evènement porteur de risque
B - Evènement non significatif
C - Effet indésirable modéré
D - Evènement indésirable non grave
E - Toutes les réponses précédentes sont fausses

| QCM 9 | Suite à cet évènement indésirable grave qui a eu lieu dans votre service, à quel(s) organisme(s) devez-vous déclarer cet évènement ? |
|---|---|

A - ONIAM
B - ARS
C - Praticien hygiéniste
D - C-CLIN
E - Toutes les réponses précédentes sont fausses

| QCM 10 | Quelles sont les principales mesures de lutte contre les ISO ? |
|---|---|

A - Antibioprophylaxie systématique
B - Mise en place de drains sur le site opératoire
C - Augmenter la surveillance en hospitalisant les patients la veille de l'intervention
D - Mise en place de systèmes d'aspiration clos
E - Toutes les réponses précédentes sont fausses

| QCM 11 | Hormis les ISO, quelles sont les principales autres infections nosocomiales les plus fréquentes ? |
|---|---|

A - Méningite
B - Pneumopathie
C - Infection urinaires
D - Erésipèle
E - Toutes les réponses précédentes sont fausses

| QCM 12 | La patiente revient vous voir à la consultation post-opératoire 1 mois plus tard, et vous dit ne pas être satisfaite de la prise en charge. Vous évoquez avec la patiente la notion d'aléa thérapeutique. Quelle en est la définition ? |
|---|---|
| A - | Accident imprévisible fautif |
| B - | Erreur prévisible mais rare |
| C - | Evolution prévisible de la pathologie |
| D - | Accident prévisible non fautif |
| E - | Toutes les réponses précédentes sont fausses |
| **QCM 13** | **Elle souhaite porter plainte. Quelle(s) est(sont) la(les) voie(s) de recours amiable ?** |
| A - | CRCI |
| B - | ONIAM |
| C - | Tribunal administratif |
| D - | Tribunal du contentieux médical |
| E - | Toutes les réponses précédentes sont fausses |
| **QCM 14** | **Quelles sont les responsabilités mises en jeu en cas de plainte de la patiente ?** |
| A - | Civile |
| B - | Ordinale |
| C - | Pénale |
| D - | Administrative |
| E - | Toutes les réponses précédentes sont fausses |
| **QCM 15** | **Elle décide finalement de passer par la voie amiable et l'ONIAM l'indemnise pour cet aléa thérapeutique. Quelles sont les autres situations éligibles à une indemnisation par l'ONIAM ?** |
| A - | Accidents médicaux |
| B - | Victimes de l'amiante |
| C - | Pathologies post-transfusionnelles |
| D - | Victimes du Benfluorex |
| E - | Toutes les réponses précédentes sont fausses |

## APPRECIATION GLOBALE, REFLEXES QCM & ASTUCES QCM

- **Premier dossier assez classique pour commencer**
- **Aux iECN, un dossier qui commence par une opération simple = complications et plaintes**
- **Bien avoir les idées claires sur les responsabilités et la voie amiable**
- **Ne pas confondre CRCI et ONIAM**

## CORRECTIONS & STRATEGIE QCM

| QCM | STRATEGIE QCM - COMMENTAIRES<br>🕮 Connaissances, ⊡ Déduction, ⊞ Arg Fréquence, 🔓 Formulation, × Eliminer les incorrectes, [1] 1ère idée |
|---|---|
| **1- Réponse : B** | • ⊡ En priorité les plaques rouges doivent vous faire penser à une réaction allergique aux produits d'anesthésie<br>• 🕮 Une infection nosocomiale ne se définit que 48 heures après le début de l'hospitalisation |
| **2- Réponse : A C** | • 🕮 Ceux sont les deux principaux à bien connaître. On peut également évoquer le latex présent sur les gants ou le garrot, mais on vous demandait ici les produits anesthésiques.<br>• [1] Pensez devant tout dossier d'allergie aux allergies croisées (latex-kiwi-banane) |
| **3- Réponse : B C** | • ⊡ Le couple histamine-tryptase est à prélever rapidement.<br>• × Aucun autre dosage n'est indispensable<br>• 🕮 Pensez toujours à la consultation d'allergologie à distance de l'épisode |
| **4- Réponse : B** | • 🔓 On demandait la principale hypothèse : par argument de fréquence ⊞ l'infection du site opératoire est à privilégier après une opération chirurgicale. On précisait qu'elle n'avait pas d'antécédents particuliers et que son hospitalisation était de courte durée, ce qui diminue le risque d'infection urinaire et de pneumopathie (sans les éliminer complètement) |
| **5- Réponse : A B C** | • 🕮 A savoir, on se contamine par sa propre flore (voie endogène)<br>• La voie exogène correspond à l'apport de germes par le chirurgien ou le matériel (rare) |

**6- Réponse : A**

- 🕮 Même si c'est une chirurgie digestive, il n'y a pas d'ouverture des viscères pour une opération de hernie donc la chirurgie est dite propre : classe 1 d'Altemeier
  - Classification d'Altemeier
    - × Classe 1 (propre) : pas d'ouverture de viscère creux, pas de notion de traumatisme
    - × Classe 2 (propre contaminée) : ouverture de viscère creux, contamination minime
    - × Classe 3 (contaminée) : contamination importante par le contenu intestinal, rupture d'asepsie franche, contamination par de la bile ou de l'urine infectée
    - × Classe 4 (sale) : contamination fécale, corps étranger, perforation d'organe creux, présence de pus

**7- Réponse : A B C D**

- 🛈 Les chirurgiens digestifs ont le scanner facile pour voir si une collection s'est mise en place en profondeur. La reprise chirurgicale permet de nettoyer les tissus
- 🛈 Une antibiothérapie sera à débuter, ainsi que des antalgiques adaptés à la douleur

**8- Réponse : E**

- ✕ Il s'agit d'un évènement indésirable grave car ayant conduit à une ré-intervention
- 🔓 attention à la formulation de la réponse D, lisez bien les propositions

**9- Réponse : B C D**

- 🕮 La déclaration d'un évènement de ce genre se fait auprès du praticien hygiéniste de l'établissement, au C-CLIN et à l'ARS car c'est un évènement indésirable grave
- ONIAM n'a bien évidemment pas de rôle ici

**10- Réponse : D**

- ▭ Tous les systèmes d'aspiration doivent être en circuit fermé
- Il faut éviter le plus possible l'hospitalisation ou la rendre la plus courte possible : l'ambulatoire est l'avenir de la chirurgie
- Antibioprophylaxie non systématique, mais à utiliser si besoin selon les chirurgies
- Il faut poser le moins de drain possible et le moins longtemps possible

**11- Réponse : B C**

- ▦ les infections nosocomiales les plus fréquentes sont : les infections urinaires, les pneumopathies, les infections de site opératoire et les infections de cathéter
- ✕ l'érésipèle n'est pas une infection nosocomiale

**12- Réponse : E**

- ✕ Attention à bien lire chaque proposition avant de répondre
  - Définition : Accident imprévisible non fautif

**13- Réponse : A**

- 🕮 CRCI = commission régionale de conciliation et d'indemnisation
- ✕ ONIAM = office national d'indemnisation des accidents médicaux, organisme d'indemnisation mais pas de recours
- Le tribunal du contentieux médical n'existe pas

**14- Réponse : B C D**

- 🛈 On est dans un CHU donc mise en jeu de la responsabilité administrative
- La réponse A serait vraie dans une clinique privée

**15- Réponse : A C D**

- 🕮 Sont indemnisés au titre de la solidarité nationale : les accidents médicaux, les affections iatrogènes, les infections nosocomiales, les dommages transfusionnels (VIH, VHB, VHC), les victimes de benfluorex
- Benfluorex = Médiator®
- 🛈 Amiante = FIVA (fond d'indemnisation des victimes de l'amiante) +++

☑ J'inscris mes notes personnelles pour mieux progresser

# Cas clinique QCM N° 2

**Vous êtes médecin généraliste et recevez Mr C. 65 ans dans votre cabinet. Il a comme principaux antécédents : une hernie inguinale opérée, un psoriasis ancien, un tabagisme sevré à 40 PA, une consommation modérée d'alcool selon ses dires, une allergie au paracétamol non confirmée. Il passait de nombreuses heures à chasser, mais a dû y renoncer à cause de douleurs d'arthrose invalidantes : c'est d'ailleurs sa seule plainte.**

**Il vient vous voir trainé par sa femme, selon laquelle Mr C. a de nombreux trous de mémoire et une perte d'appétit.**

| QCM 1 | Quelles sont vos hypothèses diagnostiques devant ce tableau ? |
|---|---|
| A - | Maladie d'Alzheimer |
| B - | Maladie de Parkinson |
| C - | Démence fronto-temporale |
| D - | Dépression |
| E - | Toutes les réponses précédentes sont fausses |
| **QCM 2** | **Vous évoquez une démence. Quel bilan allez-vous réaliser en systématique ?** |
| A - | IRM cérébrale |
| B - | Troponine |
| C - | Glycémie |
| D - | Transaminases |
| E - | Toutes les réponses précédentes sont fausses |
| **QCM 3** | **Le bilan est normal. Que proposez-vous ?** |
| A - | IRM de contrôle dans 3 mois |
| B - | Traitement d'épreuve par Paroxétine |
| C - | Traitement d'épreuve par Anticholinestérasiques |
| D - | Contrôle biologique à 1 mois |
| E - | Toutes les réponses précédentes sont fausses |
| **QCM 4** | **Le traitement d'épreuve de la dépression se révèle efficace. Vous suivez Mr C. pendant 2 ans puis le perdez de vue. Vous le retrouvez 4 ans plus tard lors d'une garde à SOS Médecin. En entrant dans la maison vous voyez Mr C. à moitié nu, en train de vider les placards, balançant les casseroles par terre. Quelles sont vos hypothèses diagnostiques en première intention ?** |
| A - | Rechute de dépression |
| B - | Méningite |
| C - | Infection urinaire |
| D - | Démence |
| E - | Toutes les réponses précédentes sont fausses |
| **QCM 5** | **Quel(s) est(sont) l'(les) examen(s) paraclinique(s) à réaliser ?** |
| A - | Calcémie |
| B - | Glycémie |
| C - | ECG |
| D - | BU |
| E - | Toutes les réponses précédentes sont fausses |

| QCM 6 | **Mr C. est hospitalisé en service de médecine. Il s'agissait en fait d'une décompensation confusionnelle d'une infection urinaire. Le jour de sa sortie l'externe du service réalise un MMS. Concernant le MMS :** |
|---|---|
| A - | Il est noté sur 30 points |
| B - | C'est un outil diagnostic |
| C - | Il est toujours pathologique si inférieur à 26 |
| D - | Il varie en fonction de l'éducation des patients |
| E - | Toutes les réponses précédentes sont fausses |

| QCM 7 | **Vous diagnostiquez une démence débutante de type Alzheimer. Quel(s) traitement(s) débutez-vous ?** |
|---|---|
| A - | Anticholinestérasiques |
| B - | Anticholinergiques |
| C - | Sérotoninergiques |
| D - | Aucun traitement |
| E - | Toutes les réponses précédentes sont fausses |

| QCM 8 | **Mr C. est inquiet pour son avenir et la dégradation de ses facultés mentales. Que pouvez-vous lui proposer ?** |
|---|---|
| A - | Mise en place d'une sauvegarde de justice |
| B - | Rédaction d'un certificat de SPDT préventif |
| C - | Mise en place d'une tutelle |
| D - | Rédaction d'un mandat de protection future |
| E - | Toutes les réponses précédentes sont fausses |

| QCM 9 | **A propos de la curatelle et de la tutelle :** |
|---|---|
| A - | La curatelle comprend une perte totale des droits civils |
| B - | La tutelle comprend une perte des droits civiques |
| C - | Une personne sous tutelle peut aller voter avec l'accord de son tuteur |
| D - | Il existe plusieurs niveaux de tutelle |
| E - | Toutes les réponses précédentes sont fausses |

| QCM 10 | **Mr C. bénéficie d'un mandat de protection future. 3 mois plus tard, vous êtes appelé par la gendarmerie car Mr C. s'est suicidé avec son fusil, ne supportant plus de voir ses capacités se dégrader. Lors de la rédaction du certificat de décès :** |
|---|---|
| A - | Vous ne cochez pas la case "obstacle médico-légal" car le patient était connu dépressif |
| B - | Dans le cas d'un suicide vous cochez systématiquement la case "mise en bière immédiate" |
| C - | Vous remettez le certificat de décès aux gendarmes présents |
| D - | Vous vérifiez auparavant si le patient est porteur d'une pile cardiaque |
| E - | Toutes les réponses précédentes sont fausses |

| QCM 11 | **Concernant le certificat de décès :** |
|---|---|
| A - | La partie supérieure est destinée à l'officier d'état civil |
| B - | La partie supérieure est destinée à l'ARS |
| C - | La partie inférieure contient les causes du décès |
| D - | La partie inférieure contient la case „obstacle médico-légal“ |
| E - | Toutes les réponses précédentes sont fausses |

| QCM 12 | Une autopsie de Mr C. est requise par le procureur. A propos de l'autopsie : |
|---|---|
| A - | Il n'existe que 2 types d'autopsie |
| B - | La famille peut s'opposer à une autopsie scientifique |
| C - | Tout médecin peut être en mesure de réaliser une autopsie médico-légale en cas de réquisition |
| D - | Une autopsie médico-légale est requise par un magistrat |
| E - | Toutes les réponses précédentes sont fausses |

| QCM 13 | Toujours à propos de l'autopsie : |
|---|---|
| A - | Une autopsie scientifique est réalisée par un médecin légiste |
| B - | Un patient peut exprimer son opposition à une autopsie scientifique future |
| C - | Une autopsie scientifique est demandée par le médecin |
| D - | Le don du corps à la science n'entraine aucun frais pour le patient |
| E - | Toutes les réponses précédentes sont fausses |

| QCM 14 | Mme C. revient vous voir 1 mois après le décès de son mari, une montagne de documents avec elle. Elle vous tend une lettre de son assurance lui demandant un certificat concernant la mort de son mari. |
|---|---|
| A - | Vous ne le rédigez pas |
| B - | Vous lui remettez en main propre |
| C - | Vous appelez directement le médecin conseil de l'assurance pour éviter la paperasse |
| D - | Vous l'envoyez par lettre recommandée avec accusé de réception |
| E - | Toutes les réponses précédentes sont fausses |

| QCM 15 | Concernant le certificat post-mortem : |
|---|---|
| A - | Le médecin n'est pas tenu au secret médical |
| B - | Le médecin peut donner les causes du décès si besoin |
| C - | Ce certificat sert aux ayants droit pour toucher une assurance vie |
| D - | Ce certificat atteste que le décès ne figure pas dans les clauses d'exclusion de garantie de l'assurance |
| E - | Toutes les réponses précédentes sont fausses |

## APPRECIATION GLOBALE, REFLEXES QCM & ASTUCES QCM

- **La gériatrie se prête très bien à la santé publique et à la médecine légale**
- **Connaître parfaitement curatelle, tutelle et sauvegarde de justice et leurs conséquences**
- **Connaitre et savoir rédiger un certificat de décès (parfois demander aux ECN ancien format)**
- **Ne mettez pas de côté la médecine légale, des choses simples peuvent rapporter des points**

## CORRECTIONS & STRATEGIE QCM

**QCM** — **STRATEGIE QCM - COMMENTAIRES**

**Connaissances, Déduction, Arg Fréquence, Formulation, × Eliminer les incorrectes, 1ère idée**

**1- Réponse : A C D**

- Toujours évoquer une dépression chez une personne âgée devant un tel tableau
- × Une maladie de Parkinson ne débuterait pas par des troubles cognitifs, on les retrouve à un stade évolué de la maladie

**3- Réponse : A C**

- cf. recommandations HAS de 2012
  - Les transaminases ne sont pas réalisées de façon systématique

**3- Réponse : B**

- Le bilan normal n'exclut pas une démence au stade précoce, mais il faut absolument éliminer une cause organique ou une dépression.
  - On débutera donc un traitement antidépresseur par ISRS

**4- Réponse : B C**

- Devant toute confusion il faut penser : hypoglycémie, méningite, infections, fécalome, etc…
- Vous devez bien faire la distinction entre confusion et démence +++ (reco HAS 2009)

**5- Réponse : A B C D**

- Le bilan initial devant une confusion du sujet âgé comprend : ionogramme, urée, créatininémie, NFS, CRP, BU, saturation, ECG, glycémie, calcémie
  - On pourra réaliser une ponction lombaire en cas de fièvre et de signes méningés

**6- Réponse : A D**

- 🕮 Le Mini Mental Test est un outil de dépistage noté sur 30 points
  - Il est dit pathologique si inférieur à 26
  - On tolère un seuil de 22 si le niveau culturel du patient est faible

**7- Réponse : A**

- 🛈 La maladie d'Alzheimer se traite par anticholinestérasiques ou par mémantine (antagoniste des récepteurs NMDA)
- ⊂⊃ Revenez à vos connaissances de physiologie en cas de doute entre les molécules, et lisez bien les énoncés

**8- Réponse : D**

- ✕ A ce stade, seul un mandat de protection future semble adapté
  - 🕮 pour rappel, le mandat de protection future existe depuis 2007 et permet d'organiser à l'avance la protection juridique de la personne, en prévision du jour où elle ne pourra plus veiller seule à ses intérêts

**9- Réponse : B**

- 🛈 Ces notions sont à maitriser parfaitement !
  - 🕮 la curatelle peut avoir plusieurs formes (simple, aménagée, renforcée). La personne conserve ses droits de façon partielle, et doit se faire conseiller et contrôler par le curateur
  - 🕮 la tutelle est une mesure complète et durable. La perte des droits est totale, la personne est représentée par le tuteur pour tous ses actes (même pour voter)

**10- Réponse : D**

- 🛈 Devant un suicide pensez obstacle médico-légal
- 🕮 La mise en bière immédiate ne se justifie qu'en cas de maladie infectieuse ou d'état du corps dégradé
- 🕮 Le certificat de décès doit être remis à la famille, sauf en cas d'obstacle médico-légal où le certificat doit être remis à l'officier de police judiciaire

**11- Réponse : A C**

- 🕮 Le certificat de décès se compose de 2 parties
  - La partie supérieure concerne l'état civil du patient et est adressée à l'officier d'état civil
  - La partie inférieure concerne les causes du décès et est adressée à l'ARS (CépiDC)
- 🕮 Apprenez bien comment compléter un certificat de décès : c'est important pour la pratique et très facilement tombable en question

**12- Réponse : B D**

- ⊂⊃ Il existe 3 types d'autopsie : médico-légale, scientifique et un cas particulier qu'est le don du corps à la science

**13- Réponse : B C**

- 🕮 L'autopsie médico-légale : requise par un magistrat, pas d'oppposition possible. Elle est réalisée par un médecin légiste
- 🕮 L'autopsie scientifique : demandée par un médecin, le patient peut s'y être opposé de son vivant, la famille peut également refuser. Elle est réalisée par un anatomopathologiste
- 🕮 Lors d'un don de corps, les frais d'inhumation restent à la charge du patient.

| 14- Réponse : B | |
|---|---|
| | • Voir question 15 |
| **15- Réponse : C D** | |
| | • 🕮 Le certificat post-mortem est un certificat remis en main propre aux ayants droit pour accéder à des avantages tels que les assurances vie. Il certifie que la cause du décès n'entre pas dans les exclusions de garantie, mais ne précise en aucun cas les causes et circonstances du décès. |

# Cas clinique QCM N° 3

**Le jeune Rodney âgé de 16 ans est amené par ses parents aux urgences de Cherbourg pour comportement agressif et automutilation. D'après sa mère, il aurait mordu le mollet d'une amie. Dans le box des urgences Rodney vous semble anxieux, tourne en rond et semble entendre des voix.**

| QCM 1 | **Quel(s) diagnostic(s) évoquez-vous ?** |
|---|---|
| A - | Etat d'agitation aigu |
| B - | Intoxication médicamenteuse |
| C - | Schizophrénie |
| D - | Episode maniaque |
| E - | Toutes les propositions précédentes sont fausses |

| QCM 2 | **Vos premiers examens éliminent une intoxication. Vous orientez donc votre diagnostic vers un état d'agitation aigu. Vous proposez une hospitalisation qu'il refuse fermement. Que faites-vous ?** |
|---|---|
| A - | Vous lui faites signer une décharge |
| B - | Vous réalisez une procédure SPDT urgence |
| C - | Vous réalisez une procédure SPDT péril imminent |
| D - | Vous réalisez une procédure SPDT normale |
| E - | Toutes les propositions précédentes sont fausses |

| QCM 3 | **Rodney étant mineur vous n'avez pas besoin d'une procédure SPDT, l'accord des parents suffit. Quel(s) traitement(s) mettez-vous en place en première intention ?** |
|---|---|
| A - | Neuroleptiques |
| B - | ISRS |
| C - | Antileptiques |
| D - | Benzodiazépines |
| E - | Toutes les propositions précédentes sont fausses |

| QCM 4 | **Le traitement entrepris est efficace. Rodney sort d'hospitalisation et poursuit son suivi en ambulatoire. Il revient 3 ans plus tard aux urgences amené par ses parents. L'interrogatoire est difficile. « J'ai pas l' choix, faut que j' me vide d' mon sang pour rejoindre la galaxie du grand Khryt » vous dit-il sur un ton calme. Ses parents vous informent qu'il ne sort plus, et se replie sur lui-même de plus en plus. Quel(s) diagnostic(s) évoquez-vous ?** |
|---|---|
| A - | Bouffée délirante aiguë |
| B - | Démence |
| C - | Trouble bipolaire |
| D - | Schizophrénie |
| E - | Toutes les propositions précédentes sont fausses |

| QCM 5 | **Vous proposez une hospitalisation qu'il refuse fermement. Sa mère n'est pas convaincue de l'intérêt d'une hospitalisation. Vous proposez :** |
|---|---|
| A - | Une Ordonnance de Placement Provisoire si ses parents refusent |
| B - | Une procédure SPDT |
| C - | Une procédure SPDT urgence |
| D - | Une procédure SPDRE |
| E - | Toutes les propositions précédentes sont fausses |

| QCM 6 | Concernant les procédures de SPDT, quel(s) est(sont) l'(les) article(s) concerné(s) ? |
|---|---|

A - 3212-1-II-1
B - 3212-1-II-2
C - 3213-1
D - 3212-3
E - Toutes les propositions précédentes sont fausses

| QCM 7 | Vous réussissez à convaincre le père de Rodney de la nécessité d'une hospitalisation. A propos de règles de cette mesure : |
|---|---|

A - Nécessité de 2 certificats de médecins différents, obligatoirement extérieurs au lieu d'hospitalisation
B - Nécessité de 2 certificats de médecins différents, appartenant obligatoirement au lieu d'hospitalisation
C - Nécessité d'une lettre dactylographiée du père du patient
D - Les certificats sont obligatoirement rédigés par des psychiatres
E - Toutes les propositions précédentes sont fausses

| QCM 8 | Concernant les soins sans consentement : |
|---|---|

A - Durent au maximum 72h
B - Rédaction de 4 certificats avant les 72h
C - Peuvent se faire en ambulatoire à n'importe quel moment
D - Ne peuvent être levés que par le juge des libertés
E - Toutes les propositions précédentes sont fausses

| QCM 9 | Les parents de Rodney vous interrogent sur l'arrêt de la mesure prise. Elle peut être levée : |
|---|---|

A - A tout moment par un certificat
B - Sur décision du procureur
C - Sur demande du tiers
D - En cas de carence de certificat
E - Toutes les propositions précédentes sont fausses

| QCM 10 | Rodney est maintenant stabilisé au niveau de sa pathologie. Quelle(s) structure(s) ambulatoire(s) peut(vent) assurer la prise en charge ? |
|---|---|

A - CAMPS
B - CMP
C - CMPP
D - Hôpital de semaine du service
E - Toutes les propositions précédentes sont fausses

| QCM 11 | Rodney vous fait part de sa volonté d'arrêter de fumer. Quel(s) test(s) simple(s) en consultation pouvez-vous utiliser ? |
|---|---|

A - Fagerström
B - Russel
C - DAST
D - AUDIT
E - Toutes les propositions précédentes sont fausses

| QCM 12 | Quelles sont les deux questions du test les plus importantes à poser ? |
|---|---|

A - Fumez-vous lorsque vous êtes malade ?
B - Combien de cigarettes fumez-vous par jour en moyenne ?
C - Combien de temps après le réveil fumez-vous votre première cigarette ?
D - Trouvez-vous difficile de vous abstenir de fumer dans les lieux où cela est interdit ?
E - Toutes les propositions précédentes sont fausses

| QCM 13 | **Vous souhaitez aider Rodney à arrêter de fumer. Quel(s) traitement(s) pouvez-vous lui proposer en première intention ?** |
|---|---|
| A - | Patch |
| B - | Gommes à mâcher |
| C - | Varenicline ou bupropion |
| D - | Une association synergique varenicline et patch |
| E - | Toutes les propositions précédentes sont fausses |

| QCM 14 | **Il vous parle de la cigarette électronique. Concernant cette dernière :** |
|---|---|
| A - | C'est un substitut nicotinique validé |
| B - | C'est un substitut nicotinique recommandé |
| C - | Elle est inoffensive |
| D - | Il existe différents dosages en nicotine |
| E - | Toutes les propositions précédentes sont fausses |

| QCM 15 | **Enfin, Rodney vous parle de ses écarts vis à vis de l'alcool. Concernant les questionnaires de dépendance à l'alcool :** |
|---|---|
| A - | Le DETA contient 4 questions |
| B - | L'AUDIT contient 10 questions |
| C - | Chaque item du questionnaire AUDIT est coté de 0 à 4 |
| D - | Une version simplifiée de l'AUDIT permet de tester en 3 questions la dépendance |
| E - | Toutes les propositions précédentes sont fausses |

## APPRECIATION GLOBALE, REFLEXES QCM & ASTUCES QCM

- **L'item des soins psychiatriques sans consentement est un des grands classiques des ECN**
- **Il faut maîtriser parfaitement les mesures possibles et les documents requis**
- **Attention au piège d'un dossier sur un patient mineur +++**
- **Les addictions concernent la psychiatrie mais sont aussi une question de santé publique !**

## CORRECTIONS & STRATEGIE QCM

| QCM | STRATEGIE QCM – COMMENTAIRES<br>🕮 Connaissances, ⊏⊐ Déduction, ▦ Arg Fréquence, ✓ Formulation, ✕ Eliminer les incorrectes, ⓵ 1ère idée |
|---|---|
| **1- Réponse : A B** | |
| | • ⊏⊐ En premier lieu il faut penser phénomène aigu<br>✕ le diagnostic de schizophrénie ne se fait pas sur un phénomène unique<br>• ⓵ Attention aux définitions DSM-V très précises concernant les pathologies psychiatriques, notamment sur les durées nécessaires pour parler de ces diagnostics |
| **2- Réponse : E** | |
| | • ✓ Le patient est MINEUR !<br>- Dans ce cas, seule une autorisation parentale est nécessaire |
| **3- Réponse : A D** | |
| | • 🕮 Les benzodiazépines sont nécessaires devant l'anxiété du patient. Les neuroleptiques peuvent être introduits à la place ou en complément des benzodiazépines<br>• ✓ Les anti-épileptiques peuvent être utilisés dans les épisodes maniaques (ex : dépakine) |
| **4- Réponse : D** | |
| | • 🕮 Le patient présente des symptômes positifs et négatifs typiques de schizophrénie |
| **5- Réponse : B** | |
| | • ⓵ Le patient présente des idées suicidaires, une hospitalisation est requise !<br>• ⊏⊐ Devant le refus du patient (maintenant majeur) mais la présence des proches, on réalisera une hospitalisation en SPDT |

**6- Réponse : A B D**

- 🕮 Cela peut paraitre absurde mais il faut connaitre les articles de référence des mesures de soins psychiatriques, qui doivent d'ailleurs figurés sur le certificat médical
- Ces articles sont une source inépuisable de QCM !

**7- Réponse : E**

- 🕮 Autre source facile de QCM, où les erreurs coûtent cher !
  - Apprenez parfaitement pour chaque mesure combien de certificats sont nécessaires et par qui ils doivent être rédigés
- 🔓 Attention : la demande du tiers doit être manuscrite

**8- Réponse : B**

- ✕ Les soins durent au minimum 72h en hospitalisation, durant lesquelles 4 certificats seront rédigés (2 avant l'entrée, 1 à 24h, 1 à 72h)
- 🕮 La mesure peut être levée par un médecin dans les 72h si elle n'est pas justifiée. Le juge des libertés et de la détention (JLD) est saisi plus tard

**9- Réponse : A C D**

- 🔓 C'est le JLD qui lève la mesure, et non le procureur

**10- Réponse : B**

- ✕ Ces structures sont à connaitre :
  - CAMPS : pour les enfants de moins de 6 ans
  - CMPP : pour les enfants
- 🔓 L'hôpital de semaine n'est pas une structure ambulatoire

**11- Réponse : A**

- 🕮 Score de Fagerström à connaitre, les autres proposés ne concernent pas le tabac : AUDIT = Alcool, DAST = screening des drogues

**12- Réponse : B C**

- Les 2 questions les plus importantes sont bien celles-là
- Quelle est la durée entre la première cigarette et le réveil et le nombre de cigarettes par jour

**13- Réponse : A B**

- En première intention utiliser les substituts nicotiniques vendus en pharmacie
- Les méthodes médicamenteuses sont réservées aux patients résistants aux substituts nicotiniques, à cause du plus grand nombre d'effets secondaires
- De plus pas de synergie entre les 2 traitements !!!

**14- Réponse : D**

- 🕮 Question à la limite du programme. Il faut cependant que vous connaissiez la position actuelle des autorités de santé sur la cigarette électronique.

**15- Réponse : A B C D**

- Bien connaitre ces 2 types de questionnaire et savoir comment les utiliser
- Tombables à l'ECNi en psychiatrie ou addictologie

☑ J'inscris mes notes personnelles pour mieux progresser

# Cas clinique QCM N° 4

**Adrien, 45 ans, consulte votre cabinet flambant neuf d'une petite bourgade du Centre Bretagne pour des diarrhées et douleurs abdominales survenues depuis la veille au soir, vers 17h. Il s'est senti nauséeux mais n'a pas vomi. Il n'a pas d'antécédents particuliers. Il est marié et a 2 enfants de 15 et 19 ans.**

| | |
|---|---|
| **QCM 1** | **Q1 : Que recherchez-vous à l'interrogatoire pour avancer dans le diagnostic ?** |
| A - | Voyage récent (< 3 mois) |
| B - | Aliments consommés les jours précédents |
| C - | Symptômes similaires dans l'entourage |
| D - | Contact avec des chatons |
| E - | Traitements pris récemment |
| **QCM 2** | **On retrouve à l'interrogatoire des symptômes similaires chez sa femme, ses enfants n'ont aucun symptôme. Il est allé déjeuner au restaurant avec sa femme la veille. Il n'a pas voyagé. Il n'a pris aucun traitement mis à part des pansements gastriques.**<br>**Concernant les hypothèses diagnostiques, quelle(s) est(sont) la(les) proposition(s) exacte(s) :** |
| A - | Une gastro entérite aiguë (GEA) virale ne peut être éliminée à ce stade |
| B - | Un nombre plus important de cas est nécessaire pour évoquer une TIAC |
| C - | Une MICI peut se présenter comme une gastro entérite aiguë |
| D - | Une primo infection à parvovirus B19, quand elle est symptomatique, donne souvent ce genre de tableau |
| E - | Une infection à Norovirus *(Caliciviridae)* peut donner ce genre de tableau |
| **QCM 3** | **Quels éléments seraient évocateurs d'une GEA virale ?** |
| A - | Sensibilité en épigastre avec abdomen souple |
| B - | Défense en fosse iliaque droite |
| C - | Fièvre à 39,5° |
| D - | Symptômes similaires dans l'entourage |
| E - | Ténesme rectal |
| **QCM 4** | **Quels éléments seraient compatibles avec une TIAC ?** |
| A - | Une fièvre à 39° |
| B - | Consommation des mêmes aliments que sa femme |
| C - | Diarrhée glairo sanglante |
| D - | Des troubles de la vision de près |
| E - | Un syndrome anticholinergique |
| **QCM 5** | **Au final de votre interrogatoire et de votre examen clinique, vous faites le résumé syndromique suivant : Syndrome gastro entéritique aigu non fébrile. Vous évoquez une TIAC au sein du restaurant.**<br>**Quel(s) germe(s) serai(en)t compatible(s) avec cette chronologie et cette clinique ?** |
| A - | Un staphylococcus aureus |
| B - | Un Clostridium botulinum |
| C - | Une Salmonelle typhi |
| D - | Giardia intestinalis |
| E - | Un campylobacter jejuni |

| QCM 6 | D'une façon générale, quels sont les 3 germes les plus fréquents en cas de TIAC en France ? |
|---|---|
| A - | Bacillus cereus |
| B - | Clostridium perfringens |
| C - | Staphylococcus aureus |
| D - | Salmonella enterica |
| E - | Campylobacter jejuni |

| QCM 7 | Quelle va être votre CAT devant cette suspicion de TIAC ? |
|---|---|
| A - | Déclaration obligatoire au restaurant concerné |
| B - | Prescrire une coproculture à votre patient |
| C - | Contacter l'ARS par tout moyen approprié |
| D - | Isolement contact du patient |
| E - | Toutes les réponses précédentes sont fausses |

| QCM 8 | Concernant la déclaration obligatoire des TIAC et ses conséquences |
|---|---|
| A - | Toutes les TIAC sont à déclaration obligatoire |
| B - | Elles font partie des MDO non nominatives, c'est à dire avec simple signalement |
| C - | La déclaration obligatoire écrite, c'est à dire notification, est anonyme |
| D - | Le taux de déclaration des TIAC est faible |
| E - | Une enquête épidémiologique transversale sera probablement mise en place |

| QCM 9 | Vous avez signalé en urgence à l'ARS votre suspicion de TIAC et envoyé la notification secondairement. 10 cas potentiels (symptomatiques) dans le restaurant ont été déclarés sur les 35 personnes ayant mangé dans le restaurant ce midi là. Concernant la recherche de l'agent infectieux en cause : |
|---|---|
| A - | Une étude de cohorte est la plus appropriée devant le nombre élevé de cas |
| B - | Une étude rétrospective est ici la plus appropriée |
| C - | Le recueil détaillé des aliments consommés sera réalisé |
| D - | Tout établissement de restauration collective a l'obligation de conserver des repas témoins de 3 jours minimum |
| E - | Toutes les réponses précédentes sont fausses. |

| QCM 10 | Au terme de l'enquête Cas-témoins réalisée, l'aliment incriminé semble être une pâtisserie que le restaurant dit avoir préparée dans la matinée du repas. Concernant cette TIAC, quelles sont les réponses exactes ? |
|---|---|
| A - | Cet aliment a probablement le Risque Relatif calculé le plus élevé par rapport aux autres plats |
| B - | Un mécanisme toxinique peut être évoqué |
| C - | Une contamination cutanée par un personnel du restaurant est indispensable à rechercher |
| D - | Un SHU (syndrome hémolytique et urémique) est la principale complication à craindre |
| E - | Toutes les propositions précédentes sont fausses |

| QCM 11 | Concernant les études cas témoins en général |
|---|---|
| A - | Elles sont souvent moins coûteuses que les études de cohorte |
| B - | Elles sont plus simples à mettre en œuvre que les études de cohorte |
| C - | Leur niveau de preuve correspond au grade de recommandation C |
| D - | Leur intérêt dans une TIAC est de déterminer l'aliment avec l'Odds Ratio le plus élevé |
| E - | Toutes les réponses précédentes sont fausses |

| QCM 12 | **Finalement, cette TIAC à staphylocoque aureus toxinogène provenait d'un panaris pulpaire d'un des employés. Celui ci vous explique s'être blessé l'index avec un couteau sur son lieu de travail, puis est apparu le panaris. La douleur est localisée, légèrement pulsatile, ne réveille pas la nuit et il n'y a pas de signes généraux. Concernant ce panaris :** |
|---|---|
| A - | Il peut être considéré comme une maladie professionnelle |
| B - | Le patient pourra bénéficier du tiers payant. |
| C - | Le patient devra payer les franchises sur les consultations et les médicaments |
| D - | Le patient bénéficiera d'une exonération du ticket modérateur. |
| E - | La protection contre le licenciement ne concerne pas les accidents de travail |
| **QCM 13** | **Concernant la procédure de déclaration de l'accident de travail :** |
| A - | L'employé n'aura pas à prouver le lien entre l'accident et le travail |
| B - | Son médecin devra appeler son employeur dans les 24h |
| C - | Son médecin devra lui transmettre une feuille d'accident de Travail |
| D - | Son employeur devra déclarer l'accident de travail à la CPAM dans les 48h. |
| E - | La feuille d'accident de travail comporte 3 volets |
| **QCM 14** | **Comment traiteriez-vous ce panaris? Quelles informations donneriez-vous à ce patient ?** |
| A - | L'arrêt de travail doit être systématique chez ce patient |
| B - | Une antibiothérapie anti staphylococcique per os est le traitement de référence |
| C - | L'apparition d'un doigt en crochet est l'évolution naturelle de cette affection |
| D - | L'apparition d'une fièvre doit faire reconsulter le patient en urgence |
| E - | Un avis chirurgical doit être demandé |
| **QCM 15** | **Concernant le suivi d'un accident de travail :** |
| A - | Il n'y a pas de délai de carence en cas d'accident de travail |
| B - | Le patient touchera 100% de son salaire dès le 28ème jour |
| C - | Rédiger un certificat avec consolidation implique qu'il y a des séquelles |
| D - | Une visite de reprise sera obligatoire après un accident du travail |
| E - | La rechute bénéficie de la présomption d'imputabilité. |

## APPRECIATION GLOBALE, REFLEXES QCM & ASTUCES QCM

- **Dossier qui se veut transversal sur l'infectiologie et la santé publique de médecine générale**
- **Bien connaître les germes responsables de TIAC et leurs différentes présentations**
- **Indispensable de connaître la procédure de déclaration des MDO**
- **Savoir déclarer un AT**

## CORRECTIONS & STRATEGIE QCM

| QCM | STRATEGIE QCM - COMMENTAIRES<br>📖 Connaissances, ⊡ Déduction, ▦ Arg Fréquence, 🔓 Formulation, ✕ Eliminer les incorrectes, ⓵ 1ère idée |
|---|---|
| **1- Réponse : A B C E** | |
| | • ⊡ Devants des douleurs abdo +/- vomissements : interrogatoire capital : chronologie des symptômes, traitements pris (ATB, ralentisseurs de transit…), voyage++,<br>• ✕ Pas d'arrières pensées pour la toxoplasmose ici (chatons) |
| **2- Réponse : A C E** | |
| | • 📖 TIAC = au moins 2 cas (voire 1 seul si suspicion de botulisme)<br>✕ PVB19 : asympto, ou syndrome grippal et arthralgies<br>⊡ Norovirus : germe typique de GEA, avec les Entérovirus et les adénovirus; mais peut aussi donner des TIAC d'origine virales<br>Garder à l'esprit qu'une MICI peut démarrer comme une GEA, on bien s'installer insidieusement |
| **3- Réponse : A D** | |
| | • 📖 Pas de signes entéro invasifs dans une GEA virale |
| **4- Réponse : A B C D E** | |
| | • ⊡ Une TIAC bactérienne entéro invasive peut donner syndrome rectal, de la fièvre, etc…<br>• 📖 Ne pas oublier le botulisme dans les TIAC : symptômes neurologiques, syndrome anticholinergique avec pseudo presbytie. Il y a également la ciguatera (algues et poissons tropicaux) qui peut donner des symptômes neuro. Un peu hors programme mais figure dans de nombreux bouquins : discriminant ++ |
| **5- Réponse : A** | |
| | • ⊡ Mécanisme toxinique devant la chronologie (quelques heures, < 6h) et l'absence de fièvre. Les nausées et vomissements sont aussi classiques post TIAC à staph<br>• ✕ Les autres ne sont pas compatibles soit par la chronologie (> 12-24h) ou par leur clinique (entéro invasif, ou au contraire plus chronique (giardia) |

**6- Réponse : B C D**

- 🕮 retenir ces 3 là ainsi que la chronologie et les aliments concernés pour chaque.

**7- Réponse : B C**

- 🕮 Signalement "dès que possible" **à l'ARS**, "par tout moyen approprié" (tel, fax...)
- Pas d'isolement contact ici; mécanisme toxinique probable. Mesures d'hygiène de base de mise tout de même...
- Cette déclaration est obligatoire pour le clinicien comme pour le biologiste qui identifierait le germe

**8- Réponse : A D**

- 🕮 TIAC = MDO : 1 : signalement en urgence, nominatif (→ pour déclencher l'enquête épidémio), 2 : notification sans urgence par formulaire dédié, anonyme (→ recueil des tendances)
- ✕ A ne pas confondre avec les maladies dont le signalement nominatif n'est pas obligatoire, car pas de mesures urgentes à mettre en œuvre : Hep B aiguë sympto, VIH, tétanos, mésothéliome
- L'enquête ne sera pas ici transversale (= purement descriptif, à un instant *t*) mais prospective ou rétrospective

**9- Réponse : B C D**

- 🕮 Ici N > 30 (population totale, pas uniquement les cas), donc étude cas témoins plus appropriée = rétrospective
- Pour retenir, imaginez vous que plus la population est grande, plus il sera difficile de faire une étude de cohorte (difficultés à suivre les patients, cout élevé...) : une étude cas témoin sera donc pratiquée.
- Le reste est du cours, bête et méchant.

**10- Réponse : B C**

- 🕮 Pas de calcul de Risque Relatif dans les études cas témoins! Piège classique...
- ✕ SHU = shigatoxine : E. Coli O157 H7 ou shigelles, et plutôt chez les enfants.
- Indispensable de rechercher la cause de la TIAC (rupture de la chaîne du froid, contamination cutanée, dates de péremption...)

**11- Réponse : A B C D**

- 🕮 Tout est vrai, c'est du cours

**12- Réponse : B D**

- ⮔ Ici, c'est un accident de travail, donc : TP, exonérationTM, pas de franchises et protection contre licenciement.

**13- Réponse : A D E**

- 🕮 Présomption d'imputabilité, c'est le patient qui déclare à employeur sous 24h, ce dernier déclare à la CPAM sous 48h et transmet au patient la "Feuille d'accident de travail" = Tryptique (3 volets)
- A ne pas confondre avec le certificat d'accident de travail, fait par le médecin, en 4 exemplaires.
- Bien connaitre cette procédure, peut potentiellement tomber dans n'importe quel cas, et très fréquente en pratique. Tout médecin doit savoir l'expliquer au patient

**14- Réponse : A D**

- Panaris stade phlegmastique, donc ttt par bains d'antiseptiques (ATB locaux pour certains), mais pas d'avis chir (pathologie de médecine générale!!) ni d'ATB PO.
- 🕮 Point important à connaître : AT systématique même s'il pourrait travailler car patient qui travaille dans la restauration
- Doigt en crochet => pathognomonique du phlegmon des gaines. Certes un panaris peut se compliquer d'un phlegmon mais ce n'est pas son évolution naturelle.

**15- Réponse : A B C D E**

- Question un peu plus discriminante
- 🕮 J0 à J28 : 60 % salaire, sans délai de carence ; J28 et + : 80% salaire
- 🔓 Consolidation = séquelles (n'est pas une guérison)
- 🕮 attention rechute = pas soumis à présomption d'imputabilité

# Cas clinique QCM N° 5

**François, bon vivant de 57 ans, vous consulte pour prise en charge d'une insuffisance rénale découverte sur un bilan il y a 1 mois.**

**Il a comme antécédents un diabète de type II depuis 20 ans déjà, une obésité de type androïde avec un IMC à 31, une dyslipidémie, une HTA bien contrôlée ainsi qu'une maladie de Lapeyronie. Il n'est pas fumeur. Son ordonnance comporte Atorvastatine 40 mg, Ramipril 10 mg, Metformine 1000 mg matin et soir.**

**Il dit ne pas suivre à la lettre le régime qu'on lui a prescrit, et il vous montre son dernier bilan sanguin qui montre entre autres : Créatininémie 155 µmol/L ; HbA1C 10.2%**

| QCM 1 | **Concernant cette insuffisance rénale, à ce stade :** |
|---|---|
| A - | Son DFG (débit de filtration glomérulaire) sera le mieux apprécié à l'aide de la formule de Cockcroft et Gault |
| B - | Le bilan étiologique ne nécessitera pas de PBR |
| C - | Une imagerie fera partie du bilan |
| D - | Une consultation ophtalmologique pourra faire partie du bilan |
| E - | Toutes les réponses précédentes sont inexactes |

| QCM 2 | **Le patient retrouve finalement ses anciens examens : la créatininémie d'il y a 6 mois était déjà à 140 µmol/L, une protéinurie à 0.5 g /L était également retrouvée.**<br>**Un compte rendu d'ophtalmologie vous confirme la présence d'une rétinopathie diabétique non proliférante modérée à sévère.**<br>**Le DFG par la méthode MDRD est à 43 mL/min**<br>**Concernant les méthodes d'évaluation de la clairance de la créatinine :** |
|---|---|
| A - | La clairance selon Cockcroft et Gault fait intervenir le poids |
| B - | La clairance selon Cockcroft et Gault est surestimée chez les personnes âgées |
| C - | Le calcul selon le MDRD fait intervenir l'ethnie et le sexe |
| D - | La méthode CKD EPI fait intervenir l'ethnie et le sexe |
| E - | Le patient est au stade 3B de l'IRC |

| QCM 3 | **Quelles mesures sont recommandées dans la prise en charge de ce patient ?** |
|---|---|
| A - | Vaccination anti pneumococcique 13 valences puis 23 valences à 2 mois |
| B - | Préserver le capital veineux du bras non dominant |
| C - | Inscription sur la liste de greffe rénale |
| D - | Vaccination contre l'hépatite A et B |
| E - | Contre indication des diurétiques de l'anse |

| QCM 4 | **Quel est l'objectif recommandé théoriquement en termes d'HbA1c ?** |
|---|---|
| A - | 6,5% |
| B - | 7% |
| C - | 7,5% |
| D - | 8% |
| E - | 9% |

**QCM 5** **Vous perdez de vue votre patient, mais celui ci vous est réadressé 6 ans plus tard (63 ans) pour évoquer la possibilité d'une greffe rénale. Sa clairance de la créatinine est à 17 mL/min.**
**Le patient voudrait éviter la dialyse, et souhaiterait des informations concernant les techniques de suppléance. Que lui dites vous concernant la dialyse ?**

A - Le passage par la dialyse est systématique avant toute greffe rénale
B - Que la dialyse n'est pas remboursée par la sécurité sociale
C - Que la poursuite d'un emploi est compatible avec la dialyse
D - Que la dialyse implique de ne pas voyager à l'étranger
E - Que la dialyse peut se faire à domicile en hémodialyse ou en dialyse péritonéale

**QCM 6** **Que lui dites-vous à propos de la greffe rénale ?**

A - Qu'il possède une contre indication formelle à la greffe rénale
B - Qu'il faut l'inscrire sur la liste de greffe de la HAS
C - Qu'une demande d'entente préalable est nécessaire
D - Qu'une maladie psychiatrique évoluée est une contre indication à la greffe
E - Qu'une éducation thérapeutique sera nécessaire

**QCM 7** **Le patient dit qu'un de ses proches cousins serait prêt à lui "donner un rein". Sa femme est également prête à faire ce geste. Que lui répondez-vous ?**

A - Que son cousin n'est pas légalement autorisé à lui donner un rein
B - Que le don intra familial n'est possible qu'aux 1er et 2ème degrés
C - Que la justice devra vérifier de la licéité du don
D - Qu'il n'y a aucune restriction d'âge pour le don d'organe en France
E - Qu'un comité indépendant évaluera la demande

**QCM 8** **Concernant la démarche à suivre pour le patient donneur :**

A - Il devra exprimer son consentement devant le tribunal de grande instance
B - Le don n'est pas possible en cas d'urgence vitale
C - Le forfait d'hospitalisation du donneur sera pris en charge intégralement par la sécurité sociale
D - Si le patient donneur est mineur, il devra obtenir l'accord de ses deux parents
E - Toutes les réponses précédentes sont inexactes

**QCM 9** **Le patient et sa femme vous questionnent à propos du don croisé. Que leur répondez vous?**

A - Que cette possibilité ne s'envisage que si le donneur est compatible avec le receveur
B - Qu'elle met en jeu quatre personnes
C - Que l'anonymat est également préservé
D - Qu'elle ne peut pas concerner un majeur protégé
E - Toutes les propositions précédentes sont inexactes

**QCM 10** **Le cousin du patient est finalement compatible et une greffe est sur le point d'être réalisée.**

**Un Cross Match test est réalisé, avec le résultat suivant :**

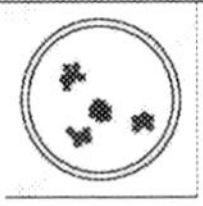

A - Ce résultat est un cross match positif
B - Ce résultat contre-indiquerait formellement la greffe
C - Ce résultat é été obtenu en mélangeant sérum de donneur et sérum de receveur
D - Ce test vise à éviter une réaction de rejet Aigu humoral
E - Toutes les propositions précédentes sont inexactes

| QCM 11 | Finalement, ce cross match n'était pas celui de votre patient (revenu négatif) et la greffe est réalisée, sans complication au décours. Il est traité par Tacrolimus, mycophenolate mofetil et prednisone en plus de ses traitements habituels. Quels seront les éléments de surveillance à réaliser par son médecin traitant ? |
|---|---|
| A - | Créatininémie car néphrotoxicité de ces immunosuppresseurs |
| B - | Surveillance tensionnelle rapprochée car risque majoré du à ce traitement |
| C - | Surveillance du transit car risque de constipation majeure sous mycophénolate |
| D - | Bandelette urinaire à la recherche d'une protéinurie |
| E - | Température car infections du greffon pauci symptomatiques |

| QCM 12 | Malheureusement, plusieurs années plus tard, un de vos collègues Réanimateur vous appelle car votre patient a fait un ACR sur infarctus du myocarde. Malgré la prise en charge rapide, il est en état végétatif d'après votre collègue. Après plusieurs jours, une procédure de LATA (Limitation ou Arrêt des Thérapeutiques Actives) est évoquée. Qu'implique -t- elle ? |
|---|---|
| A - | Réunion collégiale avec avis médicaux et non médicaux |
| B - | Décision finale médicale |
| C - | Avis systématique d'un médecin étranger au service |
| D - | Nécessité obligatoire de directives anticipées |
| E - | Consultation des proches systématique |

| QCM 13 | La famille du patient vous questionne à propos de la "nouvelle loi" Claeys-Leonetti de 2016. Qu'apporte-t-elle de nouveau ? |
|---|---|
| A - | Une dépénalisation de l'euthanasie sous conditions strictes |
| B - | Le caractère "thérapeutique" de la nutrition et de l'hydratation |
| C - | Le caractère opposable des directives anticipées à la décision médicale |
| D - | La décision de la personne de confiance prévaut sur l'avis médical |
| E - | Toutes les propositions précédentes sont inexactes |

| QCM 14 | Si votre patient avait rédigé des directives anticipées il y a 5 ans, que cela aurait il changé ? |
|---|---|
| A - | L'avis de la personne de confiance devient inutile |
| B - | Rien car les directives anticipées ne sont valables que pour une hospitalisation donnée |
| C - | Rien car les directives anticipées sont valables 3 ans |
| D - | Vous auriez dû les suivre à la lettre |
| E - | Toutes les propositions précédentes sont fausses |

| QCM 15 | Votre patient décède, après avoir respecté le choix de la famille, en accord avec les souhaits antérieurs du patient. Concernant le dossier médical de votre patient, après son décès : |
|---|---|
| A - | Ses ayants droits pourront consulter le dossier médical s'il ne s'y est pas opposé de son vivant |
| B - | Son dossier hospitalier sera conservé au moins 10 ans |
| C - | La consultation du dossier sur place est gratuite |
| D - | Il faut envoyer une demande au directeur de l'établissement |
| E - | Toutes les réponses précédentes sont exactes |

## APPRECIATION GLOBALE, REFLEXES QCM & ASTUCES QCM

- **Principes généraux de la greffe à connaître, ainsi que les aspects légaux, très à la mode !**
- **Soins palliatifs très à la mode également, ne pas faire d'impasse dessus (ne pas faire d'impasse de manière générale ! )**

## CORRECTIONS & STRATEGIE QCM

| QCM | STRATEGIE QCM - COMMENTAIRES<br>📖 Connaissances, ⟳ Déduction, ▦ Arg Fréquence, 🔓 Formulation, ✕ Eliminer les incorrectes, [1] 1ère idée |
|---|---|
| **1- Réponse : C D** | |
| | • 📖 MDRD et CKD EPI sont les meilleures formules en cas d'IR<br>⟳ A ce stade on ne peut conclure sur l'origine de l'IR, donc on ne peut pas se prononcer sur la nécessité ou non de PBR<br>• [1] L'imagerie sera importante pour rechercher une cause obstructive, et évaluer la taille des reins.<br>• Une angiographie rétinienne avec recherche de rétinopathie sera déterminante |
| **2- Réponse : A C E** | |
| | • Question de cours bête et méchante; mais à savoir quand même, très susceptible de tomber si cas de néphro ou de thérapeutique<br>• 📖 Cockroft : seule formule que l'on doit connaitre à mon avis : âge et poids interviennent : sous estimé si âge élevé ou poids faible. (140- âge) x k (selon homme ou femme) x poids / créatinine<br>• MDRD âge, sexe et ethnie interviennent (inutile de connaitre les valeurs)<br>• ✕ CKD EPI : sexe intervient mais pas l'ethnie<br>• NB : Le VIDAL utilise le Cockcroft |
| **3- Réponse : A B** | |
| | • [1] Attention! Les patients IR sont considérés immunodéprimés! donc P13 + P23 à 2 mois<br>• 📖 Fistule côté non dominant (moins sollicité, donc moins à risque infectieux, et permet de faire plus d'activités quand le patient est dialysé !)<br>• 📖 Stade 3B = vaccination Hépatite B uniquement (connaître les indications particulières de la vaccination VHA : voyage, hépatopathe…)<br>• Pas d'indication à l'inscription sur la liste de greffe : beaucoup trop tôt, et on espère freiner l'évolution de sa MRC ! |
| **4- Réponse : B** | |
| | • 📖 Cf. Recommandations de la HAS claires sur le sujet ci-après.<br>Ici sujet jeune, pas de comorbidités macrovasculaires a priori, et IR stade 3B donc 7% |
| **5- Réponse : C E** | |
| | • [1] Greffe préemptive = avant toute dialyse : c'est l'idéal, pas toujours possible.<br>• IRC = ALD exonérante<br>• Dialyse = 2 à 3 demi journées par semaine, parfaitement compatible avec un métier heureusement! |

- ⊡ Un dialysé peut voyager! Il suffit de prendre rendez vous avec un centre de dialyse proche de sa destination.
- 🕮 Hémodialyse et DP peuvent se faire à domicile : séances plus fréquentes mais plus courtes : éducation du patient nécessaire.

**6- Réponse : D E**

| Profil du patient | | HbA1c cible |
|---|---|---|
| Cas général | La plupart des patients avec DT2 | ≤ 7 % |
| | DT2 nouvellement diagnostiqué, dont l'espérance de vie est > 15 ans et sans antécédent cardio-vasculaire | ≤ 6,5 %[1] |
| | DT2 :<br>• avec comorbidité grave avérée et/ou une espérance de vie limitée (< 5 ans)<br>• ou avec des complications macrovasculaires évoluées<br>• ou ayant une longue durée d'évolution du diabète (> 10 ans) et pour lesquels la cible de 7 % s'avère difficile à atteindre car l'intensification médicamenteuse provoque des hypoglycémies sévères | ≤ 8 % |
| Personnes âgées | Dites « vigoureuses » dont l'espérance de vie est jugée satisfaisante | ≤ 7 % |
| | Dites « fragiles », à l'état de santé intermédiaire et à risque de basculer dans la catégorie des malades | ≤ 8 % |
| | Dites « malades », dépendantes, en mauvais état de santé en raison d'une polypathologie chronique évoluée génératrice de handicaps et d'un isolement social | < 9 %<br>et/ou glycémies capillaires préprandiales entre 1 et 2 g/l |
| Patients avec antécédents (ATCD) cardio-vasculaires | Patients avec ATCD de complication macrovasculaire considérée comme non évoluée | ≤ 7 % |
| | Patients avec ATCD de complication macrovasculaire considérée comme évoluée :<br>• infarctus du myocarde (IDM) avec insuffisance cardiaque<br>• atteinte coronarienne sévère (tronc commun ou atteinte tritronculaire ou atteinte de l'interventriculaire antérieur [IVA] proximal)<br>• atteinte polyartérielle (au moins deux territoires artériels symptomatiques)<br>• artériopathie oblitérante des membres inférieurs (AOMI) symptomatique<br>• accident vasculaire cérébral récent (< 6 mois) | ≤ 8 % |
| Patients avec insuffisance rénale chronique (IRC) | IRC modérée (stades 3A[2] et 3B) | ≤ 7 % |
| | IRC sévère ou terminale (stades 4 et 5) | ≤ 8 % |
| Patientes enceintes ou envisageant de l'être | Avant d'envisager la grossesse | < 6,5 % |
| | Durant la grossesse | < 6,5 %<br>et glycémies < 0,95 g/l à jeun et < 1,20 g/l en post-prandial à 2 heures |

- ⊡ Il ne possède pas de contre-indication à la greffe : le mélanome date d'y il a plus de 5 ans, sans faire parler de lui.
- 🕮 Greffe = agence de Biomédecine
- ⊡ Pas de demande d'entente préalable! Elle sert uniquement s'il y a doute sur la nécessité de remboursement par la sécurité sociale!
- ⊡ Une maladie qui ne permettrait pas une observance parfaite du traitement immunosuppresseur contre- indiquerait la greffe

**7- Réponse : C E**

- 🕮 Donneur vivant = famille y compris cousins, conjoint du père ou de la mère ET « peut également l'être toute personne apportant la preuve d'une vie commune d'au moins deux ans avec le receveur, ou bien d'un lien affectif étroit et stable depuis au moins deux ans avec le receveur. »
- 🕮 Le donneur devra exprimer son consentement devant un magistrat qui devra vérifier que celui-ci respecte la loi.
- Attention, pas de limite supérieure d'âge, mais don d'organe impossible pour les mineurs ! petit piège de formulation
- Le « comité donneur » recevra le donneur.

**8- Réponse : A C**

- 🕮 Consentement du donneur devant la loi = TGI; en cas d'urgence vitale c'est toujours possible mais se fera devant le procureur de la république
- ⊡ Principe de neutralité financière du don pour le donneur : exempt du ticket modérateur et du forfait hospitalier
- D = Piège : Pas de don chez le mineur !!

**9- Réponse : B C D**

- ✕ Prérequis = donneur receveur incompatible, sinon don classique !
- 🕮 Anonymat préservé : chaque "couple" se connait mais ne connait rien de l'autre.

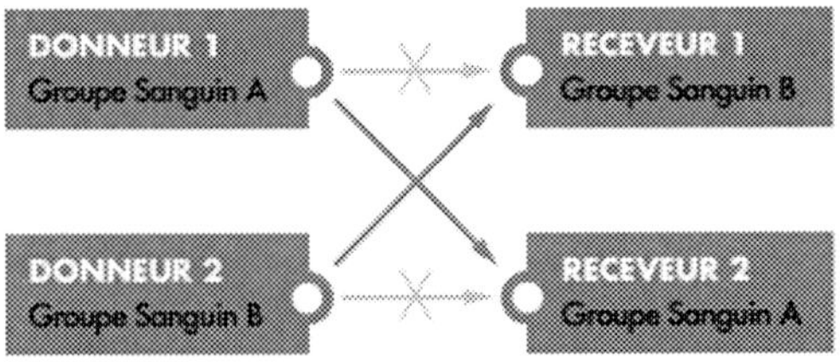


- ✕ Impossible chez mineur et majeur protégé, comme tout autre don.

**10- Réponse : B**

- ✕ Cross match = Lymphocytes du donneur (souvent prélevé sur un ganglion) Vs. Sérum du receveur. Vise à éviter le rejet **Hyperaigu** = CI absolue à la greffe si +

**11- Réponse : A B D E**

| Immunosuppresseur | Effets indésirables | Interactions importantes | Remarques et paramètres à surveiller |
|---|---|---|---|
| Corticostéroïdes | Diabète, ostéoporose, hypertension, prise pondérale, hyperlipidémie | | – Glucose, tension artérielle, lipides |
| Ciclosporine (Sandimmun Néoral®) | Diabète, hypertension, néphrotoxicité, hyperlipidémie, hyperplasie gingivale, hirsutisme | – Hyperkaliémie avec IEC<br>– Taux sanguin augmenté avec macrolides<br>– Toxicité rénale avec AINS, tacrolimus, myopathie avec statines | – Glucose, tension artérielle, lipides, fonction rénale, électrolytes<br>– Taux sanguin augmenté avec jus de grapefruit |
| Tacrolimus (Prograf®) | Diabète, hypertension, néphrotoxicité, hyperlipidémie, alopécie | – Toxicité rénale avec AINS, ciclosporine<br>– Taux sanguin augmenté avec macrolides | – Surveillance comme ciclosporine<br>– Taux sanguin augmenté avec jus de grapefruit |
| Mycophénolate (CellCept®; Myfortic®) | Anémie, leucopénie, thrombocytopénie, diarrhée | – Agranulocytose avec clozapine | – FSC, permet de diminuer la dose de tacrolimus |

- Diarrhées sous mycophenolate
- Connaître les profils d'EI des principaux IS.

**12- Réponse : A B C E**

- 🕮 LATA : Réunion pluridisciplinaire, personnels médicaux et paramédicaux.
- Avis des proches, des directives anticipées et de la personne de confiance le cas échéant
- Avis médical extérieur au service obligatoire
- Au final : la décision est médicale et appartient au médecin responsable du patient

**13- Réponse : B C**

- Pas de dépénalisation de l'euthanasie.
- 🕮 Directives anticipées sont opposables au médecin
- Personne de confiance : son avis prévaut sur tout avis non médical

**14- Réponse : E**

- ✕ Directives anticipées : durée de validité illimitée désormais, s'imposent au médecin qui doit les respecter quand elles traitent de la situation actuelle. Elles doivent être précises.

**15- Réponse : A B C D E**

- 🔓 Toutes les réponses sont vraies, y compris la E ! Et oui, il ne faut pas se déconcentrer, même à la dernière question!
- Dossier : valable 10 ans à dater du dernier séjour du patient dans l'établissement si décédé.
- Consultable gratuitement sur place, frais si copies demandées.

# Cas clinique QCM N° 6

**Alice, jeune diplômée de médecine générale rennaise et fraîchement installée dans un cabinet semi rural, entame cette belle journée de septembre par son premier patient : le jeune Sébastien 16 ans qui vient pour un certificat de sport (sumotori).**

**Sébastien pèse 75 kg pour 1m50, sans ATCD familial particulier. Il ne se plaint de rien mis a part un hématome au bras après une mauvaise réception à vélo la semaine dernière, et parle d'une diarrhée fin juin complètement résolutive depuis. Il fume 2-3 cigarettes par jour, ne prend pas de drogue, ni d'alcool.**

**QCM 1** — **Vous vous posez la question d'un examen complémentaire avant de rédiger le certificat :**

A - Ionogramme
B - Créatinémie
C - Radio de thorax
D - ECG
E - Aucun examen complémentaire

**QCM 2** — **Vous réalisez un ECG :**

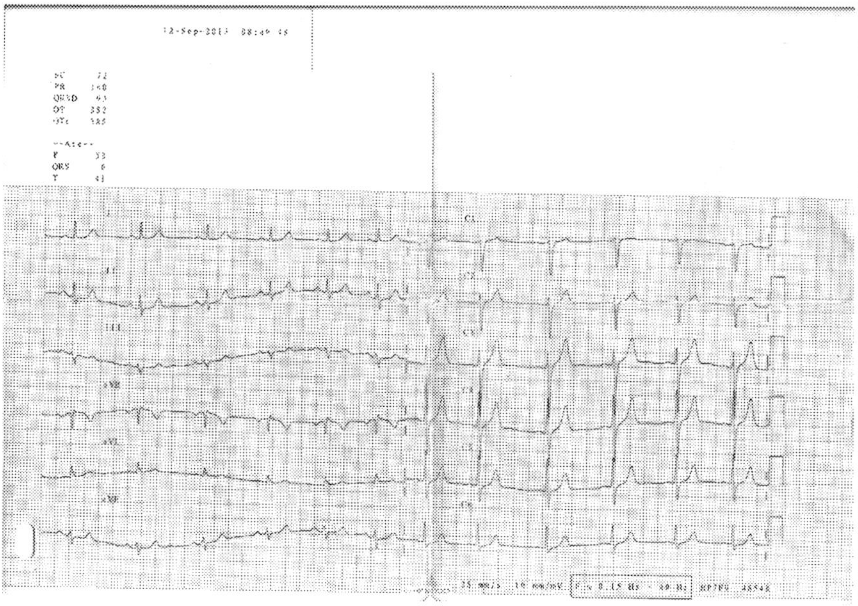

A - Fibrillation auriculaire
B - Hémi Bloc de branche gauche antérieur
C - Hémi Bloc de branche gauche postérieur
D - BAV 3
E - Normal

**QCM 3** **L'examen clinique et l'ECG étaient sans particularité. Quelle est votre prise en charge ?**

A - Vous rédigez un certificat d'indication à la pratique sportive
B - Vous rédigez un certificat de non contre-indication à la pratique sportive
C - Vous ne rédigez pas le certificat, en attente d'autres examens complémentaires
D - Prise en charge par une diététicienne
E - Conseil minimal d'arrêt du tabac

**QCM 4** **Le certificat que vous rédigez engage votre (vos) responsabilité(s) :**

A - Pénale
B - Ordinale
C - Administrative
D - Civile
E - Aucune

**QCM 5** **Vous laissez donc Sébastien repartir avec son certificat de sumotori, quelques conseils pour arrêter de fumer et des conseils alimentaires.**
**Vous faites entrer votre 2ème patiente, Sophie, que vous connaissez très bien, qui a une HTA traitée par Ramipril seul. Elle vient pour un certificat d'aquagym, qu'elle pratique avec vous. Elle voudrait que ça aille vite car elle est "ultra-pressée" et n'a pas le temps de se déshabiller et d'attendre votre auscultation :**

A - Vous lui faites un certificat et lui demandez de revenir pour un examen plus tard
B - Vous ne rédigez pas de certificat
C - Vous lui enverrez le certificat après avoir relu son dossier
D - Vous la redirigez chez un collègue plus complaisant
E - Toutes les réponses sont fausses

**QCM 6** **Quelle peine encourez-vous pour un certificat de complaisance ?**

A - Jusqu'à 1 an d'emprisonnement
B - Jusqu'à 5 ans d'emprisonnement
C - Jusqu'à 75 000 euros d'amende
D - Jusqu'à une radiation de l'ordre
E - Jusqu'à un blâme de la part de l'ordre

**QCM 7** **Sophie vous écoute et accepte de se laisser examiner et de prendre un peu de temps.**
**Son examen est sans particularité, TA 16/8. Que faites-vous?**

A - Vous organisez une consultation cardiologique pour sa tension
B - Vous organisez une consultation néphrologique pour sa tension
C - Vous ne rédigez pas de certificat en attendant le contrôle de sa tension
D - Vous rédigez le certificat demandé par la patiente
E - Vous laisserez le cardiologue ou le néphrologue faire le certificat

**QCM 8** **Sophie repart avec son certificat de non contre-indication à l'aquagym. Vous voyez à présent Mr Vincent votre voisin de palier, qui vient car il souhaite acheter une maison et aurait besoin de vous " pour les papiers de l'assurance ". Il a 39 ans, aucun antécédent, aucun traitement.**
**Vous l'examinez et ne trouvez rien de particulier.**

A - Vous l'examinez et ne trouvez rien de particulier.
B - Vous signez un certificat de bonne santé apparente
C - Vous répondez au questionnaire à sa place
D - Vous prescrivez les éventuels examens complémentaires demandés
E - Vous appelez le médecin de l'assurance

| QCM 9 | **Vous rédigez donc un certificat de "bonne santé apparente" ou de non contre-indication médicale suite à votre examen clinique.** |
|---|---|
| A - | Vous remettez le certificat au patient |
| B - | Vous remettez le certificat à la sécurité sociale |
| C - | Vous remettez le certificat à l'assurance |
| D - | Vous remettez le certificat au médecin conseil de l'assurance |
| E - | Vous remettez le certificat à la mutuelle du patient |

| QCM 10 | **Si le médecin conseil de l'assurance vous appelle pour avoir plus de renseignements, que faites-vous ?** |
|---|---|
| A - | Vous répondez par téléphone à sa requête |
| B - | Vous envoyez un mail/fax sécurisé |
| C - | Vous demandez à votre patient son accord |
| D - | Vous ne lui dites rien |
| E - | Tout est faux |

| QCM 11 | **Vous laissez repartir Mr Vincent. C'est au tour de Mme Cynthia qui vient accompagnée de son petit Ronan pour son examen du 9ème mois. Concernant cet examen :** |
|---|---|
| A - | Il fait partie des examens de santé obligatoires |
| B - | Il donne lieu à la rédaction d'un certificat obligatoirement |
| C - | Il doit être envoyé à la sécurité sociale |
| D - | Il doit être envoyé au médecin de PMI |
| E - | Il doit être envoyé à la mutuelle |

| QCM 12 | **Concernant ce certificat :** |
|---|---|
| A - | Il est à visée de surveillance épidémiologique de la population et de santé publique uniquement |
| B - | Peut permettre de proposer des aides aux familles sous la responsabilité du médecin de PMI |
| C - | Si non rempli, la famille peut perdre ses allocations familiales |
| D - | Permet d'avoir un suivi de l'enfant |
| E - | L'examen et le certificat sont remboursés à 100% |

| QCM 13 | **Vous recevez ensuite Mme Marion, 42 ans, qui vous réclame un arrêt de travail. Elle est secrétaire médicale et vous dit avoir "mal à la gorge" depuis hier. Elle veut des antibiotiques et un arrêt de travail pour la semaine, sachant que le précédent date d'il y a 3 semaines pour une entorse du poignet au travail, sans séquelles.** |
|---|---|
| A - | Vous rédigez un arrêt de travail de prolongation |
| B - | Vous rédigez un arrêt à durée indéterminée, et revoyez la patiente dans 3 jours pour suivre l'évolution |
| C - | Vous précisez sur l'arrêt de travail les renseignements médicaux justifiants celui-ci |
| D - | Vous prévenez la CPAM et l'employeur de la patiente de l'arrêt de travail |
| E - | Toutes les propositions précédentes sont fausses |

| QCM 14 | **Durant son arrêt de travail :** |
|---|---|
| A - | La patiente touche des indemnités journalières versées par l'employeur |
| B - | Les indemnités sont versées durant toute la durée de l'arrêt |
| C - | La patiente ne pourra pas sortir de chez elle |
| D - | La CPAM peut organiser des contrôles au domicile de la patiente |
| E - | Toutes les propositions précédentes sont fausses |

| QCM 15 | **Il y a 3 semaines lors de la visite de la patiente à la fin de son arrêt de travail concernant son poignet :** |
|---|---|
| A - | Vous aviez rédigé un certificat final de guérison |
| B - | vous aviez rédigé un certificat final de consolidation |
| C - | vous aviez complété la feuille d'accident du travail |
| D - | vous aviez fixé le taux de l'IPP |
| E - | Toutes les propositions précédentes sont fausses |

## APPRECIATION GLOBALE, REFLEXES QCM & ASTUCES QCM

- **Dossier pouvant résumer une journée de consultation regroupant de nombreux types de certificats, tous tombables aux ECN**
- **Une question sur un certificat est très facile à placer dans un dossier et permet de mettre de la transversalité**

## CORRECTIONS & STRATEGIE QCM

| QCM | STRATEGIE QCM - COMMENTAIRES<br>📖 Connaissances, Déduction, Arg Fréquence, Formulation, ✕ Eliminer les incorrectes, 1ère idée |
|---|---|
| **1- Réponse : D** | |
| | • 📖 Le seul examen complémentaire recommandé pour délivrer un certificat est un ECG à partir de 12 ans<br>• Ne pas vous laissez perdre par la description dense de l'énoncé |
| **2- Réponse : E** | |
| | • ✕ ECG normal ! Ne pas hésiter à le dire !<br>- Restez systématique dans votre analyse de l'ECG : Rythme /AXE/QRS/PR/ST/T |
| **3- Réponse : B D E** | |
| | • le conseil minimal pour arrêter de fumer est à évoquer à chaque consultation<br>• une diététicienne est toujours utile dans le cadre d'une obésité |
| **4- Réponse : A B D** | |
| | • A connaître par cœur, pour un médecin généraliste c'est sa responsabilité civile qui est en jeu<br>• La responsabilité administrative concerne les médecins salariés de l'hôpital |
| **5- Réponse : B** | |
| | • ✕ Pas de certificat sans examen clinique minimum ! Votre responsabilité est en jeu, il ne faut pas se laisser faire par les patients |

**6- Réponse : B C D**

- 📖L'ordre peut vous sanctionner pour un faux certificat, il n'y a pas vraiment de limites ou l'ordre peut vous sanctionner, donc en théorie cela peut aller jusqu'à la radiation

**7- Réponse : D**

- ⊞ vous êtes chez le médecin généraliste ici, Sophie est un peu énervée vous lui trouvez une tension un peu élevée, si vous la reprenez elle sera surement déjà plus basse, et en cas de doute une MAPA peut être organisée ++
- il n'est absolument pas nécessaire d'avoir l'avis d'un spécialiste à ce niveau de prise en charge de tension (monothérapie par IEC )
- Il n'y a pas de raison de ne pas faire le certificat, c'est une situation très fréquente en pratique.

**8- Réponse : A C** BD

- Vous pouvez l'aider à répondre au questionnaire mais pas le faire à sa place !!
- ⊡ Et vous prescrivez les examens demandés par l'assurance mais les résultats ne seront transmis qu'au patient, qui sera libre d'en faire ce qu'il souhaite.

**9- Réponse : A**

- ⓘToujours remettre un certificat au patient en main propre sauf exception (mineur, sujet décédé, réquisition)

**10- Réponse : D**

- Du bon sens, vous ne dites rien, surtout au téléphone où vous ne pouvez pas vérifier l'identité de l'interlocuteur

**11- Réponse : A B D**

- 📖 : Envoi sous 8 jours au médecin PMI du certificat de santé obligatoire

**12- Réponse : B C D E**

- ✗ n'a pas qu'un but épidémiologique comme le montrent les autres propositions

**13- Réponse : C**

- Vous précisez sur l'arrêt de travail les renseignements médicaux seulement sur les deux premiers volets pour la CRAM, le 3ème étant pour l'employeur
- Vous rédigez un certificat initial d'arrêt de travail, d'une durée déterminée et limitée, qui peut bien sûr être prolongée
- Il est à la charge de la patiente de prévenir sous 48h la CPAM et son employeur

**14- Réponse : D**

- 📖 les indemnités sont versées par la CPAM
- ✗ mais pas versées sur toute la durée, à cause d'un délai de carence de 3 jours
- Possibilité de sortie selon les autorisations écrites sur le certificat par le médecin et pour raison médicale

**15- Réponse : A C**

- 🔓 pas de séquelle donc guérison !!
- ✗ Le taux d'IPP est fixé par le médecin conseil de la CPAM et seulement en cas de consolidation. Le taux d'IPP correspond aux séquelles du patient.

☑ *J'inscris mes notes personnelles pour mieux progresser*

# Cas clinique QCM N° 7

**Vous êtes interne en cancérologie au CHU de Rennes et vous voulez réaliser une étude sur un nouveau médicament prometteur pour l'Angiosarcome chez l'adulte, produit par le laboratoire Voiront**

| QCM 1 | Vous commencez par l'analyse de la littérature. Quelle(s) banque(s) de données est (sont) recommandée(s) ? |
|---|---|

A - PubMed
B - Embase
C - Cochrane library
D - PASCAL
E - ENT de la faculté de médecine

| QCM 2 | Quelles sont les autorisations nécessaires pour réaliser une recherche biomédicale d'un médicament ? |
|---|---|

A - Autorisation du CPP
B - De l'ANSM
C - Du CNIL
D - Du CLIN
E - De l'agence de biomédecine

| QCM 3 | Un essai de phase 2 est proposé. Cela correspond : |
|---|---|

A - A un petit nombre de volontaires sains
B - A un grand nombre de malades
C - A une étude de tolérance
D - A une étude de la dose optimale
E - A une étude d'efficacité

| QCM 4 | Le promoteur de cette étude est : |
|---|---|

A - Vous-même
B - Le laboratoire Voiront
C - Le CPP
D - Votre CHU
E - Votre médecin senior référent

| QCM 5 | L'investigateur de cette étude est : |
|---|---|

A - Vous-même
B - Le laboratoire Voiront
C - Votre médecin senior référent
D - Votre CHU
E - Le CPP

| QCM 6 | Le laboratoire Voiront à : |
|---|---|
| A - | Un rôle de gestion |
| B - | Un rôle d'initiative de la recherche |
| C - | Souscrit les différentes assurances |
| D - | Dirige la recherche |
| E - | Est garant de la qualité des soins |

| QCM 7 | Vous commencez à recruter des patients. Quels sont les patients pouvant y prendre part ? |
|---|---|
| A - | Mineur si le titulaire de l'autorité donne son accord |
| B - | Patient sous sauvegarde de justice |
| C - | Personne sous tutelle si le tuteur est d'accord |
| D - | Personne sous curatelle si le curateur donne son accord |
| E - | Aucune des personnes ci-dessus |

| QCM 8 | Le consentement des patients : |
|---|---|
| A - | N'est révocable qu'après chaque visite |
| B - | Est recueilli par le promoteur |
| C - | Est recueilli par l'investigateur |
| D - | Est obligatoirement demandé par écrit |
| E - | Est obligatoirement demandé à l'oral |

| QCM 9 | Concernant l'essai en lui même : |
|---|---|
| A - | On peut facilement réaliser un cross-over |
| B - | Le mieux est de le faire en simple aveugle |
| C - | On pourra réaliser un essai en parallèle |
| D - | Les essais en parallèle ne sont pas possibles pour les traitements à effet rémanent |
| E - | Tout est faux |

| QCM 10 | Vous vous intéressez à la randomisation dans votre étude : |
|---|---|
| A - | Elle permet la comparabilité à posteriori des deux groupes de patients |
| B - | Elle introduit un biais de sélection |
| C - | L'investigateur assigne lui-même les patients dans les groupes |
| D - | Une randomisation par blocs de 4 places 4 sujets dans un groupe et 4 dans l'autre |
| E - | Toutes les propositions précédentes sont fausses |

| QCM 11 | A propos des critères de jugement (CJ) : |
|---|---|
| A - | Il peut exister plusieurs CJ principaux |
| B - | Ces CJ secondaires découlent des CJ principaux |
| C - | Un CJ principal consensuel à moins d'intérêt dans une étude |
| D - | Il est préférable que le CJ principal soit composite |
| E - | Toutes les propositions précédentes sont fausses |

| QCM 12 | Vous désirez connaître le nombre de sujets nécessaire pour votre étude : |
|---|---|
| A - | Le risque de première espèce est la probabilité de ne pas conclure à une différence alors qu'elle existe |
| B - | Le risque bêta est généralement fixé à 90% |
| C - | Il suffit de connaitre le risque alpha et bêta pour calculer le nombre de sujets nécessaire |
| D - | Plus le risque bêta est grand, meilleure sera l'étude |
| E - | Toutes les propositions précédentes sont fausses |

| QCM 13 | **Vous avez mené avec succès votre étude et cherchez maintenant à l'analyser :** |
|---|---|
| A - | L'analyse en sous groupes ne permet pas de conclure |
| B - | Les analyses intermédiaires ne donnent que des données partielles |
| C - | L'analyse per protocole est recommandée car conforme au protocole défini |
| D - | L'analyse en intention de traiter introduit des biais |
| E - | Toutes les propositions précédentes sont fausses |

| QCM 14 | **Concernant les biais lors d'études biomédicales :** |
|---|---|
| A - | La randomisation diminue les biais de sélection et de confusion |
| B - | La stratification augmente le biais de confusion |
| C - | Le double aveugle diminue les biais de mesure et de réalisation |
| D - | Le biais d'attrition concerne les patients sortis de l'étude |
| E - | Toutes les propositions précédentes sont fausses |

| QCM 15 | **Vous souhaitez présenter votre étude lors d'un congrès et la publier dans une revue médicale :** |
|---|---|
| A - | On évalue classiquement les revues scientifiques selon leur *impact factor* |
| B - | Il est recommandé de déclarer ses liens d'intérêts |
| C - | La discussion de l'étude peut amener d'autres pistes d'étude |
| D - | Ne pas publier une étude en cas de résultats non significatifs évite un biais de publication |
| E - | Toutes les propositions précédentes sont fausses |

## APPRECIATION GLOBALE, REFLEXES QCM & ASTUCES QCM

- **Dossier assez pointu, peu tombable en dossier entier mais des questions peuvent très bien ponctuer un cas clinique plus classique ou une épreuve de LCA**
- **Bien connaître les rôles des différents acteurs dans une étude (déjà tombé ++)**

## CORRECTIONS & STRATEGIE QCM

| QCM | STRATEGIE QCM - COMMENTAIRES<br>🕮 Connaissances, Déduction, Arg Fréquence, Formulation, ✕ Eliminer les incorrectes, 1ère idée |
|---|---|
| **1- Réponse : B C D E** | |
| | • PubMed est un moteur de recherche dans la base medline ! |
| **2- Réponse : A B C** | |
| | • La biomédecine non pour les médicaments classiques !<br>• Pas confondre CNIL et CLIN !!! |
| **3- Réponse : D E** | |
| | • Phase 1 : Une étude de tolérance sur un petit nombre de volontaires sains<br>• Phase 2 : Efficacité sur un petit nombre de malades et détermination de la dose optimale<br>• Phase 3 : Efficacité sur un grand nombre de malades |
| **4- Réponse : B** | |
| | • 🕮 Promoteur = le laboratoire ++++ , mais aussi des promoteurs institutionnels (INCa, Institut Pasteur...) |
| **5- Réponse : C** | |
| | • L'investigateur est votre médecin senior référent +++, c'est lui qui réalisera les inclusions dans les études. |

**6- Réponse : A B C**

- Rôle du promoteur : initie la recherche, souscrit des assurances et a un rôle de gestion
- L'investigateur dirige la recherche et est garant de la qualité des soins et du respect du protocole.

**7- Réponse : A**

- 🕮 assez pointu mais un patient sous sauvegarde de justice ne peut pas prendre part à une recherche clinique
- 🕮 pointu et à adapter au cas clinique : En cas de risque majeur c'est le juge des tutelles qui donne son accord et non le tuteur/curateur

**8- Réponse : C D E**

- Consentement révocable à tout moment sans justification
- Consentement oral ET écrit forcement demandés pour la recherche clinique +++

**9- Réponse : C**

- Essais en parallèle réalisés le plus souvent : Nouveau traitement versus placebo/traitement de référence
- Un traitement à effet rémanent ne change rien pour les essais en parallèle étant donné que les groupes évoluent en même temps. Pour les cross-over cela rend l'essai plus compliqué mais néanmoins possible
- Les essais en cross-over sont plutôt réservés à des maladies chroniques stables qui reviennent à un certain équilibre de base sans traitement (type dépression). Cela correspond peu à la définition de l'angiosarcome !
- Evidemment le mieux dans une étude est le double voire le triple aveugle

**10- Réponse : E**

- Permet la comparabilité à priori !
- Le but de la randomisation est de diminuer les biais de sélection
- Bloc de 4 = 2 dans un groupe 2 dans l'autre !

**11- Réponse : E**

- Critère de jugement principal doit être unique, robuste, fiable. La mort est un excellent CJ principal !

**12- Réponse : E**

- Il faut au moins 6 éléments pour calculer le nombre de sujet nécessaire : risque alpha, bêta, taille de l'effet recherché, fluctuation d"échantillonnage…

**13- Réponse : A B**

- analyse en ITT est la plus proche de la réalité clinique donc la meilleure pour montrer une réelle supériorité d'un traitement

**14- Réponse : A C D**

- Par Cœur ! bien connaître les biais et les moyens de les éviter

**15- Réponse : A B C**

- ✕ Non le biais de publication est justement dû à la non publication des études négatives +++. Cela peut fausser des méta analyses par exemple (c'est pourquoi il existe un registre public de tous les essais en cours ou réalisés)

☑ J'inscris mes notes personnelles pour mieux progresser

# Cas clinique QCM N° 8

**Mr P 55 ans vient au CHU de Caen pour sa 5ème cure de RCHOP (Rituximab, cyclophosphamide, vincristine, doxorubicine, prednisone). En plein mois de juillet le service est bondé et le personnel manque (surtout que Pascale et Béatrice, deux des IDE les plus chevronnées, sont en arrêt de travail).**
**Mr P. reste patient et attend tranquillement son tour.**

| QCM 1 | Joseph, l'externe, commence par aller voir Mr P. Quels sont les effets indésirables possibles du cyclophosphamide que va rechercher Joseph : |
|---|---|

A - Cystite hémorragique
B - Neuropathie périphérique
C - Mucite
D - Néphropathie
E - Encéphalopathie

| QCM 2 | Quels sont les effets indésirables de la vincristine que va rechercher Joseph : |
|---|---|

A - Cystite hémorragique
B - Neuropathie périphérique
C - Néphropathie
D - Mucite
E - Neuropathie végétative

| QCM 3 | Joseph fait son rapport à son interne qui lui dit de prévenir Isabella, l'autre IDE. Isabella passe en vitesse perfuser Mr P, lance la chimio et part voir un autre patient dans la foulée. 5 minutes plus tard Mr P sonne tout le monde, très occupée Isabella n'arrive qu'au bout de 10 minutes. Mr P est en larme à cause d'une vive douleur dans le bras, qui est d'ailleurs rouge et très douloureux au point de ponction. Quelle hypothèse évoquez-vous en premier pour expliquer la symptomatologie de Mr P ? |
|---|---|

A - Thrombose veineuse
B - Allergie
C - Erysipèle
D - Extravasation
E - Eczéma

| QCM 4 | Vous suspectez une extravasation de doxorubicine. Quelle est votre prise en charge immédiate ? |
|---|---|

A - Poursuite de la perfusion avec des antalgiques et de l'héparine
B - Réaction classique et bénigne, vous évaluerez dans 15 minutes
C - Arrêt immédiat de la perfusion et vous essayez d'aspirer la chimio extravasée
D - Vous passez dans la perfusion de la gentamicine et de la morphine
E - Tout est faux

| QCM 5 | Vous arrêtez immédiatement la perfusion et essayez tant bien que mal d'enlever la chimiothérapie du bras de Mr P. Malheureusement une escarre se forme et Mr P est très douloureux, son EVA est à 8/10. Que pouvez vous introduire comme antalgique ? |
|---|---|

A - Paracétamol
B - Codéine
C - Fentanyl
D - Morphine
E - Ibuprofène

| QCM 6 | La prise en charge de Mr P est longue et très pénible. Il reste hospitalisé 1 mois et ne récupérera jamais complètement l'usage de son bras. Vous tenez absolument à ce que cela ne se reproduise pas. Que faites vous ? |
|---|---|

A - Licencier Isabella
B - Invalider le stage de Joseph
C - Organiser une RCP
D - Organiser une RMM
E - Tout est faux

| QCM 7 | Une RMM est organisée. Qui y participe habituellement ? |
|---|---|

A - L'équipe médicale seule
B - Les IDE
C - Les représentants des usagers
D - Le président de la CME
E - Un représentant du labo fournissant la doxorubicine

| QCM 8 | Comment se déroule une RMM ? |
|---|---|

A - Elle se réunit pour tous les patients
B - Se fait uniquement pour les patients avec une évolution comportant un effet indésirable
C - Consiste principalement en une revue de la littérature
D - Sert à identifier d'éventuelles défaillances
E - Toutes les propositions précédentes sont fausses

| QCM 9 | Le bilan de la RMM conclut à une mauvaise organisation du service qui a provoqué une surcharge de travail dans le service et une mauvaise perfusion de doxorubycine sur une voie périphérique et non centrale, ainsi qu'un retard à l'arrêt de ladite perfusion.<br>Mr P. que vous revoyez en consultation de suivi vous questionne sur la certification de ce centre anti-cancéreux et s'il peut rester ouvert après ce qu'il a subi par votre faute !<br>Concernant la certification : |
|---|---|

A - L'ARS se charge de sa mise en œuvre
B - L'HAS se charge de sa mise en œuvre
C - Le Conseil général se charge de sa mise en œuvre
D - Elle est reconduite tous les 9 ans
E - Obligatoire uniquement pour les centres spécialisés

| QCM 10 | La certification d'un établissement comprend les phases suivantes : |
|---|---|

A - Inscription de l'établissement de santé par l'HAS
B - Inscription de l'établissement de santé par l'établissement lui même
C - Création d'un compte qualité
D - Instruction au CREDO (Commission de revue des dossiers)
E - Visite de post accréditation systématique

| QCM 11 | Comment Mr P. peut-il vérifier les informations sur la certification de l'établissement : |
|---|---|
| A - | Le rapport est diffusé aux personnes le demandant par écrit au directeur de l'établissement dans le cadre d'une plainte |
| B - | Le rapport est diffusé à toute personne le demandant par écrit au directeur de l'établissement |
| C - | Le rapport est publié simplement sur le site de l'HAS |
| D - | Le rapport est souvent publié sur le site de l'établissement en accès libre |
| E - | Le rapport est souvent publié sur le site de l'établissement en accès réglementé |

| QCM 12 | Mr P. veut se faire indemniser pour la perte de l'usage de son bras. A qui doit-t-il s'adresser en premier lieu? |
|---|---|
| A - | ONIAM |
| B - | CRCI |
| C - | Tribunal administrative |
| D - | Tribunal de grande instance |
| E - | Toutes les propositions précédentes sont fausses |

| QCM 13 | Si la plainte n'aboutit pas, à qui peut-il s'adresser ? |
|---|---|
| A - | Tribunal de grande instance |
| B - | Tribunal d'instance |
| C - | Tribunal administratif |
| D - | Tribunal de police |
| E - | Toutes les propositions précédentes sont fausses |

| QCM 14 | Mr P. saisi la CCI. A propos de celle-ci : |
|---|---|
| A - | Intervient pour les accidents fautifs |
| B - | Intervient pour les accidents non fautifs |
| C - | Son fonctionnement est financé par l'ONIAM |
| D - | Détermine le montant de l'indemnisation |
| E - | Détermine le payeur de l'indemnisation |

| QCM 15 | Le taux d'IPP de Mr P. est estimé aux alentours de 20%. Que pourrait-il recevoir en compensation ? |
|---|---|
| A - | Capital fixe selon ses revenus |
| B - | Capital fixe selon le taux d'IPP |
| C - | Rente dépendante du salaire de base |
| D - | Rente annuelle à vie |
| E - | Rente dépendante du taux d'IPP |

## APPRECIATION GLOBALE, REFLEXES QCM & ASTUCES QCM

- **Dossier de difficulté moyenne sur la prise en charge d'un effet indésirable grave avec les dédommagements dont peut bénéficier la victime et les procédures qui en découlent pour l'amélioration du service de soins**

## CORRECTIONS & STRATEGIE QCM

| QCM | STRATEGIE QCM - COMMENTAIRES<br>🕮 Connaissances, ◻ Déduction, ▦ Arg Fréquence, ♪ Formulation, ✕ Eliminer les incorrectes, ▣ 1ère idée |
|---|---|
| **1- Réponse : A** | |
| | • Connaissance : Retenez cyclophosphamide = Cystite hémorragique, également mais plus rare et hors programme augmentation production mélanine et myocardiopathie |
| **2- Réponse : B E** | |
| | • Connaissance : Vincristine =neuropathie périphérique et neuropathie végétative. Atteinte de tous les nerfs possibles, le plus souvent ce sont des troubles de la sensibilité avec des paresthésies pouvant être très invalidantes |
| **3- Réponse : D** | |
| | • ◻ sans difficulté au vue de la temporalité (extrêmement rapide) et de la description clinique (douleur très importante au point de ponction) il faut pensez à l'extravasation !!! |
| **4- Réponse : C** | |
| | • Arrêt immédiat ++++, en laissant cathéter en place et essayer d'aspirer la chimiothérapie si possible |
| **5- Réponse : A C D E** | |
| | • Devant une douleur aussi importante on pourra mettre directement des antalgiques de palier 3 associés plus ou moins à des antalgiques de palier 1<br>• Pas d'association palier 3 et 2, donc pas de codéine ! |

**6- Réponse : D**

- Il faut organiser une RMM pour revenir sur les causes de l' EIG
- A ne pas confondre avec une RCP++
- Il ne faut pas sanctionner les intervenants mais faire de la prévention et de l'éducation

**7- Réponse : B**

- Habituellement y participe l'équipe médicale ET paramédicale
- Ce sont des réunions qui concernent le service pour son amélioration, la CME n'y intervient pas
- Pour info : Les externes peuvent y participer mais occasionnellement

**8- Réponse : B D**

- : Une RMM est une analyse des causes d'un EI ou Presque accident d'un patient donné dans un service. Et sert à identifier d'éventuelle défaillance d'organisation de service par exemple et à y remédier

**9- Réponse : B**

- L'HAS se charge de la certification de TOUS les établissements quels qu'ils soient,
- Elle est reconduite tous les 6 ans (9 ans, cela commence à faire long)

**10- Réponse : B C D**

- La visite de post accréditation n'est pas systématique, elle a lieu si des problèmes ont été soulevés et nécessitant un contrôle de leur correction
- L'établissement doit demander lui-même sa certification.

**11- Réponse : C D**

- Le rapport est diffusé par la CME de l'établissement et il est accessible au plus grand nombre possible. Pas besoin d'une demande écrite +++
- Sur le site de l'établissement, sur le site de l'HAS également
- Toute personne y a librement accès.

**12- Réponse : B**

- En premier lieu pour une indemnisation il faut s'adresser à la CRCI : Commission Régionale de Conciliation et d'Indemnisation, (on dit aussi CCI).

**13- Réponse : C**

- Ici on teste dans le cadre d'une plainte contre un établissement publique (CHU) donc tribunal administratif

**14- Réponse : A B C E**

- LA CCI prend en charge les accidents fautifs ou non fautifs, c'est un service de conciliation pour éviter le recours systématique au juge
- Il permet d'orienter le payeur : si accident non fautif ce sera l'ONIAM, si fautif l'assureur de l'établissement ou du médecin responsable.
- Les CCI sont financées par l'ONIAM
- Le montant de l'indemnisation sera fixé par l'ONIAM ou l'assureur, (une contestation sera possible)
- Nb : Si une procédure judiciaire est préférée, c'est le juge qui déterminera le montant

| 15- Réponse : C E | |
|---|---|
| | • Taux IPP supérieur à 10% donc droit à une rente pour le patient<br>• Rente fixe selon le taux d'IPP et le salaire antérieur du patient |

# Cas clinique QCM N° 9

**Vous êtes médecin généraliste. Vous recevez Mme Y 21 ans accompagnée de son fils Kilian âgé de 7 mois, que vous suivez irrégulièrement dans un contexte social difficile.**

**Vous commencez par examiner Kilian, il est calme et souriant. Vous jetez un coup d'œil à son carnet de santé (que vous n'avez pas eu depuis plusieurs consultations).**

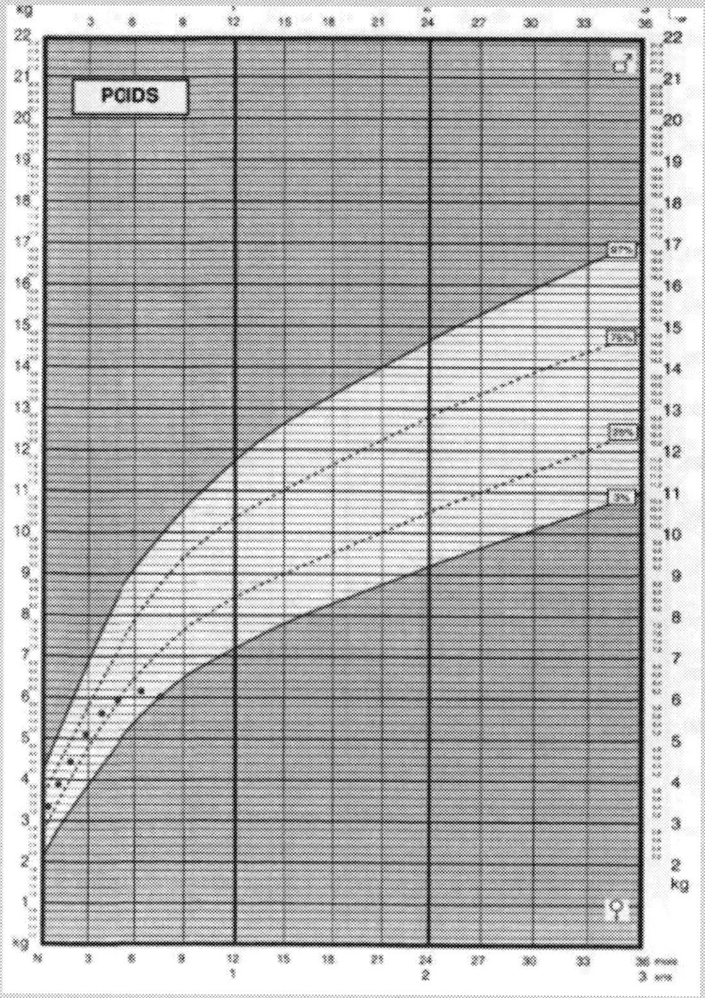

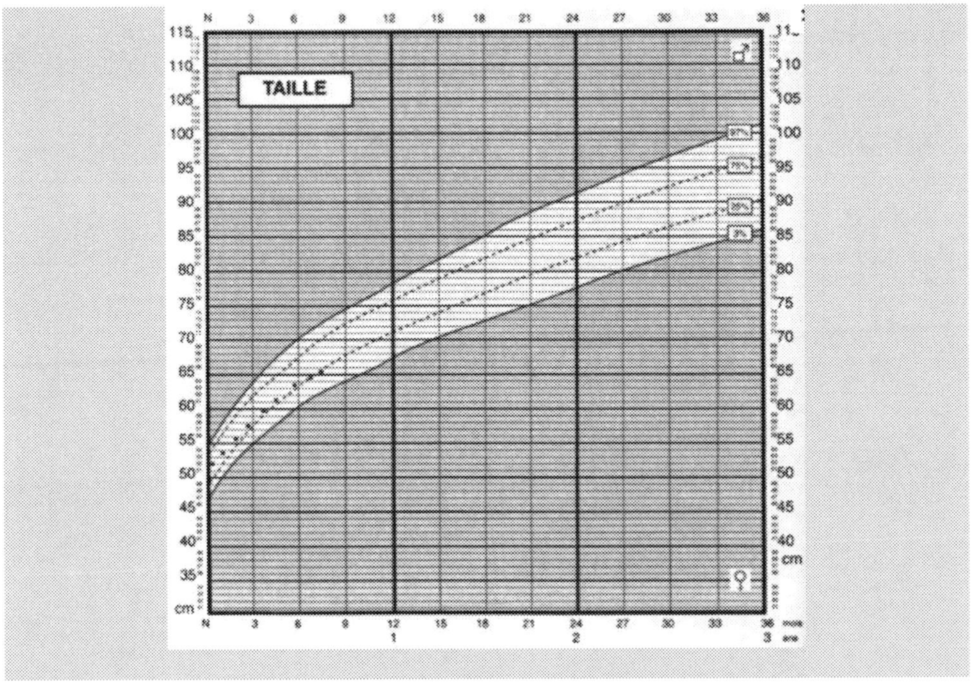


| QCM 1 | D'après le profil des courbes, vers quel diagnostic vous orientez vous ? |
|---|---|
| A - | Hypothyroïdie |
| B - | Hyperplasie bilatérale des surrénales |
| C - | Maladie génétique |
| D - | Carence d'apport |
| E - | Maladie cœliaque |

| QCM 2 | Toujours d'après les courbes, quel est le poids que devrait faire Kilian ? |
|---|---|
| A - | 6 kg |
| B - | 7 kg |
| C - | 8 kg |
| D - | 9 kg |
| E - | 10 kg |

| QCM 3 | Quelles vaccinations sont obligatoires pour Kilian à son âge ? |
|---|---|
| A - | 1 DTP |
| B - | 2 pneumo 23 |
| C - | 3 DTPc |
| D - | 2 DTPCHibHepatiteB |
| E - | Tout est faux |

| QCM 4 | **Les vaccins de Kilian ne sont pas à jour. Vous décidez d'interroger plus profondément Mme Y.**<br>**Il se trouve qu'elle élève seule Kilian sans soutien du père. Ses parents ont décidé de la renier quand elle a « refusé d'avorter ». Elle enchaîne les petits boulots et avoue oublier de donner le biberon à Kilian quand elle a trop bu.**<br>**Quels sont les facteurs de risque de maltraitance présents ici ?** |
|---|---|
| A - | Jeune âge de la mère |
| B - | Trouble psychiatrique |
| C - | Addiction |
| D - | Grossesse non désirée |
| E - | Difficultés sociales |
| **QCM 5** | **Que décidez-vous de faire pour Kilian ?** |
| A - | OPP |
| B - | Transfert aux urgences du CH le plus proche |
| C - | Signalement judiciaire |
| D - | Signalement administratif a la PMI |
| E - | Rien |
| **QCM 6** | **Concernant le signalement administratif :** |
| A - | Il se fait au procureur de la République |
| B - | A la CRIP |
| C - | A l'officier de police |
| D - | Doit se faire uniquement dans les cas graves |
| E - | Doit se faire au moindre doute |
| **QCM 7** | **Kilian va être suivi par la PMI, concernant la PMI :** |
| A - | Elle s'occupe de tous les enfants jusqu'à leurs 16 ans |
| B - | A un rôle d'accompagnement purement médical |
| C - | A un rôle de protection des enfants uniquement |
| D - | C'est une structure à l'échelon régional |
| E - | Tout est faux |
| **QCM 8** | **Kilian reprend du poids mais est de nouveau perdu de vue. Vous le voyez à ses 11 mois, pour ses vaccins obligatoires. Kilian vous semble apathique, non souriant. A l'examen il présente de multiples hématomes et est douloureux à la palpation du membre inférieur. Il serait tombé de vélo d'après sa mère.**<br>**Vous décidez d'une hospitalisation aux urgences les plus proches. Quels syndromes suspectez vous en priorité ?** |
| A - | Syndrome du bébé secoué |
| B - | Syndrome de Silverman |
| C - | Atonie psychomotrice |
| D - | Syndrome de Munchaüssen par procuration |
| E - | Syndrome de Gérard Marchand |
| **QCM 9** | **Concernant le syndrome du bébé secoué :** |
| A - | Le pic d'incidence est à 2 ans |
| B - | Il correspond à des Hématomes extra duraux |
| C - | Il correspond à des Hématomes sous duraux |
| D - | Il comprend des signes d'HTIC |
| E - | Il peut comprendre des hémorragies conjonctivales |

| QCM 10 | **Le syndrome de Silverman comprend :** |
|---|---|
| A - | Des hématomes multiples |
| B - | Des fractures en motte de beurre |
| C - | Des décollements périostés |
| D - | Des HSD |
| E - | Des décollements rétiniens |

| QCM 11 | **Vous suspectez un syndrome de Silverman, d'après vous quel bilan devra être fait aux urgences ?** |
|---|---|
| A - | Coagulation |
| B - | Phosphocalcique |
| C - | Bilan hépatique |
| D - | Radio des membres inférieurs uniquement |
| E - | Radio corps entier |

| QCM 12 | **Quels éléments vous font penser à une maltraitance ?** |
|---|---|
| A - | Impatience des parents |
| B - | La nonchalance des parents |
| C - | l'âge de l'enfant |
| D - | Retard de consultation |
| E - | Motif douteux de traumatisme |

| QCM 13 | **L'urgentiste décide d'hospitaliser Kilian pour une surveillance et poursuivre le bilan. Mme Y refuse formellement, que faites vous dans l'immédiat ?** |
|---|---|
| A - | Signalement administratif a la CRIP |
| B - | OPP |
| C - | Signalement judiciaire |
| D - | Vous la laissez partir avec consultation PMI le lendemain obligatoire |
| E - | Certificat médical initial |

| QCM 14 | **Kilian est hospitalisé 3 semaines. Mme Y est mise sous surveillance judiciaire. Il retourne finalement chez ses parents avec un suivi rapproché obligatoire. Vous revoyez Mme Y qui vient pour le certificat du 24$^{èm}$e mois.** |
|---|---|
| A - | Il sera transmis à la PMI |
| B - | Il est obligatoire uniquement pour le cas de Mme Y. |
| C - | Il est composé d'une partie médicale et une partie administrative |
| D - | La partie examen complémentaire sera remplie uniquement après réception de tous les résultats |
| E - | Il sert surtout à vérifier que Kilian ne souffre pas de nouvelle maltraitance |

| QCM 15 | **Quelles acquisitions doit avoir Kilian à 2 ans ?** |
|---|---|
| A - | Dessiner une droite |
| B - | Dessiner un rond |
| C - | Dessiner un triangle |
| D - | Dessiner un carré |
| E - | Dessiner un losange |

## APPRECIATION GLOBALE, REFLEXES QCM & ASTUCES QCM

- **Dossier de maltraitance sur un jeune enfant, important à connaître autant pour les ECNi que dans la vie**
- **Bien connaître les différences entre signalement administratif et judiciaire +++**
- **La lecture de courbe en pédiatrie est classique, ne pas hésiter à en regarder le plus possible en stage**

## CORRECTIONS & STRATEGIE QCM

| QCM | STRATEGIE QCM - COMMENTAIRES<br>🕮 Connaissances, ⊡ Déduction, ▦ Arg Fréquence, ♪ Formulation, ✕ Eliminer les incorrectes, [1] 1ère idée |
|---|---|
| **1- Réponse : D E** | |
| | • [1], ▦ La cassure du poids avant celle de la taille oriente plutôt vers une dénutrition plutôt qu'une étiologie endocrinienne. Pensez à la carence d'apport ou une malabsorption |
| **2- Réponse : C** | |
| | • [1] Lecture de courbe !!!! |
| **3- Réponse : ~~E~~ D** | |
| | ⚠ Reco 2018<br>• Schéma vaccinal à connaitre par cœur<br>• Ici le piège était dans la formulation « obligatoire », seule la primovaccination DTP est obligatoire ici donc 2 DTP seulement à son âge |
| **4- Réponse : A C D E** | |
| | • ♪, ✕ tous les facteurs présents sont des facteurs de risque de maltraitance, mais Mme Y ne présente pas d'antécédents de troubles psychiatriques |
| **5- Réponse : D** | |
| | • ⊡, ✕ Il n'y a pas d'urgence vitale pour l'instant mais une surveillance devient nécessaire par la PMI+++ |

**6- Réponse : B E**

- Signalement administratif à la CRIP et au moindre doute ++, ne pas attendre la catastrophe si on peut l'éviter avant

**7- Réponse : E**

- La PMI s'occupe de fournir un accompagnement médico-social des enfants, jusqu'à leurs 6 ans et des mères
- C'est une organisation départementale

**8- Réponse : B C**

- des symptômes : Atonie psychomotrice décrite et suspicion de syndrome de Silverman

**9- Réponse : C D**

- Pic d'incidence des bébés secoués est à 1 an
- Et attention hémorragies RETINIENNES et non conjonctivales

**10- Réponse : B C**

- piège classique le syndrome de Silverman est purement radiologique +++
- ✕ Hématome sous dural et décollement rétinien concernent le syndrome du bébé secoué

**11- Réponse : A B E**

- Bien entendu tout peut se faire, mais éliminer les diagnostics différentiels est important et prioritaire

**12- Réponse : B D E**

- Une chute de vélo à 11 mois est suspecte
- Les parents sont souvent inquiets, énervés, impatients lorsque leurs enfants sont hospitalisés, en revanche des parents qui ne s'intéressent pas à la maladie de leur enfant sont bien plus suspects

**13- Réponse : B C E**

- On hospitalise un enfant pour suspicion de syndrome de Silverman, diagnostic grave avec un pronostic vital qui peut être en jeu++
- On procède à un signalement au procureur avec le CMI et le procureur procèdera à l'OPP

**14- Réponse : A C**

- Certificat obligatoire pour tous les enfants en France, pas uniquement les enfants suspects ou victimes de maltraitance. L'un des buts est d'avoir un suivi minimum de tous les enfants, vérifier que les enfants grandissent bien, sans maladie
- Il n'existe pas de partie examens complémentaires

**15- Réponse : A**

- A 2 ans Kilian doit savoir dessiner une droite. 3 ans = cercle, 4 ans = carré, 5 ans = triangle (retenir ces repères même si ça peut varier légèrement selon les bouquins)
- Important de bien connaître les acquisitions (déjà tombé !!)

# Cas clinique QCM N° 10

**Vous recevez dans votre maison médicale de garde un homme assez jeune se prénommant Moud. L'interrogatoire est difficile, le patient ne parlant pas français, mais vous comprenez qu'il est en France depuis 4-5 mois. Il vous fait comprendre que sa situation est précaire, qu'il vit chez un cousin. Il vient ce jour car il a très mal à la tête, tousse un peu et ne se sent globalement pas bien.**

| **QCM 1** | **Quels sont les facteurs de précarité en général ?** |
|---|---|
| A - | Etre immigré |
| B - | Etre chômeur |
| C - | Payer trop d'impôts |
| D - | Etre une personne âgée |
| E - | Ne pas avoir de permis de conduire |
| **QCM 2** | **Quelles maladies vont toucher plus particulièrement les populations précaires ?** |
| A - | Syphilis |
| B - | VIH |
| C - | VHC |
| D - | Tuberculose |
| E - | Neuroblastome |
| **QCM 3** | **Vous prenez ses constantes et retrouvez une TA à 7/5, une FR à 30, une tachycardie à 150, une sat à 99%. Il est légèrement marbré, avec des taches plus sombres. Quelle est votre hypothèse diagnostique principale ?** |
| A - | Tuberculose |
| B - | Grippe |
| C - | Purpura Fulminans |
| D - | Mélanome |
| E - | Fibromatose |
| **QCM 4** | **Vous suspectez un purpura fulminans. Quelle est votre prise en charge ?** |
| A - | Ceftriaxone IV immédiatement |
| B - | Pipéracilline -Tazobactam IV immédiatement |
| C - | Appel du SAMU |
| D - | Appel d'une ambulance privée en urgence |
| E - | Toutes les propositions précédentes sont fausses |
| **QCM 5** | **Le patient est amené par le SAMU au déchocage. Quelle(s) précaution(s) particulière(s) devez-vous mettre en place ?** |
| A - | Gouttelettes |
| B - | Air |
| C - | Contact |
| D - | Gants stériles |
| E - | Masque FFP 2 |

| QCM 6 | Une méningite C est diagnostiquée. Que faites-vous ? |
|---|---|
| A - | Déclaration obligatoire à l'ARS |
| B - | Déclaration obligatoire à l'HAS |
| C - | Déclaration adressée au médecin inspecteur de santé publique |
| D - | Vous faites un signalement immédiatement |
| E - | Vous faites une notification immédiatement |

| QCM 7 | Quelle sera votre prise en charge pour les sujets contacts ? |
|---|---|
| A - | Hospitalisation en isolement gouttelettes |
| B - | Vaccination |
| C - | Antibioprophylaxie |
| D - | Aucune surveillance |
| E - | Toutes les propositions précédentes sont inexactes |

| QCM 8 | Moud fait un court séjour en réanimation où il est lourdement techniqué. Il est ensuite transféré au service des maladies infectieuses. Le patient est paniqué à l'idée du coût de son hospitalisation. Etant donné sa situation, quelle aide va-t-il pouvoir recevoir pour l'aider à payer les frais médicaux engagés ? |
|---|---|
| A - | PUMA |
| B - | CMU –C |
| C - | AME |
| D - | RSA |
| E - | Aucune aide |

| QCM 9 | Quelles sont les conditions d'accès à l'AME ? |
|---|---|
| A - | Etre en situation irrégulière |
| B - | Etre en situation régulière |
| C - | Résider en France depuis plus de 1 an |
| D - | Résider en France depuis plus de 3 mois |
| E - | Pouvoir justifier de son identité |

| QCM 10 | Quels dispositifs d'aide existent pour Moud dans ce cas ? |
|---|---|
| A - | C-CLIN |
| B - | PASS |
| C - | CLAT |
| D - | CDAPH |
| E - | ONG |

| QCM 11 | Moud obtient l'AME. Que lui restera-t-il à payer de ses frais médicaux ? |
|---|---|
| A - | Le forfait hospitalier |
| B - | Le ticket modérateur |
| C - | Les médicaments et actes techniques de PMA |
| D - | Les dépassements d'honoraires |
| E - | Les prises en charge en cures thermales |

| QCM 12 | Le patient s'en sort sans séquelle grave et réussit à régulariser sa situation. A quelle aide médicale a-t-il accès à présent (il est toujours sans revenu et sans logement) ? |
|---|---|
| A - | AME |
| B - | Aide à l'acquisition d'une complémentaire santé (ACS) |
| C - | PUMA |
| D - | CMU-C |
| E - | Toutes les réponses précédentes sont fausses |

| QCM 13 | **Moud doit mettre à jour ses vaccins. Lesquels réalisez-vous ?** |
|---|---|
| A - | VHC |
| B - | Paludisme |
| C - | Typhoïde |
| D - | Hépatite B sans sérologie avant |
| E - | Hépatite B avec sérologie avant |

| QCM 14 | **Moud a accès à la PUMA+CMU-C. Que devra-t-il payer pour ses vaccins ?** |
|---|---|
| A - | 23 euros le prix de la consultation chez le médecin généraliste |
| B - | 6,90 euros pour la consultation chez le médecin généraliste |
| C - | 0,50 centimes pour le vaccin |
| D - | 1 euro de ticket modérateur |
| E - | Il ne devra rien payer |

| QCM 15 | **Moud, au fruit de nombreux efforts, réussit à trouver un emploi dans une usine de légumes bio. Il gagne un peu moins que le SMIC. Quelle aide pourrait-il obtenir pour son suivi médical :** |
|---|---|
| A - | PUMA |
| B - | CMU-c |
| C - | Aide complémentaire santé |
| D - | AME |
| E - | Plus aucune aide ne pourra lui être proposée |

## APPRECIATION GLOBALE, REFLEXES QCM & ASTUCES QCM

- **Dossier sur la précarité sans grande difficulté si les différentes mesures possibles sont connue par cœur +++**
- **Pas d'impasse sur ses mesures une question sur la PUMA, CMUc et AME tombent facilement dans un dossier ou en QI**

## CORRECTIONS & STRATEGIE QCM

| QCM | STRATEGIE QCM - COMMENTAIRES<br>Connaissances, Déduction, Arg Fréquence, Formulation, ✕ Eliminer les incorrectes, 1ère idée |
|---|---|
| **1- Réponse : A B D E** | |
| | • Question facile pour commencer, si vous payez des impôts c'est que, à priori, vous avez un salaire suffisant |
| **2- Réponse : A B C D** | |
| | • Quasiment toutes les maladies infectieuses touchent plus souvent les population précaires |
| **3- Réponse : C** | |
| | • Première hypothèse à avoir ici le purpura fulminans |
| **4- Réponse : A C** | |
| | • Urgence médicale absolue, injection de C3G +appel du 15 |
| **5- Réponse : A** | |
| | • Précaution gouttelettes ici devant une suspicion de méningococcémie (méningite ou purpura fulminans)<br>• Un masque chirurgical est suffisant dans ce cas |

**6- Réponse : A D**

- Signalement en urgence à l'ARS, la notification peut être faite en décalé

**7- Réponse : B C**

- 🕮 Vaccination pour les sérotypes ACW135
- 🕮ATB prophylaxie par Rifampicine 2 jours, débutée le plus rapidement possible

**8- Réponse : C**

- 🕮AME possible pour étranger en situation irrégulière avec présence en France de plus de 3 mois

**9- Réponse : A D E**

- 🕮Il faut être en situation irrégulière, résider en France depuis plus de 3 mois, pouvoir justifier de son identité et ne pas dépasser un certain plafond de ressources

**10- Réponse : B E**

- 🕮 Les Permanences d'Accès aux Soins de Santé sont à connaître++
- ☐ Moud n'a pas de tuberculose donc le CLAT ne lui sera d'aucune aide ici

**11- Réponse : C D E**

- 🕮 Avec l'AME prise en charge à 100% et exonération du ticket modérateur
- Mais pas de PEC de la PMA, des médicaments à SMR faible ou nul, des cures thermales qui restent entièrement à leur charge

**12- Réponse : C D**

- 🕮 Situation régularisée ouvre le droit à la PUMA (ancienne CMU) et à la CMU-c

**13- Réponse : E**

- ☐ Réponse E car vient d'un pays ou il a déjà de fortes chances de l'avoir eu ou de l'avoir

**14- Réponse : E**

- ☐ Il ne devra rien payer, ni avancer avec la PUMA + CMUc

**15- Réponse : C**

- 🕮 L'aide à la complémentaire santé permet d'avoir une enveloppe pour prendre une mutuelle standard. Permet de limiter l'effet seuil avec la CMU-c

☑ J'inscris mes notes personnelles pour mieux progresser

# Cas clinique QCM N° 11

**Robert 26 ans, ouvrier du BTP depuis sa majorité, vient dans votre cabinet en début d'après midi pour douleur lombaire aiguë suite au port d'un sac de plâtre d'une cinquantaine de kilogramme. Il est douloureux à la mobilisation lombaire depuis ce midi.**

| QCM 1 | **Vous diagnostiquez une lombalgie aiguë, quelle est votre prise en charge?** |
|---|---|
| A - | Radio lombaire |
| B - | IRM lombaire |
| C - | Aucune imagerie |
| D - | Arrêt de travail |
| E - | Déclaration d'accident de travail |
| **QCM 2** | **Quelle est la procédure à suivre ?** |
| A - | Prise en charge classique |
| B - | Déclaration en accident de travail |
| C - | Notification de maladie professionnelle |
| D - | Arrêt de travail simple |
| E - | Contacter le médecin du travail |
| **QCM 3** | **Quels sont les avantages de la déclaration en accident de travail pour Robert ?** |
| A - | Augmentation du délai de carence |
| B - | Exonération des frais médicaux |
| C - | Déclaration en ALD |
| D - | Pas d'avance de frais |
| E - | Réduction du prix des consultations |
| **QCM 4** | **Quel traitement proposez-vous dans l'immédiat ?** |
| A - | AINS |
| B - | IPP |
| C - | Corticoïdes |
| D - | Repos prolongé |
| E - | Ceinture de soutien lombaire |
| **QCM 5** | **La douleur dure et vous prolongez l'AT pendant 4 semaines consécutives. Avant de reprendre le travail, que devra faire Robert ?** |
| A - | Visite avec le médecin conseil de la sécurité sociale |
| B - | Visite avec le médecin inspecteur de médecine du travail |
| C - | Visite pré reprise possible |
| D - | Visite reprise obligatoire |
| E - | Aucune visite spécifique n'est nécessaire |

**QCM 6** — **Au bout de 2 mois, il revient vous voir. La douleur s'est bien atténuée par rapport à sa première visite mais il n'a pu recommencer à travailler que difficilement car il a toujours mal. Quelle est votre prise en charge ?**

A - Radio lombaire en première intention
B - IRM lombaire en première intention
C - Pas d'imagerie
D - Nouvel arrêt de travail
E - Prolongation de son arrêt de travail

**QCM 7** — **Vous ne retrouvez pas d'anomalie visible sur la radiographie. Quelle est la suite de votre prise en charge ?**

A - Avis neurochirurgical avant d'envisager une opération
B - AINS
C - Ceinture de soutien
D - Ecole du dos
E - Kinésithérapie

**QCM 8** — **Il vous demande si sa pathologie ne serait pas une maladie professionnelle. En effet le cousin de sa belle sœur serait en maladie professionnelle pour des douleurs de dos.**

**Régime général Tableau 98**

**Affections chroniques du rachis lombaire provoquées par la manutention manuelle de charges lourdes**

Date de création : 16 février 1999
(décret du 15 février 1999)

Dernière mise à jour : -

| Désignation de la maladie | Délai de prise en charge | Liste limitative des travaux susceptibles de provoquer ces maladies |
|---|---|---|
| Sciatique par hernie discale L4-L5 ou L5-S1 avec atteinte radiculaire de topographie concordante.<br>Radiculalgie crurale par hernie discale L2-L3 ou L3-L4 ou L4-L5, avec atteinte radiculaire de topographie concordante. | 6 mois (sous réserve d'une durée d'exposition de 5 ans). | Travaux de manutention manuelle habituelle de charges lourdes effectués :<br>- dans le fret routier, maritime, ferroviaire, aérien ;<br>- dans le bâtiment, le gros oeuvre, les travaux publics ;<br>- dans les mines et carrières ;<br>- dans le ramassage d'ordures ménagères et de déchets industriels ;<br>- dans le déménagement, les garde-meubles ;<br>- dans les abattoirs et les entreprises d'équarrissage ;<br>- dans le chargement et le déchargement en cours de fabrication, dans la livraison, y compris pour le compte d'autrui, le stockage et la répartition des produits industriels et alimentaires, agricoles et forestiers ;<br>- dans le cadre des soins médicaux et paramédicaux incluant la manutention de personnes ;<br>- dans le cadre du brancardage et du transport des malades ;<br>- dans les travaux funéraires. |

A - Il peut être reconnu en maladie professionnelle
B - Il ne peut pas être reconnu en maladie professionnelle
C - Il peut recourir à la CRRMP
D - Il n'a pas le droit de recourir à la CRCI
E - Il manque 2 cases du tableau, il n'a donc pas le droit de recourir à la CRCI

**QCM 9** — **L'état du patient finit par s'améliorer sous traitement symptomatique. Il revient vous voir 6 ans plus tard pour une récidive "du mal au dos". A l'interrogatoire il vous décrit des "fourmillements qui partent de la fesse droite et descendent me chatouiller le gros orteil, ça me gêne beaucoup ". Quel est votre diagnostic ?**

A - Cruralgie de trajet L3
B - Cruralgie de trajet L4
C - Lombosciatique de trajet L5
D - Lombosciatique de trajet S1
E - Lombosciatique de trajet S2

| QCM 10 | **Il n'a pas de perte de force, pas de troubles de la sensibilité. Quelle est votre prise en charge ?** |
|---|---|
| A - | Avis neurochirurgical en urgence |
| B - | Bloc opératoire en urgence |
| C - | Imagerie en ambulatoire |
| D - | Imagerie en urgence |
| E - | Traitement symptomatique et repos |

| QCM 11 | **Une IRM est pratiquée (à tort ou à raison) et retrouve une hernie S1/L5. Il vous repose la question de la maladie professionnelle.** |
|---|---|
| A - | Il peut être reconnu en maladie professionnelle |
| B - | Il ne peut pas être reconnu en maladie professionnelle |
| C - | Il peut recourir à la CRRMP |
| D - | Il n'a pas le droit de recourir à la CRRMP |
| E - | Sa situation n'a rien à voir avec une maladie professionnelle |

| QCM 12 | **Vous faites la déclaration de maladie professionnelle. Comment s'organise-t-elle ?** |
|---|---|
| A - | Le patient envoie le formulaire déclaration de MP à la CPAM |
| B - | Le médecin envoie le formulaire |
| C - | Il faut envoyer 2 exemplaires du CMI à la CPAM |
| D - | Il faut remettre l'attestation de salaire donnée par l'employeur à la CPAM |
| E - | Toutes les propositions sont fausses |

| QCM 13 | **Quels sont les bénéfices pour Robert d'une déclaration en maladie professionnelle ?** |
|---|---|
| A - | Prise en charge à 100% |
| B - | Versement d'indemnités journalières |
| C - | Possibilité de percevoir une rente d'incapacité |
| D - | Facilité de licenciement |
| E - | Aucun bénéfice particulier |

| QCM 14 | **Cela devient très difficile pour Robert de travailler du fait de sa pathologie. Vous lui conseillez d'aller voir le médecin du travail. Que peut-il lui proposer ?** |
|---|---|
| A - | Reconversion |
| B - | Licenciement |
| C - | Aménagement de poste |
| D - | Avis d'aptitude / inaptitude |
| E - | Ne peut rien faire |

| QCM 15 | **Le médecin du travail propose à Robert une RQTH (reconnaissance en qualité de travailleur handicapé). En quoi consiste-t-elle et quels en sont les avantages ?** |
|---|---|
| A - | C'est une demande à adresser à la CPAM |
| B - | C'est une demande à adresser à la MDPH (et sera analyse par la CDAPH) |
| C - | Permet un soutien spécifique au sein de pôle emploi |
| D - | Permet un aménagement des horaires de travail |
| E - | Entraine forcément une orientation vers un ESAT (établissement et service d'aide par le travail) |

## APPRECIATION GLOBALE, REFLEXES QCM & ASTUCES QCM

- **Dossier sur la maladie professionnelle, pas de gros piège mais à connaître sur le bout des doigts, bien savoir lire un tableau des MP et ses particularités.**
- **Thème le plus tombable au ECNi +++, pas d'impasse permise**

## CORRECTIONS & STRATEGIE QCM

| QCM | STRATEGIE QCM - COMMENTAIRES<br>🕮 Connaissances, ⮂ Déduction, ▦ Arg Fréquence, 🔓 Formulation, ✕ Eliminer les incorrectes, [1] 1ère idée |
|---|---|
| **1- Réponse : C D E** | |
| | • 🕮 Reco Claire de la société de rhumatologie pas d'imagerie en aigu sauf si une manipulation est envisagée (ostéopathe ou kiné) |
| **2- Réponse : B** | |
| | • Pour un simple accident de travail inutile de contacter le médecin du travail si cela se reproduisait le contacter deviendrait plus important |
| **3- Réponse : B D** | |
| | • Le patient bénéficie d'une exonération de tous ses frais médicaux, du tiers payant et aucun délai de carence |
| **4- Réponse : A E** | |
| | • 🕮 Connaissance : IPP en théorie non car pas d'atcd particulier mais souvent mis en systématique même chez le jeune<br>• 🔓 : Pas de repos prolongé !! Mobilisation la plus rapide possible en fonction de la douleur |
| **5- Réponse : C D** | |
| | • Visite de préreprise possible, obligatoire que si arrêt de plus de 3 mois<br>• [1] : Visite de reprise obligatoire si arrêt dû à un accident du travail de plus de 30 jours |

**6- Réponse : A D**

- 🕮 Radiographie simple en première intention, l'IRM pourra se discuter après
- Il a repris le travail donc nouvel arrêt de travail

**7- Réponse : B C D E**

- ☐ Si pas d'anomalie visible et pas de symptôme neurologique, l'avis neurochirurgical est inutile
- Pas anomalie = kiné possible sans risque

**8- Réponse : B**

- ☐ NON pas de reconnaissance en MP car la case de gauche « désignation de la maladie » la plus importante lui manque +++
- Attention CRCI = infection nosocomiale
- 🕮 CRRMP = Maladie professionnelle, intervient si maladie hors tableau ou tableau incomplet ET IPP (Incapacité permanente partielle) d'au moins 25%

**9- Réponse : D**

- ☐ : Pas de difficulté, description typique d'une Lombosciatique de trajet S1 !

**10- Réponse : C E**

- Pas de signe de gravité, TTT et imagerie en ambulatoire

**11- Réponse : A**

- ☐ : Relecture du tableau, les 3 colonnes sont valides, reconnaissance d'office en MP

**12- Réponse : A C D**

- 🕮 Connaissance de l'administratif et qui envoie quoi à qui !

**13- Réponse : A B C**

- 🕮 Il n'y a pas d'augmentation de bon de transport ou de droit supplémentaire à des cures thermales spécifiques aux MP mais elles peuvent être prescrites par le médecin traitant et PEC à 100%

**14- Réponse : A C D**

- ☐Le médecin du travail ne peut licencier le travailleur qui vient le voir
- Il peut remettre un avis d'inaptitude pour un poste
- ☐ : Ici le maintien de poste semble impossible sur le long terme sans aucune intervention !

**15- Réponse : B C D**

- 🕮 La RQTH est une demande à faire à la MDPH
- Permet un soutien spécifique au sein du pôle emploi, malgré les 6% de travailleurs en RQTH obligatoires, forte discrimination à l'emploi des travailleurs handicapés
- La RQTH facilite l'aménagement des horaires de travail
- E faux, emploi via marché du travail classique mais permet l'accès aux ESAT

☑ J'inscris mes notes personnelles pour mieux progresser

# Cas clinique QCM N° 12

**Par une belle journée d'été, en rentrant de la plage sur une belle route de campagne dégagée, Mr Y 24 ans sans ATCD fait une petite pointe de vitesse sur sa moto, perd le contrôle de sa belle bécane et s'écrase contre un magnifique platane centenaire.**

| | |
|---|---|
| **QCM 1** | **Vous revenez de la même plage et assistez à la scène. Vous foncez sur le lieu de l'accident : le platane est complètement indemne, la moto un peu moins et Mr Y encore moins. Mr Y a très visiblement une fracture ouverte déplacée de la cheville droite, un saignement du poignet droit en jet, et en nappe du poignet gauche. Il est inconscient et aréactif aux stimuli douloureux.<br>Quelle est votre prise en charge immédiate en priorité ?** |
| A - | Appeler les secours |
| B - | Enlever le casque pour libérer les voies aériennes |
| C - | Garrot au bras gauche |
| D - | Garrots au bras droit |
| E - | Mise en PLS |
| **QCM 2** | **Le SMUR arrive (dont vous êtes le médecin), quelle est votre prise en charge ?** |
| A - | Remplissage par 4 CGR d'emblée |
| B - | Remplissage par cristalloïdes |
| C - | Vous réduisez la cheville en urgence |
| D - | Vous enlevez le garrot (mis en place à tord ou à raison) en urgence |
| E - | Vous intubez le patient |
| **QCM 3** | **Mr Y. est transféré au déchocage. FC : 145 bpm,TA 8/5, sat 95%, FR : 30/min<br>Quel(s) examen(s) complémentaire(s) faites-vous en urgence ?** |
| A - | Radio de thorax |
| B - | Body scanner |
| C - | FAST écho |
| D - | Scanner cérébral |
| E - | Aucun examen paraclinique |
| **QCM 4** | **Mr Y. présente un hemocue à 6. Que faites-vous ?** |
| A - | Groupage et RAI |
| B - | Transfusion de CGR O- |
| C - | Transfusion de plasma AB+ |
| D - | Perfusion d'acide tranexamique |
| E - | Perfusion d'acide salicylique |
| **QCM 5** | **Mr Y. est stabilisé. Il présente subitement un hoquet incontrôlable et une attitude guindée.** |
| A - | IRM cérébral |
| B - | Scanner cérébral |
| C - | Ponction lombaire |
| D - | Radiographie cérébrale |
| E - | Angio Scanner cérébral |

**QCM 6** — **Voici l'imagerie de Mr Y. Quel est votre diagnostic ?**

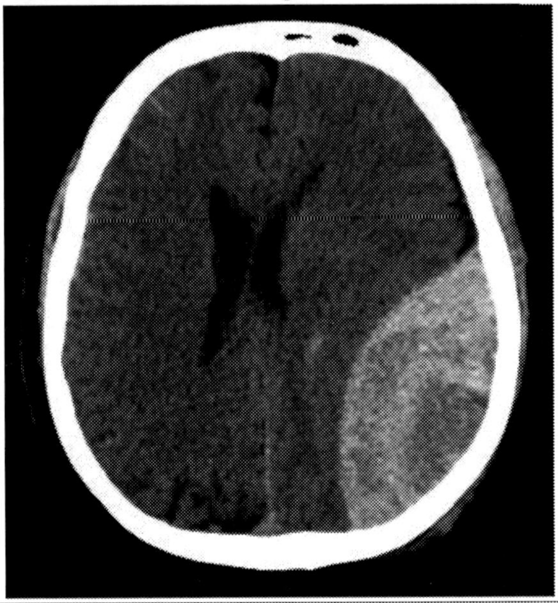

A - Tumeur cérébrale
B - Hématome sous dural
C - Hémorragie ventriculaire
D - Hématome extra dural
E - Effet de masse

**QCM 7** — **Le neurochirurgien de garde opère le patient mais Mr Y. ne s'en remet pas. S'enchaînent craniectomie décompréssive, le score de Glasgow ne s'améliore pas et finalement les médecins parlent d'état de mort encéphalique. Comment confirmez-vous ce diagnostic ?**

A - 2 artériographies à 48h d'intervalle
B - 1 artériographie cérébrale
C - Un test d'hypercapnie
D - Une évaluation du score de Glasgow –Liège
E - 2 ECG

**QCM 8** — **L'état de mort encéphalique est confirmé. A propos du don d'organes ?**

A - Le patient est présumé consentant
B - Le prélèvement doit être déclaré à l'agence de biomédecine
C - Les patients à risque sont écartés du don
D - Le témoignage de la famille ou des proches doit être recherché
E - Le don ne peut se faire que dans des établissements certifiés par le ministère

**QCM 9** — **Quelles sont les contre-indications au don d'organes ?**

A - Mélanome en cours de traitement
B - Hépatite B guérie
C - Encéphalopathie
D - Maladie d'Alzheimer
E - Grippe en cours de traitement

| QCM 10 | Quelle loi réglemente le don d'organes ? |
|---|---|
| A - | loi Huriet Serusclat 1988 |
| B - | loi bioéthique révisée en 2011 |
| C - | loi Kouchner 2002 |
| D - | loi Touraine 2016 |
| E - | loi Bachelot 2009 |

| QCM 11 | La liste d'attente de greffe : |
|---|---|
| A - | Elle est gérée par l'HAS |
| B - | Les règles de répartition dépendent de chaque centre |
| C - | Le degré d'urgence est pris en compte |
| D - | L'âge n'intervient pas pour l'ordre de priorité |
| E - | Les patients hyper immunisés ne figurent pas sur la liste |

| QCM 12 | Un des reins de Mr Y est greffé. Comment se fait la sélection du receveur ? |
|---|---|
| A - | Compatibilité stricte ABO |
| B - | Compatibilité stricte HLA |
| C - | Compatibilité stricte Rhésus |
| D - | Cross match test positif |
| E - | Aucune proposition |

| QCM 13 | A propos du traitement immunosuppresseur du receveur : |
|---|---|
| A - | Il s'agit d'un traitement à vie |
| B - | 12 mois puis arrêt progressif |
| C - | Comprendra un inhibiteur de calcineurine |
| D - | Comprendra un taxane |
| E - | Comprendra des corticoïdes |

| QCM 14 | Le principal risque de décès chez les greffés rénaux est : |
|---|---|
| A - | Le rejet |
| B - | Néoplasique |
| C - | cardio vasculaire |
| D - | Iatrogène |
| E - | Pas de sur risque pour le rein |

| QCM 15 | Concernant l'épidémiologie de la greffe rénale en France : |
|---|---|
| A - | Environ 3000 greffes par an |
| B - | Environ 3000 patients en attente |
| C - | Environ 500 greffes de rein à donneurs vivants par an |
| D - | Enjeu majeur de santé publique |
| E - | Aucune proposition |

## APPRECIATION GLOBALE, REFLEXES QCM & ASTUCES QCM

- **Cas clinique classique d'un accident de moto avec PEC réa + PMO et enfin greffe**
- **Bien connaître la procédure de PMO +++ ainsi que la greffe de rein (greffe la plus tombable aux ECNi )**

## CORRECTIONS & STRATEGIE QCM

| QCM | STRATEGIE QCM - COMMENTAIRES<br>📖 Connaissances, ⊐ Déduction, ⊞ Arg Fréquence, 🔓 Formulation, ✕ Eliminer les incorrectes, ① 1ère idée |
|---|---|
| **1- Réponse : A** | |
| | • 🔓 en priorité appeler du renfort ++, vous posez un garrot au bras droit car le saignement en jet fait penser à une origine artérielle<br>• ① ne jamais enlever le casque d'un motard seul sauf exception |
| **2- Réponse : B C E** | |
| | • ⊐ Un garrot posé est un garrot à enlever au bloc++<br>• ①Remettre la cheville disloquée est une urgence, permettra de calmer le saignement et d'éviter de perdre la jambe de Mr Y<br>• 🔓, Pas de remplissage avec CGR (même si pour les polytraumatisés cela y ressemble) ; remplissage avec cristalloïde |
| **3- Réponse : A C** | |
| | • ① Pas de scan si patient instable++<br>• 📖 Faut faire des examens de débrouillage : RP, FAST ECHO, Radio de bassin face |
| **4- Réponse : A B C D** | |
| | • ✕ E ne pas confondre acide tranexamique et acide salicylique (aspirine) afin de ne pas tuer le patient... |
| **5- Réponse : B** | |
| | • ⊞ TDMc non injecté, on recherche un effet de masse qui entraîne un engagement cérébral<br>• Dans le contexte un processus hémorragique type HED, un simple scan cérébral non injecté suffit pour affirmer ou infirmer cette hypothèse<br>• IRM plus précis mais plus long en urgence et rarement disponible |

**6- Réponse : D E**

- HED typique avec effet de masse bien visible

**7- Réponse : B C D**

- 1 artériographie cérébrale suffit ou 2 EEG (et pas ECG!)
- Bien éliminer avant les causes médicamenteuses et l'absence d'hypothermie

**8- Réponse : A B C D E**

- Toutes les réponses sont vraies, pas de piège ici
- Toute personne est consentante jusqu'à preuve du contraire

**9- Réponse : B E**

- Question pointue : Une hépatite B guérie ou une simple grippe en cours ne sont pas des CI au don d'organe
- Retenez globalement les cancers et le refus sont les plus grandes CI au don d'organe

**10- Réponse : B**

- loi bioéthique révisée en 2011

**11- Réponse : C**

- La liste d'attente de greffe est gérée par l'agence de biomédecine au niveau national
- Les dossiers pédiatriques et les patients hyper immunisés sont prioritaires

**12- Réponse : A C**

- HLA non stricte mais maximale (pas Ac anti HLA, mis match minimal, cross match négatif)
- ABO strictement compatible par contre (pas forcément identique attention)

**13- Réponse : A C E**

- Un taxane est une molécule de chimiothérapie
- Traitement à vie+++ Pas confondre avec la greffe moelle osseuse ou souvent on arrive à arrêter les immunosuppresseurs

**14- Réponse : C**

- Aujourd'hui les greffés rénaux meurent plus de causes cardio vasculaire (dû souvent aux années de dialyse ayant abimé les vaisseaux)

**15- Réponse : A C D**

- La greffe concerne 15 000 personnes en attente, 3 000 sont greffées chaque année
- Enjeux de santé publique notamment avec les coûts de dialyse bien supérieurs aux coûts d'une greffe
- La greffe avec donneur vivant est très peu développée en France, contrairement à des pays comme les USA ou l'Allemagne

☑ <u>J'inscris mes notes personnelles pour mieux progresser</u>

# Cas clinique QCM N° 13

**Vous êtes médecin radiologue à Rennes. Mme L, une de vos charmantes manip' radio vient vous voir car elle a eu un rapport non protégé il y a 7 jours avec son amant, et voudrait savoir si elle est enceinte.**

| QCM 1 | **Que pouvez-vous proposer à Mme L pour répondre à sa demande :** |
|---|---|
| A - | Dosage HCG dans au moins 3 jours |
| B - | Echographie abdominale dans 3 jours |
| C - | test urinaire le soir même |
| D - | IRM du service le soir même |
| E - | Tout est faux |
| **QCM 2** | **Mme L est effectivement enceinte. Quels tests sont systématiquement réalisés au 1er trimestre :** |
| A - | Sérologie hépatite B |
| B - | Sérologie VIH |
| C - | Sérologie syphilis |
| D - | Prélèvement chlamydia |
| E - | Sérologie VH |
| **QCM 3** | **Concernant son poste de travail :** |
| A - | Elle doit être licenciée le temps de sa grossesse, avec une promesse de réembauche, pour ne prendre aucun risque |
| B - | Nécessite obligatoirement une adaptation de poste |
| C - | Elle peut continuer son travail avec une limite de dose de 6mSV |
| D - | Elle peut continuer son travail avec une limite de dose de 1mSV |
| E - | Tout est faux |
| **QCM 4** | **Mme L demande s'il n'y a pas de risque pour son fœtus, elle a en effet fait une petite erreur d'exposition lors d'une radio pulmonaire au lit d'un malade (rappel grossesse à 1SA)** |
| A - | Risque tératogène |
| B - | Risque de fœtopathie |
| C - | Risque de malformation fœtale |
| D - | Aucun risqué |
| E - | Loi du tout ou rien |
| **QCM 5** | **Mme L passe son échographie du premier trimestre. Que doit-on obligatoirement mesurer ?** |
| A - | Périmètre abdominal |
| B - | Clarté nucale |
| C - | Score de Manning |
| D - | Parité |
| E - | Longueur fémorale |

| QCM 6 | Au 6$^{ème}$ mois elle revient vous voir car cela devient difficile de rester debout toute la journée : |
|---|---|
| A - | Vous proposez un licenciement avec obligation de réembauche après |
| B - | Changement de poste avec une réévaluation du salaire |
| C - | Suspension du contrat de travail |
| D - | Reclassement professionnel |
| E - | Toutes les propositions sont fausses |
| **QCM 7** | **Mme L a pu être reclassée comme hôtesse d'accueil et poursuivit sa grossesse. une HGPO est réalisée à 26SA. Quelles en sont les valeurs seuil pathologiques ?** |
| A - | 0.95 à Jeun |
| B - | 1.43 à 2h |
| C - | 1.43 à 1 h |
| D - | 1.80 à 1h |
| E - | 1.55 à 2 h |
| **QCM 8** | **Concernant le congé maternité de Mme L. Elle a le droit à :** |
| A - | 6 semaines avant |
| B - | 10 semaines avant |
| C - | 6 semaines après |
| D - | 8 semaines avant |
| E - | 10 semaines après |
| **QCM 9** | **Si Mme L attendait des jumeaux, quelle aurait été la durée du congé maternité ?** |
| A - | 12 semaines avant |
| B - | 22 semaines avant |
| C - | 16 semaines avant |
| D - | 22 semaines après |
| E - | 12 semaines après |
| **QCM 10** | **L'HGPO de Mme L retrouve une glycémie normale. En revanche les tensions de Mme L augmentent. Elles sont à 17/10 au 8ème mois avec une BU à 3+ de protéines. Quel est le diagnostic à suspecter ?** |
| A - | Prééclampsie |
| B - | HELP syndrome |
| C - | HTA gravidique |
| D - | HTA Clinique |
| E - | Eclampsie |
| **QCM 11** | **Concernant son travail suite à ce diagnostic :** |
| A - | Congé maternité débuté en avance |
| B - | Arrêt de travail par l'obstétricien |
| C - | Poursuite du travail sans aménagement de poste |
| D - | Poursuite du travail avec aménagement de poste |
| E - | Déclaration en maladie professionnelle par l'obstétricien |
| **QCM 12** | **Mme L est hospitalisée en grossesse pathologique avec des tensions à 19/11, des céphalées et des ROT vifs. Quelle est votre conduite à tenir ?** |
| A - | Tocolyse 48h |
| B - | Corticothérapie |
| C - | Césarienne en urgence |
| D - | Sulfate de magnésium |
| E - | Sulfate de protamine |

| QCM 13 | La césarienne se déroule bien et elle accouche d'un petit Jacky 4 kg 900. Elle souhaiterait allaiter et vous pose quelques questions à ce sujet : |
|---|---|
| A - | L'allaitement au sein est globalement meilleur pour les nourrissons |
| B - | Est plus pauvre en vitamine D que le lait artificiel |
| C - | Est plus riche en acides gras insaturés que le lait artificiel |
| D - | Il est utile d'insister fortement si la patiente refuse |
| E - | Tout est faux |

| QCM 14 | Mme L décide d'allaiter. 10 semaines plus tard elle souhaite reprendre le travail : |
|---|---|
| A - | Une visite de pré-reprise est inutile |
| B - | une visite de reprise est fortement conseillée |
| C - | L'aptitude de Mme L à reprendre le travail sera évaluée |
| D - | Aucune visite de reprise ou de pré reprise n'est nécessaire pour Mme L, la grossesse n'est pas une maladie |
| E - | Toutes les réponses sont fausses |

| QCM 15 | Mme L souhaite allaiter même après sa reprise du travail : |
|---|---|
| A - | L'allaitement est déconseillé avec son travail |
| B - | Elle dispose légalement d'1h/jour pour allaiter pendant les heures de travail |
| C - | Un local dédié peut être fourni par l'établissement |
| D - | Vous encouragez l'allaitement même au travail |
| E - | Vous conseillez l'allaitement artificiel car plus simple |

## APPRECIATION GLOBALE, REFLEXES QCM & ASTUCES QCM

- **Dossier pointu sur la grossesse et la santé au travail**
- **Bien connaître les différents droits et protection qu'une femme enceinte et en post accouchement peut bénéficier pour qu'elle puisse pleinement en profiter**

## CORRECTIONS & STRATEGIE QCM

| QCM | STRATEGIE QCM - COMMENTAIRES<br>🕮 Connaissances, ◻ Déduction, ▦ Arg Fréquence, ✍ Formulation, ✕ Eliminer les incorrectes, ☐ 1ère idée |
|---|---|
| **1- Réponse : C** | |
| | • A non, dosage immédiat possible<br>• B Non, à J10 on ne verra encore rien à l'échographie, idem pour l'IRM, en plus ce n'est pas un examen à faire dans ce genre de cas+++ |
| **2- Réponse : C** A | |
| | • ✍ : Egalement toxoplasmose et rubéole obligatoires au 1er trimestre |
| **3- Réponse : D** | |
| | • Pas obligatoirement, adaptation poste si la limite de 1mSV non dépassée (dose correspondant à une personne lambda ne travaillant pas, exposée aux radiations) |
| **4- Réponse : E** | |
| | • A ce terme soit l'embryon meurt, soit il n'aura aucune séquelle |
| **5- Réponse : A B D E** | |
| | • Le score de manning est un score calculable au 3ème trimestre seulement<br>• Pour informations : Les artères utérines sont non obligatoire |

**6- Réponse : C D**

- Jamais licenciement pour grossesse, le salaire reste égal et n'est pas réévalué
- Suspension envisageable si un reclassement est impossible, avec du coup une allocation journalière payée par la sécurité sociale avec un complément payé par l'employeur

**7- Réponse : D**

- : 0,92 à jeun, 1,8 à 1h, 1,53 à 2h
- Objectif de traitement : 0,95 à jeun et 1,4 à 2h

**8- Réponse : A E**

- Retenez 16 semaines en tout, 6 avant et 10 après

**9- Réponse : A D**

- Limite hors programme, question réservée aux futurs gynécologues ; pour des jumeaux le congé maternité comprend 12S avant et 22 après

**10- Réponse : A**

- : Diagnostic aisé de pré éclampsie sur les données fournies
- Peut être associé à un HELP syndrome mais nécessite un bilan biologique non fait ici

**11- Réponse : B**

- : Pré Eclampsie = maladie grave besoin de repos et surveillance rapprochée ++

**12- Réponse : C D**

- A ce terme une césarienne en urgence est à pratiquer, on peut introduire du sulfate de magnésium à visée neuroprotectrice pour le fœtus et la mère sans retarder l'intervention
- Pas de tocolyse ici urgence vitale prémisse d'éclampsie
- Pas de corticothérapie car on a dépassé les 24 semaines d'aménorrhée

**13- Réponse : A B C**

- Réponse D fausse, il est bien préférable un biberon donné avec plaisir qu'un sein avec dépit !!!
- Tout médecin doit promouvoir l'allaitement maternel d'après les recommandations HAS et donc connaitre ses avantages

**14- Réponse : C**

- Visite de reprise OBLIGATOIRE après un accouchement
- Une visite de préreprise n'est obligatoire qu'après un arrêt de plus de 3 mois, ici ce n'est pas vraiment le cas du congé maternité qui interfère, dans tous les cas la mention inutile devait vous suffire à la compter comme fausse
- Pour la proposition D, oui la grossesse n'est pas une maladie mais ce n'est pas rien non plus, la grossesse de Mme L était pathologique et elle a eu une césarienne !

**15- Réponse : B C D**

- En tant que professionnel de santé il faut toujours encourager l'allaitement et faire connaître les dispositions dont bénéficie les mères vis a vis de ce type d''allaitement
- Un local dédié peut être mis à disposition si >100 personnes dans l'établissement

☑ J'inscris mes notes personnelles pour mieux progresser

# Cas clinique QCM N° 14

**Une jeune femme de 19 ans vient aux urgences ce matin amenée par une amie car elle aurait été victime d'un viol dans la soirée :**

| QCM 1 | **Concernant l'épidémiologie du viol :** |
|---|---|
| A - | Environ 1,5% des femmes entre 18 et 54 ans ont déclaré avoir subi un viol ou une tentative de viol |
| B - | 0,5% des femmes entre 18 et 54 ans ont déclaré avoir subi un viol ou une tentative de viol |
| C - | Environ ¾ des victimes connaissent l'agresseur |
| D - | Environ ¾ des victimes ignorait tout de leur agresseur |
| E - | Concerne à 90% des femmes en tant que victime |
| **QCM 2** | **Quels examens complémentaires allez-vous devoir réaliser aux urgences :** |
| A - | Recherche de toxiques urinaires |
| B - | Recherche de toxiques capillaires |
| C - | Sérologie hépatite B |
| D - | Sérologie hépatite E |
| E - | Test de grossesse |
| **QCM 3** | **Vous vous posez la question de l'introduction d'un TPE sachant que votre jeune victime aurait eu un rapport vaginal :** |
| A - | Introduction d'un TPE en urgence |
| B - | Pas d'introduction d'un TPE |
| C - | Si TPE mise en place d'une monothérapie |
| D - | Si TPE mise en place d'une bithérapie |
| E - | Si TPE mise en place d'une trithérapie |
| **QCM 4** | **Concernant les évaluations réalisées chez la victime :** |
| A - | Il y a en général 4 évaluations aux urgences |
| B - | Si possible, les évaluations doivent être réalisées par un médecin légiste |
| C - | La première évaluation concerne les prélèvements et l'examen médico-légal |
| D - | La seconde évaluation concerne la recherche du risque infectieux |
| E - | Le médecin légiste peut agir sur réquisition après dépôt de plainte |
| **QCM 5** | **Les sérologies VHB revient avec Ag HBs : - , Ac anti-HBs : + , Ac anti-HBc : -** |
| A - | Vaccination VHB ancienne |
| B - | Infection VHC guérie |
| C - | Infection VHB guérie |
| D - | Séroconversion VHB |
| E - | Infection chronique inactive avant séroconversion |

| QCM 6 | **La jeune victime veut courageusement porter plainte. Concernant la rupture du secret médical dans ce cas** |
|---|---|
| A - | Elle est dite obligatoire |
| B - | Elle est dite facultative |
| C - | Elle doit être ordonnée par le juge obligatoirement |
| D - | Elle peut être ordonnée par le juge |
| E - | Tout est faux |

| QCM 7 | **A quel niveau de juridiction sera jugée cette affaire :** |
|---|---|
| A - | Tribunal de police |
| B - | Tribunal correctionnel |
| C - | Cour d'assises |
| D - | Chambre d'instruction |
| E - | Tribunal administratif |

| QCM 8 | **Le test de grossesse initialement négatif se positive au bilan de contrôle à 2 mois. La victime ne souhaite pas garder l'enfant après la douloureuse expérience qu'elle a subi. Concernant la demande de réalisation d'une IVG :** |
|---|---|
| A - | 2 consultations sont nécessaires avant le geste |
| B - | Un entretien psycho social est obligatoire |
| C - | Un délai de 7 jours doit être respecté entre les consultations et l'IVG |
| D - | Les consultations sont réalisées uniquement par un médecin |
| E - | La demande est à confirmer par écrit obligatoirement |

| QCM 9 | **Concernant les interruptions de grossesse :** |
|---|---|
| A - | L'IMG est possible jusqu'à 14 SA |
| B - | Avant 7 SA, on privilégie la méthode médicamenteuse |
| C - | Seules les IVG chirurgicales nécessitent un suivi |
| D - | La méthode chirurgicale nécessite toujours une anesthésie générale |
| E - | Après tout avortement médicamenteux, une aspiration-curetage est nécessaire |

| QCM 10 | **Concernant l'IVG :** |
|---|---|
| A - | Fait partie des maladies à déclaration obligatoire |
| B - | Fait partie des maladies à déclaration facultative |
| C - | Doit être déclaré à l'ARS |
| D - | Doit être déclaré au CNRS |
| E - | Doit être déclaré à l'HAS |

| QCM 11 | **Concernant l'IVG** |
|---|---|
| A - | Seule la technique chirurgicale est prise en charge à 100% |
| B - | La technique médicale est PEC à 75% par l'assurance maladie |
| C - | Bénéficie du tiers payant |
| D - | La première consultation est également prise en charge à 100% |
| E - | Si la patiente est mineure, elle peut être sous la couverture sociale de ses parents pour l'IVG |

| QCM 12 | **La sérologie VIH à 4 mois est positive. Quelle est votre conduite à tenir, sachant que LT-CD4 sont normaux :** |
|---|---|
| A - | Fausse sérologie VIH car séroconversion impossible sous trithérapie |
| B - | Diagnostic de SIDA |
| C - | Arrêt de la trithérapie car elle a échoué |
| D - | Poursuite de la trithérapie avec adaptation |
| E - | Tout est faux |

| QCM 13 | Concernant le diagnostic de VIH |
|---|---|
| A - | Il doit toujours être vérifié par 2 techniques différentes |
| B - | En cas de résultat positif, un deuxième test est nécessaire |
| C - | Doit être obligatoirement déclaré |
| D - | Peut être déclaré par le biologiste |
| E - | Peut être déclaré par le médecin |

| QCM 14 | Concernant la surveillance de la patiente suite au diagnostic de VIH : |
|---|---|
| A - | Evaluation de la charge virale à M1, M3, M6 puis selon l'évolution |
| B - | Objectif de charge virale < 20 000 à M6 |
| C - | Surveillance de la toxicité hépatique des ARV |
| D - | Surveillance annuelle de la glycémie |
| E - | Objectif de restauration immunitaire avec des CD4 > 500/mm$^3$ |

| QCM 15 | Vous êtes le médecin généraliste de la victime qui vient vous voir 6 mois plus tard. Elle n'arrive plus à aller travailler car elle est obligée de passer devant le lieu de l'agression, elle dit revoir sans cesse la scène et se dit "très sensible au moindre bruit et sursaute" Que suspectez-vous ? |
|---|---|
| A - | Dépression |
| B - | Schizophrénie débutante |
| C - | Paranoïa |
| D - | Syndrome post traumatique |
| E - | Burn Out au travail non avoué |

## APPRECIATION GLOBALE, REFLEXES QCM & ASTUCES QCM

- **Dossier assez difficile mêlant violence sexuelle et ses effets potentiels qui sont d'ordre infectieux, gynécologique et psychiatrique dans ce dossier très transversal**
- **Cas clinique qui est tout à fait plausible malheureusement**
- **Bien comprendre les dérogations au secret médical**

## CORRECTIONS & STRATEGIE QCM

| QCM | STRATEGIE QCM - COMMENTAIRES<br>🕮 Connaissances, ☐ Déduction, ▦ Arg Fréquence, 🔓 Formulation, ✕ Eliminer les incorrectes, ① 1ère idée |
|---|---|
| **1- Réponse : A C E** | |
| | • Les victimes de viol connaissent dans plus de ¾ des cas leurs auteurs !!!<br>Cf source INSEE |
| **2- Réponse : A C E** | |
| | • La recherché de toxiques capillaires ne se fait pas en urgence, ni aux urgences<br>• Recherche d'IST et test de grossesse impératif à réaliser<br>• L'hépatite E n'est pas une IST ! |
| **3- Réponse : A E** | |
| | • ① : Quelle que soit la forme du rapport si viol = TPE en urgence<br>• Le TPE consiste en une trithérapie à débuter en urgence, qui sera réévaluée par la suite |
| **4- Réponse : B C D E** | |
| | • Il y a 3 types d'évaluation aux urgences : sociale, psychiatrique et somatique |
| **5- Réponse : A** | |
| | • Bien savoir lire une sérologie hépatite B++++, tombable en QI ou dans un cas clinique<br>• Ici sérologie d'une vaccination VHB<br>• Si la patiente avait rencontré le virus les Ac anti HBc serait positif |

**6- Réponse : B D**

- La rupture du secret est ici dite “facultative”, contrairement à la rupture obligatoire
- Une liste est à connaitre et n’a pas de logique pure : Dénoncer une violence est « facultatif », dénoncer le jeun d’un prisonnier est « obligatoire » par exemple
- Le juge peut ordonner la rupture du secret médical sur un point précis, le médecin devra répondre à la question posée par le juge et rien d’autre.

**7- Réponse : C**

- Cour d’assises pour les crimes, le viol en fait partie

**8- Réponse : A E**

- Un entretien psychosocial n’est pas obligatoire si la patiente est majeure
- Suppression du délai de 7 jours par la nouvelle loi
- Les consultations peuvent être réalisées par les médecins mais également par nos collègues sages-femmes

**9- Réponse : B**

- 🔓 : IMG possible toute la durée de la grossesse, IVG possible jusqu’à 14SA
- Déduction : toute IVG nécessite un suivi !!
- On peut réaliser des IVG chirurgicales sous ALR

**10- Réponse : C**

- Déclaration anonyme obligatoire des IVG à l’ARS
- Petit piège ici, ne fait pas partie de la « liste des maladies à déclaration obligatoire » !!!

**11- Réponse : C D E**

- Toute la démarche de l’IVG est prise en charge à 100%, et du tiers payant, garantissant à toutes les populations l’accès a l’IVG.

**12- Réponse : D**

- A diagnostic d’infection par le VIH, pas du stade SIDA qui représente le stade ultime de la maladie
- Il faut poursuivre la trithérapie, en adaptant le traitement si besoin au résistance du virus

**13- Réponse : A B C D E**

- Vérifier par 2 techniques différentes : la PCR puis le Western blot sur le même prélèvement
- Puis un autre prélèvement doit être fait pour confirmer le diagnostic (permet d’éliminer formellement les erreurs de patients !)

**14- Réponse : A C D E**

- L’un des objectifs principaux est une charge virale indétectable à M6

**15- Réponse : D**

- Un petit peu de psychiatrie pour conclure ce cas avec la description typique d'un syndrome post traumatique avec hyperactivation sympathique, reviviscence, évitement

# Cas clinique QCM N° 15

**Vous recevez aux urgences pédiatriques de Limoges en plein mois de janvier le petit Cédric 4 ans et demi pour douleur en péri-ombilicale et diarrhée depuis le milieu d'après midi.**

| QCM 1 | Quelle est votre principale hypothèse diagnostique ? |
|---|---|

A - TIAC
B - Maladie de Crohn
C - Gastro entérite
D - Dysentérie
E - Taenia Saginata

| QCM 2 | En poussant votre interrogatoire, vous apprenez que Cédric est revenu de chez ses grands parents après le repas de ce midi. Vous apprenez que le grand père a également une diarrhée. De plus, la petite sœur de Cédric, Sophie 3 ans, est malade avec des selles glairo sanglantes. Quelle est, au vu de ces éléments, votre hypothèse principale ? |
|---|---|

A - TIAC
B - Maladie de Crohn
C - Gastroentérite
D - Dysenterie
E - Taenia Saginata

| QCM 3 | Quel(s) pathogène(s) suspectez vous devant cette probable TIAC ? |
|---|---|

A - Campylobacter
B - Listéria
C - Salmonella
D - Staphylococcus aureus
E - E.Coli

| QCM 4 | Sophie présente un teint pâle et un léger ictère sous conjonctival. Vous réalisez une biologie : Hb 7g/dl, Plaquettes : 45 000 $mm^3$, GB : 15 000 $mm^3$, créat à 2 000 ummol/l, glycémie à 5,5 mmol/L. Le biologiste précise la présence d'hématies en forme de casque au frottis. Que retrouvez vous à la biologie : |
|---|---|

A - Anémie
B - Thrombocytose
C - Hyperleucocytose
D - Schizocytes
E - Drépanocytes

| QCM 5 | Que suspectez-vous en priorité chez Sophie devant cette anémie à schizocytes couplée à une thrombopénie ? |
|---|---|

A - Sphérocytose héréditaire
B - SHU
C - Leucémie aiguë
D - MAT
E - Aucune de ces réponses

| QCM 6 | Quels autres examens complémentaires faites-vous pour confirmer votre diagnostic ? |
|---|---|

A - Coproculture
B - ASP
C - PCR
D - BOM
E - Echographie rénale

| QCM 7 | Vous suspectez fortement un SHU à E coli entérotoxinogène. Quel traitement allez vous proposer à Sophie ? |
|---|---|

A - Splénectomie
B - Transfusion sanguine
C - Corticoïdes
D - Antibiothérapie
E - Traitement symptomatique

| QCM 8 | Quel traitement allez-vous proposer au grand père ? |
|---|---|

A - Splénectomie
B - Transfusion sanguine
C - Corticoïde
D - Antibiothérapie
E - Traitement symptomatique seul

| QCM 9 | Devant ce SHU à E.COLI entérotoxinogène, quel(s) aliment(s) est (sont) probablement en cause ? |
|---|---|

A - Fruits de mer
B - Œuf
C - Lait non pasteurisé
D - Viande de bœuf crue
E - Pâtisseries

| QCM 10 | D'un point de vue administratif, qu'allez vous faire à court et moyen terme, et à qui allez vous vous adresser ? |
|---|---|

A - Signalement en urgence
B - Notification en différé
C - A l'INVS
D - Au procureur de la république
E - A l'ARS

| QCM 11 | Il s'avère qu'il y a eu d'autres cas que la famille X dont vous vous occupez, il y aurait une 10$^{aine}$ de personnes diarrhéiques, le dîner la veille lors de la grande fête de famille est suspecté, il y avait une 60$^{aine}$ de personnes présentes<br>Quel type d'enquête va réaliser l'ARS ? |
|---|---|

A - Enquête de cohort
B - Enquête cas témoin
C - Enquête de cohorte historique
D - Enquête cas témoin niché dans une cohorte
E - Aucune enquête n'est nécessaire

| QCM 12 | S'il n'y avait eu que 20 personnes, quelle(s) enquête(s) auriez vous réalisé : |
|---|---|
| A - | Enquête de cohort |
| B - | Enquête cas témoin |
| C - | Enquête de cohorte historique |
| D - | Enquête cas témoin niché dans une cohorte |
| E - | Aucune enquête n'est nécessaire |
| **QCM 13** | **Cette fête a été réalisée via un traiteur, un repas témoin a donc été gardé, combien de temps le traiteur doit-il le garder au minimum :** |
| A - | Au moins 12 heures |
| B - | Au moins 24 heures |
| C - | Au moins 36 heures |
| D - | Au moins 2 jours |
| E - | Au moins 5 jours |
| **QCM 14** | **Après enquête, il s'avère que le lait servi lors du repas était le responsable. Quelles sont les mesures de prévention :** |
| A - | Lavage au SHA avant la manipulation d'aliments |
| B - | Lavage au savon simple avant la manipulation d'aliments |
| C - | Respect de la chaîne du froid |
| D - | Eviter les aliments dit biologiques |
| E - | Eviter les fruits frais |
| **QCM 15** | **Parmi les aliments suivants, lesquels sont les plus pourvoyeurs d'infection à E. Coli entéro hémorragique ?** |
| A - | La viande hachée de bœuf insuffisamment cuite |
| B - | L'eau de boisson souillée |
| C - | Les jus de fruits ou de légumes non pasteurisés |
| D - | Les végétaux crus |
| E - | Les produits laitiers non pasteurisés |

## APPRECIATION GLOBALE, REFLEXES QCM & ASTUCES QCM

- **Dossier de TIAC plutôt difficile à E Coli tombable en tant que tel mêlant de l'infectieux et de l'épidémiologie**
- **Bien connaitre la procédure de déclaration et les différents types d'enquête potentiellement à mettre en place pour le côté santé publique**

## CORRECTIONS & STRATEGIE QCM

| QCM | STRATEGIE QCM - COMMENTAIRES<br>Connaissances, Déduction, Arg Fréquence, Formulation, × Eliminer les incorrectes, 1ère idée |
|---|---|
| **1- Réponse : C** | |
| | • : Description typique sans piège d'une gastroentérite en période épidémique<br>• C'est votre principale hypothèse, même s'il faut, comme à chaque fois, éliminer les autres diagnostics plus graves |
| **2- Réponse : A** | |
| | • Hypothèse de TIAC : au moins 2 personnes atteintes des mêmes symptômes après un même repas contaminateur ! |
| **3- Réponse : D E** | |
| | • On pense à une infection à staphylococcus ou à Escherichia Coli devant l'incubation courte entre repas et symptômes, probablement dû à des toxines. |
| **4- Réponse : A C D** | |
| | • Schizocytes = en forme de casque<br>• Drépanocytes = en forme de faucille = drépanocytose |
| **5- Réponse : B** | |
| | • Il fallait bien penser au SHU en priorité devant le tableau clinique et biologique ainsi que le contexte présenté ici |

**6- Réponse : A C**

- Retenez qu'il ne faut jamais cocher une ASP (vous verrez que la pratique est différente)
- Pour votre diagnostic il faut faire une coproculture et une PCR dans les selles à la recherche du germe ou des toxines
- Eliminer les incorrectes : Une échographie rénale est licite devant l'augmentation de créat et la probable IRA mais à pour but d'éliminer une obstruction bilatérale et non un but diagnostique

**7- Réponse : E**

- Traitement symptomatique seul
- Un traitement par corticoïde est possible si la thrombopénie est profonde ++

**8- Réponse : E**

- Pour le grand père, traitement symptomatique également

**9- Réponse : C D**

- Infection à E.Coli pensez lait non pasteurisé et viande de bœuf mal cuite ou crue

**10- Réponse : A B E**

- Devant toute suspicion de TIAC il faut faire un signalement en urgence puis une notification à l'ARS

**11- Réponse : B**

- Enquête cas témoin moins chère et plus simple à mettre en place devant le nombre de personnes

**12- Réponse : A**

- Enquête de cohorte bien meilleure mais plus couteuse et longue si le nombre de personnes augmente
- Retenez un cut off de 30 à peu près !

**13- Réponse : E**

- Il est obligatoire pour toute structure servant des personnes de garder un repas témoin au moins 5 jours

**14- Réponse : B**

- Le lavage au savon simple à l'eau froide suffit amplement
- Il faut bien laver les aliments à l'eau potable mais inutile d'éviter les aliments biologiques ni les fruits frais

**15- Réponse : A B C D E**

- Toutes les propositions sont vraies
- Source ANSES

# Cas clinique QCM N° 16

**Mme N. 55 ans, fumeuse de blondes sans filtre à 55 PA, avec comme principal antécédent une cholécystite opérée, une HTA traitée par IEC, un surpoids avec un IMC à 28.**
**Elle vient vous voir dans votre cabinet de médecine générale en ce bon matin de novembre pour une toux sèche récente, une fatigue et des courbatures :**

| QCM 1 | **Quelle est votre première Hypothèse Diagnostique :** |
|---|---|
| A - | Cancer broncho-pulmonaire |
| B - | Tuberculose |
| C - | Grippe |
| D - | Légionellose |
| E - | Aucune |
| QCM 2 | **Vous diagnostiquez une grippe par argument de fréquence et devant le tableau peu inquiétant de Mme N. Vous faites un TTT SP et vous ne prévoyez pas de la revoir.**<br>**Mais elle revient 5 semaines après pour persistance de la toux et de la fatigue avec une légère perte de poids.**<br>**Quel est votre principal examen complémentaire ?** |
| A - | Ionogramme |
| B - | Radio de thorax |
| C - | NFS |
| D - | Scanner Thoracique |
| E - | FOGD |
| QCM 3 | **La radiographie de thorax montre une opacité nodulaire au niveau du lobe supérieur droit. Quel diagnostic suspectez-vous au vu des éléments de l'énoncé ?** |
| A - | Tuberculose |
| B - | Grippe |
| C - | Cancer broncho pulmonaire |
| D - | Légionellose |
| E - | Mycoplasma pneumoniae |
| QCM 4 | **Quels examens complémentaires faites-vous pour confirmer votre suspicion diagnostique ?** |
| A - | Scanner Thoracique |
| B - | TEP scanner |
| C - | Radio Thoracique |
| D - | Biopsie |
| E - | Tout est faux |
| QCM 5 | **Le cancer Bronchopulmonaire est confirmé histologiquement, concernant l'obtention de l'ALD :** |
| A - | Vous faites une fiche ALD30 |
| B - | Vous faites une fiche ALD32 |
| C - | C'est au médecin traitant de faire la déclaration ALD |
| D - | C'est à la patiente de faire la déclaration ALD |
| E - | Aucune des propositions n'est exacte |

**QCM 6** **Que permet l'obtention de l'ALD pour Mme N. ?**

A - Exonération du ticket modérateur
B - RQTH
C - Le tiers payant
D - Obtention de l'AAH
E - Aucune des propositions

**QCM 7** **Elle vous demande quelle est la cause de son cancer et si ce n'est pas dû à son travail. Vous reprenez alors avec elle son parcours professionnel : elle a d'abord travailler comme masseuse à domicile pendant 8 ans, puis a trouvé un travail dans les chantiers navals pendant 15 ans, ensuite elle a été licenciée et travaille actuellement comme hôtesse d'accueil dans une grande chaîne de magasins.**
**Au vu de l'énoncé à quelle exposition professionnelle pensez-vous ?**

A - Berilium
B - Amiante
C - Suie
D - Plâtre
E - Solvants

**QCM 8** **Vous pensez à une possible origine professionnelle, à l'amiante. Quelles en sont les lésions typiques ?**

A - Mésothéliomes
B - Plaques pleurales
C - Pleurésie asbestosique
D - Asbestose
E - Cancer broncho pulmonaire

**QCM 9** **Quelles sont les conditions pour obtenir le titre de MP ?**

A - Durée d'exposition compatible
B - Installation progressive et insidieuse
C - Maladie figurant dans un des tableaux de MP
D - Etat pathologique
E - Secondaire à un exercice normal d'une profession

**QCM 10**

**Régime général Tableau 30BIS**

**Cancer broncho-pulmonaire provoqué par l'inhalation de poussières d'amiante**

Date de création : décret du 22 mai 1996 — Dernière mise à jour : décret du 14 avril 2000

| Désignation de la maladie | Délai de prise en charge | Liste limitative des travaux susceptibles de provoquer cette maladie |
|---|---|---|
| Cancer broncho-pulmonaire primitif. | 40 ans (sous réserve d'une durée d'exposition de 10 ans). | Travaux directement associés à la production des matériaux contenant de l'amiante.<br>Travaux nécessitant l'utilisation d'amiante en vrac.<br>Travaux d'isolation utilisant des matériaux contenant de l'amiante.<br>Travaux de retrait d'amiante.<br>Travaux de pose et de dépose de matériaux isolants à base d'amiante.<br>Travaux de construction et de réparation navale.<br>Travaux d'usinage, de découpe et de ponçage de matériaux contenant de l'amiante.<br>Fabrication de matériels de friction contenant de l'amiante.<br>Travaux d'entretien ou de maintenance effectués sur des équipements contenant des matériaux à base d'amiante. |

A - Mme N peut être reconnue en MP
B - Mme N ne peut pas être reconnue en MP
C - Mme N va devoir passer en 'commission' (CRRMP)
D - Mme N répond à tous les critères de MP
E - Mme N n'entre pas dans le cadre d'une MP

| QCM 11 | **Que va permettre une reconnaissance en MP ?** |
|---|---|
| A - | Prise en charge à 100% |
| B - | Prise en charge des dépassements d'honoraires si consultations nécessaires |
| C - | Indemnisation de l'incapacité temporaire totale s'il y a lieu |
| D - | Indemnisation de l'incapacité permanente partielle s'il y a lieu |
| E - | Pas d'avance de frais |

| QCM 12 | **Mme N. souhaite une réparation financière à son préjudice. A qui peut-elle s'adresser en priorité ?** |
|---|---|
| A - | A l'ONIAM |
| B - | Au FIVA (Fonds d'indemnisation des victimes de l'amiante) |
| C - | Au FIMP (Fonds d'indemnisation des maladies professionnelles) |
| D - | A la CPAM |
| E - | Aucune de ces institutions |

| QCM 13 | **Concernant le FIVA** |
|---|---|
| A - | C'est un établissement public administratif |
| B - | Créé en 1960 |
| C - | Permet une réparation intégrale du préjudice |
| D - | Ne s'intéresse qu'à une liste limitative des pathologies spécifiques à l'amiante |
| E - | Concerne uniquement les travailleurs |

| QCM 14 | **Concernant l'indemnisation par le FIVA** |
|---|---|
| A - | Le délai de prescription est de 10 ans à compter de la date des premier symptômes |
| B - | Nécessite un certificat médical attestant la maladie |
| C - | Tous les documents de nature à établir la réalité de l'exposition à l'amiante doivent être envoyés |
| D - | Si la maladie est déjà reconnue en MP cela facilite les démarches |
| E - | Les ayants droits peuvent être indemnisés |

| QCM 15 | **Quelles sont les mesures prises en France concernant le risque d'exposition à l'amiante ?** |
|---|---|
| A - | Interdiction de l'usage de l'amiante depuis 1997 |
| B - | Interdiction de l'usage de l'amiante depuis 1987 |
| C - | Le diagnostic amiante des bâtiments est obligatoire pour tous les bâtiments en France |
| D - | Le désamiantage de tous les bâtiments est une obligation dès qu'ils ont été construits avec de l'amiante |
| E - | Toutes les propositions sont fausses |

APPRECIATION GLOBALE, REFLEXES QCM & ASTUCES QCM

- **Devant un dossier aux ECN quand un métier est nommé bien le marquer ce n'est jamais un hasard !!! (un boulanger qui tousse = allergie professionnelle, un retraité des chantiers navals = amiante)**
- **Devant un cancer, toujours penser à une origine professionnelle même si on vous sert sur un plateau l'origine post tabagique**
- **Amiante = FIVA ++++**

CORRECTIONS & STRATEGIE QCM

| QCM | STRATEGIE QCM – COMMENTAIRES<br>Connaissances, Déduction, Arg Fréquence, Formulation, ✕ Eliminer les incorrectes, 1ère idée |
|---|---|
| **1- Réponse : C** | |
| | • !! Vous êtes chez le médecin généraliste, devant les symptômes votre première hypothèse est la grippe. Votre interrogatoire et examen clinique sert à éliminer les autres hypothèses proposées |
| **2- Réponse : B** | |
| | • Devant une toux chronique faire une radio pulmonaire avant tout |
| **3- Réponse : C** | |
| | • On résume : femme fumeuse de plus de 50 ans avec des symptômes pulmonaires nouveaux, une AEG et une image à la radio de thorax : une seule idée à avoir en tête = CANCER |
| **4- Réponse : D** | |
| | • Seule la biopsie peut confirmer véritablement un cancer et pour rappel une biopsie n'est valable que positive |
| **5- Réponse : A C** | |
| | • ALD 30 = affection inscrite sur la liste ALD<br>• ALD 31 = d'une affection dite « hors liste », c'est à dire d'une forme grave d'une maladie ou d'une forme évolutive ou invalidante d'une maladie grave ne figurant pas sur la liste des ALD 30<br>• ALD32 = plusieurs affections entraînant un état pathologique invalidant<br>• C'est le médecin traitant qui remplit un protocole de soins ALD puis l'envoie au médecin conseil de la CPAM |

**6- Réponse : A**

- A Pas de tiers payant obligatoire pour les patients en ALD
- Pas de reconnaissance en RQTH non plus, ni AAH. Cela n'a rien à voir

**7- Réponse : B**

- 1$^{ère}$ idée : Chantier naval/BTP/voiture = AMIANTE

**8- Réponse : A B C D**

- Mésothéliome, plaque pleurale, asbestose et pleurésie asbestosique sont typiques de l'exposition à l'amiante
- Le CBC n'est pas typique au sens strict de l'amiante contrairement au mésothéliome extrêmement rare si pas d'exposition à l'amiante

**9- Réponse : A B C D E**

- Toutes ces conditions sont nécessaires pour obtenir le titre de maladie professionnelle

**10- Réponse : A**

- Les 3 colonnes du tableau sont remplies donc présomption d'imputabilité à priori, reconnaissance en maladie professionnelle sans difficulté

**11- Réponse : A C D E**

- Prise en charge à 100% sans avance de frais
- Mais pas des dépassements d'honoraires (retenez qu'ils ne sont jamais pris en charge)
- Indemnisation de l'ITT ou l'IPP si besoin

**12- Réponse : B**

- 1 : Amiante = FIVA, créé pour justement éviter le long parcours que constitue la procédure judiciaire contre l'employeur ou l'Etat.

**13- Réponse : A C D**

- Créé en 2001 ! C'est récent et les pathologies liées à l'amiante vont encore progresser pendant un moment !
- C'est un établissement public qui s'intéresse aux pathologies spécifiques à l'amiante ouvrant droit à réparation intégrale des préjudices subis par les victimes atteintes de ces pathologies
- 1$^{ère}$ idée : Toute personne victime d'une pathologie liée à l'amiante peut être indemnisée par le FIVA !

**14- Réponse : B C D E**

- La prescription est de 10 ans, à compter de la date du premier certificat médical établissant le lien entre la maladie et l'exposition à l'amiante !! Pas des premiers symptômes +++.
- Si la maladie est déjà reconnue en maladie professionnelle il n'y a pas besoin d'envoyer les documents pour établir la réalité de l'exposition à l'amiante (déjà été fait lors de la reconnaissance en MP)
- Les ayants droits peuvent être indemnisé en cas de décès du patient par exemple

**15- Réponse : A**

- L'interdiction de l'usage de l'amiante fut très tardive en France, en 1997, sachant que l'inscription au tableau des MP donc la reconnaissance du risque c'est faite en 1945.
- Il n'est pas obligatoire de désamianter un bâtiment qui à été construit avec de l'amiante (pas loin de 10% des bâtiments en France). Cela devient obligatoire seulement si l'amiante est dégradée et/ou s'il y a un certain taux de fibre par litre d'air.
- Le diagnostic amiante est obligatoire en cas de vente ou de location pour tous les bâtiments construits avant 1997.

# Cas clinique QCM N° 17

**Mr C., 65 ans, vient vous voir car il a lu dans "People Mag" qu'il fallait faire attention au cancer colorectal (CCR) à son âge.**

| **QCM 1** | **Il vous questionne sur l'épidémiologie de ce cancer :** |
|---|---|
| A - | L'incidence du CCR est d'environ 42 000 personnes/an |
| B - | C'est le 3ème cancer, hommes et femmes confondus |
| C - | La prévalence du CCR est d'environ 150 000 personnes |
| D - | La mortalité est d'environ 30 000 personnes/ an |
| E - | Tout est faux |
| **QCM 2** | **Mr C vous demande comment on "attrape" ce maudit cancer. Quels sont les facteurs de risque connus que vous allez expliquer à Mr C :** |
| A - | Un antécédent personnel d'adénome colique |
| B - | Un grand père atteint de CCR |
| C - | Un père atteint d'un adénome de 3 cm |
| D - | Un antécédent de MICI bien contrôlée |
| E - | Un fils atteint d'un CCR |
| **QCM 3** | **Vous proposez un immunotest à votre patient. Normalement, d'après le plan de prévention prôné par l'HAS :** |
| A - | Réalisation 1 fois tous les 3 ans |
| B - | Se déroule de 50 à 65 ans |
| C - | S'applique pour les risques moyens |
| D - | S'applique pour les risques faibles |
| E - | Pour les risques élevés : test annuel |
| **QCM 4** | **Vous lui expliquez le déroulement du test :** |
| A - | 3 selles sont nécessaires à 3 jours d'intervalle |
| B - | 1 seule selle suffit |
| C - | Il est recommandé d'éviter la viande rouge 2 jours avant le test |
| D - | Il doit aller acheter un timbre spécial |
| E - | Le résultat est remis sous 2 mois |
| **QCM 5** | **L'immuno Test :** |
| A - | Est plus spécifique que l'hémoccult 1 |
| B - | Est plus sensible que l'hémoccult 1 |
| C - | Est plus cher que l'hémoccult 1 |
| D - | Plus spécifique à la myoglobine humaine |
| E - | Tout est faux |

| QCM 6 | Vous examinez votre patient. Il se plaint en fait de borborygmes après les repas, accompagnés de douleurs et l'impression d'un vidage avec une diarrhée associée. A quel syndrome pensez vous ? |
|---|---|

A - Sd de Krukenberg
B - Sd de Kœnig
C - Sd de Munchaüsen
D - Sd de Krukenberg
E - Sd de Rett

| QCM 7 | Vous diagnostiquez un syndrome de Koënig. Quelle sera votre prise en charge ? |
|---|---|

A - Réalisation de l'immuno test en semi urgence
B - Réalisation de 2 immuno tests pour confirmer le résultat
C - Traitement par IPP et Spasfon 3 mois puis réévaluation si persistance des symptômes
D - Prévoir une coloscopie rapidement
E - Tout est faux

| QCM 8 | Vous réalisez donc une coloscopie devant la présence de ces symptômes. Vous visualisez une lésion circonférentielle bourgeonnante, saignant au contact. Vous attendez les résultats anatomopathologiques mais Mr Q vous pose des questions sur ce que vous suspectez : |
|---|---|

A - Vous ne lui dites rien et refusez de le voir
B - Vous le recevez en consultation d'annonce CCR
C - Vous le rassurez sur l'aspect bénin de la lésion
D - Vous prononcez le mot cancer
E - Aucune des propositions

| QCM 9 | Les résultats tombent finalement : c'est bien un cancer colorectal ! Vous organisez une consultation d'annonce. Quelles en sont les étapes? |
|---|---|

A - Temps médical
B - Temps d'accompagnement soignant
C - Temps soins support
D - Temps chimiothérapeute/radiothérapeute
E - Temps articulation médecine de ville

| QCM 10 | Quelles sont les différentes phases après une annonce difficile que va certainement traverser Mr C ? |
|---|---|

A - Colère/révolte, marchandage, dépression, déni, acceptation
B - Déni, marchandage, dépression, colère/révolte, acceptation
C - Déni, colère/révolte, marchandage, dépression, acceptation
D - Déni, dépression, colère/révolte, marchandage, acceptation
E - Déni, colère/révolte, marchandage, dépression, acceptation

| QCM 11 | Mr C. est opéré et commence une chimiothérapie suivant le protocole Folfox contenant du 5FU.<br>Quels en sont les principaux effets indésirables ? |
|---|---|

A - Insuffisance rénale
B - SCA
C - AVC
D - Insuffisance hépatique
E - Syndrome main-pied

| QCM 12 | **On découvre sur le bilan une métastase hépatique. En quoi cela va-t-il changer votre conduite à tenir ?** |
|---|---|
| A - | On annule la chirurgie pour ne faire que de la chimiothérapie |
| B - | On abandonne les traitements à visée curative |
| C - | On peut prévoir une chirurgie de cette métastase |
| D - | On peut prévoir une radiothérapie de cette métastase |
| E - | Aucune des réponses |

| QCM 13 | **Malheureusement Mr C avait de nombreuses métastases non opérables. Les soins palliatifs sont initiés. En quoi cela consiste t-il ?** |
|---|---|
| A - | Arrêt de tous traitements actifs |
| B - | Mise en place d'hypnovel + morphine en IVSE |
| C - | Arrêt de tout type de chimiothérapie |
| D - | Vous repoussez la mise en place des soins palliatifs car Mr C. est encore en bon état général |
| E - | Tout est faux |

| QCM 14 | **Concernant les soins palliatifs. Ils peuvent s'exercer :** |
|---|---|
| A - | Uniquement dans des services dédiés |
| B - | Dans des lits spécifiques dans les services "standard" |
| C - | Dans les maisons de retraite |
| D - | Dans les cliniques privées |
| E - | Chez le patient |

| QCM 15 | **Mr C. se dégrade de plus en plus. Il est maintenant constamment alité dans votre service. Il a des métastases pulmonaires, souffre d'une pleurésie bilatérale avec une saturation à 80% sous 8L d'oxygène. Que pouvez-vous mettre en place ?** |
|---|---|
| A - | Ponctions itératives fréquentes bilatérales des poumons |
| B - | Talcage chirurgical |
| C - | Pousse-seringue d'hypnovel et de morphine |
| D - | Pousse-seringue de KCL pour l'aider à passer le cap |
| E - | Ne rien prescrire dans l'immédiat |

## APPRECIATION GLOBALE, REFLEXES QCM & ASTUCES QCM

- **Dossier sans grande difficulté d'un cancer colorectal, du dépistage jusqu'à la phase de soins palliatif**
- **Bien connaître la phase d'annonce et l'épidémiologie des différents cancers +++**

## CORRECTIONS & STRATEGIE QCM

| QCM | STRATEGIE QCM – COMMENTAIRES<br>🕮 Connaissances, Déduction, Arg Fréquence, Formulation, ✕ Eliminer les incorrectes, 1ère idée |
|---|---|
| **1- Réponse : A B D** | |
| | • La prévalence du CCR concerne 310 000 personnes |
| **2- Réponse : A C D E** | |
| | • ATCD personnel ou familial au 1er degré de CCR ou d'adénome de plus 3 cm<br>• Une MICI contrôlée ou non<br>• Le grand père ne compte pas dans les facteurs de risque |
| **3- Réponse : C** | |
| | • Réalisation 1 fois tous les 2 ans de l'immunotest pour les risques moyens<br>• Le risque faible n'existe pas<br>• Pour les risques élevé et très élevé pas de test, une coloscopie est faite d'emblée et sa répétition dépend de l'avis du gastro entérologue |
| **4- Réponse : B** | |
| | • Avec le nouveau test une seule selle suffit<br>• Le nouveau test est plus spécifique de l'hémoglobine humaine<br>• Non, enveloppe spéciale déjà affranchie, le patient n'a rien à débourser pour un dépistage de masse ++<br>• Le résultat est rapide sous 2 semaines |
| **5- Réponse : A B D** | |
| | • Le test est plus spécifique et sensible, mais pas plus cher |

**6- Réponse : B**

- Description classique des symptômes d'un syndrome de Kœnig

**7- Réponse : D**

- Si symptômes, plus de dépistage mais du diagnostic ++++
- Tout symptôme digestif apparu récemment chez une personne de plus de 50 ans, pensez impérativement au CCR

**8- Réponse : D**

- Question simple d'éthique médicale où il faut éliminer les incorrectes
- Ne jamais mentir à un patient, ni lui nier la vérité
- La consultation d'annonce peut attendre les résultats d'anapath mais s'il vous pose une question il faut savoir répondre franchement les hypothèses diagnostiques que vous avez

**9- Réponse : A B C E**

- Connaitre par Cœur les 4 temps d'annonce d'un cancer ++
- Le temps chimiothérapeute/radiothérapeute est inventé

**10- Réponse : E**

- Les phases dans l'ordre sont : Déni, colère/révolte, marchandage, dépression, acceptation
- Ce sont les mêmes phases que pour un deuil

**11- Réponse : B E**

- Le 5 FU à une toxicité cardiaque en créant des spasmes coronaires et surtout un syndrome main-pied pouvant être très important

**12- Réponse : C**

- Le cancer du colon est l'un des rares cancers CURABLE au stade métastatique surtout si une métastase dans le foie est opérable

**13- Réponse : E**

- Les soins palliatifs sont des traitements actifs +++, qui devraient être mis en place le plus tôt possible, il existe des chimiothérapies en soins palliatifs non pas à but curatif mais pour faire gagner du temps et de la qualité de vie
- Hypnovel/morphine est réservé au patient en souffrance physique et psychique importante, souvent lors des derniers instants du patient et non au tout début de la phase palliative

| **14- Réponse : A B C D E** |
|---|
| • Partout les soins sont possibles et il faut les mettre en place<br>• Même à domicile via l'HAD par exemple+++ |

| **15- Réponse : C** |
|---|
| • □ : Il semble déraisonnable de faire des ponctions itératives ou une chirurgie pour ce patient à ce moment précis<br>• Le pousse seringue de KCL vous enverra directement en prison<br>• Il faut savoir reconnaître une fin de vie et l'accompagner du mieux qu'on peut, l'hypnovel +morphine est autorisé même s'il risque de précipiter la mort. Ainsi le patient ne se verra pas suffoquer et sera indolore |

# Cas clinique QCM N° 18

**Vous êtes urgentiste à Caen par un magnifique mois de septembre. Vous allez voir dans un box un jeune homme de 25 ans sans ATCD ne se plaignant de rien à priori. Il a eu la chance de se faire embaucher après un mois d'essai dans une entreprise, il a donc passé une visite d'embauche par le médecin du travail qui retrouvait apparemment à la radiographie une image suspecte :**

| **QCM 1** | **A propos de la visite d'embauche :** |
|---|---|
| A - | Elle doit se faire impérativement avant la prise de poste |
| B - | Peut être faite durant la période d'essai |
| C - | Permet des adaptations de poste |
| D - | Permet la création du dossier médical de santé au travail |
| E - | N'est pas obligatoire dans certaines conditions |

**QCM 2** — **Vous regardez la radio de thorax, quel (s) diagnostic (s) suspectez-vous ?**

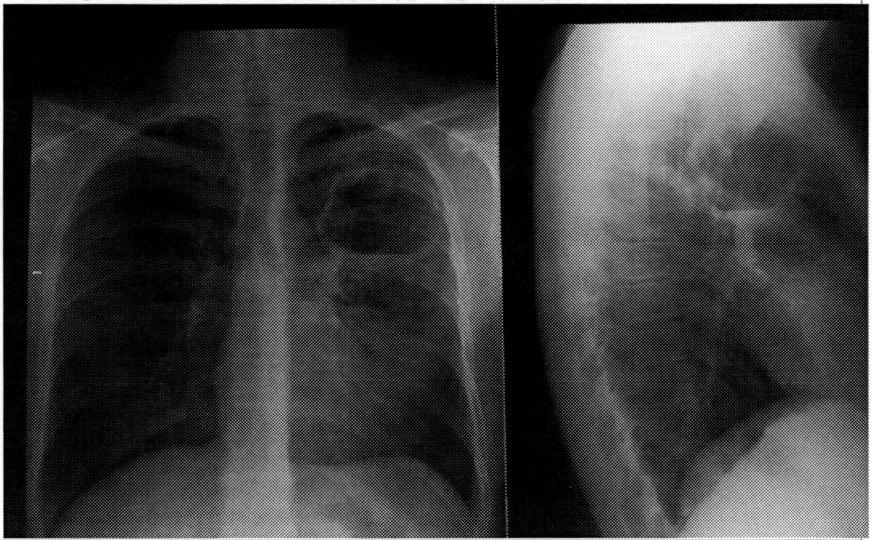

A - Tuberculose
B - Cancer
C - Grippe
D - Sarcoïdose
E - Pneumopathie à staphylocoque

| QCM 3 | Quelle (s) mesure (s) mettez-vous en places aux urgences ? |
|---|---|
| A - | Protection de type contact |
| B - | Protection de type air |
| C - | Masque FFP2 pour le personnel |
| D - | Protection gouttelettes |
| E - | Surblouse |
| **QCM 4** | **Il a passé cette radio début août. Pour une raison qu'on ignore il en a eu une autre fin août, qui montre un agrandissement de la lésion et un scanner mi-septembre qui montre 2 excavations. De plus, en l'interrogeant bien, il tousse un peu et il a eu des sueurs nocturnes deux fois dans le mois.**<br>**Quel(s) examen(s) complémentaire(s) proposez-vous ?** |
| A - | ECBC |
| B - | BK tubage |
| C - | Nouveau scanner thoracique |
| D - | Nouvelle radio de thorax |
| E - | Hémoculture |
| **QCM 5** | **Quel(s) traitement(s) mettez-vous en place ?** |
| A - | D'autres examens d'imagerie sont nécessaires avant la mise en place d'un traitement |
| B - | Corticothérapie |
| C - | Traitement prophylactique |
| D - | Traitement anti-tuberculeux spécifique |
| E - | Aucun, surveillance simple |
| **QCM 6** | **Quelle(s) mesure(s) administrative(s) faites-vous ?** |
| A - | Certificat de contagiosité |
| B - | Signalement administrative |
| C - | Rétention administrative |
| D - | Déclaration ALD |
| E - | Notification administrative |
| **QCM 7** | **Après votre signalement, que va-t-il se passer ?** |
| A - | L'ARS avertit immédiatement le CLAT (centre de lutte anti tuberculeuse) |
| B - | Le CLAT n'est saisi que s'il existe de nombreux cas identifiés |
| C - | L'HAS étudie le risque environnemental du sujet infecté |
| D - | Le CLAT recherche d'éventuels cas secondaires |
| E - | Aucune enquête complémentaire ne sera réalisée |
| **QCM 8** | **L'ARS vous contacte pour effectuer des tests sur les personnes en contact avec le patient. Qui peut être concerné?** |
| A - | L'IDE d'accueil aux urgences |
| B - | Sa femme |
| C - | Sa fille |
| D - | Son binôme au travail |
| E - | Son voisin |
| **QCM 9** | **Quel test de dépistage sera réalisé pour sa femme et ses collègues ?** |
| A - | IDR tuberculine |
| B - | BK tubage |
| C - | Quantiféron |
| D - | TDM thoracique |
| E - | Aucun examen n'est nécessaire |

| QCM 10 | **Concernant sa fille de 1 an :** |
|---|---|
| A - | Vous réalisez une radio de thorax |
| B - | Vous réalisez un IDR tuberculine |
| C - | Vous réalisez un BK tubage |
| D - | Vous débutez un traitement prophylactique immédiatement |
| E - | Toutes les réponses sont fausses |

| QCM 11 | **Au bout d'un mois, il s'avère qu'il s'agissait d'une souche résistante. Quelle est votre prise en charge ?** |
|---|---|
| A - | Utilisation d'antibiotiques de seconde ligne |
| B - | Utilisation de certaines molécules en ATU |
| C - | Les aminosides font partie du traitement |
| D - | Les fluoroquinolones font partie du traitement |
| E - | Aucun changement de thérapeutique |

| QCM 12 | **Le patient vous questionne sur le délai de latence de 1 mois et demi entre la découverte de l'image et son hospitalisation en pneumologie. Quelles sont les responsabilités du médecin de travail ?** |
|---|---|
| A - | Responsabilité civile |
| B - | Responsabilité pénale |
| C - | Responsabilité ordinale |
| D - | Responsabilité administrative |
| E - | Aucune de ces propositions n'est juste |

| QCM 13 | **Vers quelle(s) juridiction(s) peut-t-il porter plainte ?** |
|---|---|
| A - | Tribunal d'instance |
| B - | Tribunal administratif |
| C - | Commissariat de police |
| D - | Courrier au conseil départemental de l'ordre |
| E - | Toutes les propositions précédentes sont fausses |

| QCM 14 | **L'isolement de votre patient est levé au bout de 5 mois. Quelle sera sa démarche lors de la reprise de son travail ?** |
|---|---|
| A - | Avis d'aptitude / inaptitude |
| B - | Visite pré-reprise |
| C - | Visite d'embauche |
| D - | Visite reprise |
| E - | Aucune visite ne sera nécessaire |

| QCM 15 | **Il a malheureusement gardé une petite séquelle pulmonaire. Le médecin conseil a estimé son Incapacité permanente partielle à 5%. Que peut réclamer le patient?** |
|---|---|
| A - | Le tiers payant |
| B - | Indemnités en espèces |
| C - | Une rente à vie |
| D - | Une rente pour le double de la durée de sa pathologie active |
| E - | Rien pour ce niveau d'IPP |

## APPRECIATION GLOBALE, REFLEXES QCM & ASTUCES QCM

- **Dossier nécessitant de bonnes connaissances sur l'infectieux et les procédures de surveillance et d'action des services de santé publique sans oublier les rôles et actions du médecin du travail!**
- **Pas d'impasse non plus**

## CORRECTIONS & STRATEGIE QCM

| QCM | STRATEGIE QCM – COMMENTAIRES<br>Connaissances, Déduction, Arg Fréquence, Formulation, ✕ Eliminer les incorrectes, 1ère idée |
|---|---|
| **1- Réponse : B C D E** | |
| | • Peut être faite après l'embauche ! Et c'est souvent le cas. |
| **2- Réponse : A B** | |
| | • Une image excavée à la radio de thorax peut être en théorie due au BK, au staphylocoque dorée ou au cancer.<br>• Mais devant une image de ce type chez un patient asymptomatique l'hypothèse d'un abcès à staphylocoques peut être écartée |
| **3- Réponse : B C** | |
| | • Protection air à mettre en place tant que le diagnostic de tuberculose n'est pas écarté<br>• Masque chirurgical pour le patient, masque FFP2 (canard) pour le personnel entrant dans la chambre |
| **4- Réponse : A B** | |
| | • Faire un ECBC et un BK tubage si négatif<br>• Inutile de refaire une imagerie ici, il y en à déjà eu trop inutilement |
| **5- Réponse : D** | |
| | • Tuberculose active avec augmentation des lésions, sueurs nocturnes et toux même si pas de plaintes franches il faut traiter comme tel par quadrithérapie |

**6- Réponse : B D E**

- Tuberculose = MDO avec signalement en urgence + notification
- C'est également une ALD
- Un certificat de NON contagiosité peut être demandé mais pas à ce moment

**7- Réponse : A D**

- Le CLAT est saisi à chaque fois, étudie le risque environnemental, recherche d'autres cas

**8- Réponse : B C D**

- Toutes les personnes ayant été en contact rapproché et prolongé : Femme, fille, collègue de travail proche mais pas toute l'entreprise,
- Pas l'IAO et pas l'interne par exemple

**9- Réponse : A C**

- Quantiféron ou IDR, les 2 sont possibles pour l'étude autour d'un cas
- Le BK tubage n'est pas un test de dépistage

**10- Réponse : A B D**

- Vous réalisez une RT plus un IDR tuberculinique
- Attention particularité pour les enfants de moins de 2 ans : vous réalisez également un traitement prophylactique

**11- Réponse : A B C D**

- Eliminer les incorrectes : Si la souche est résistante il faut bien entendu switcher de traitement

**12- Réponse : A B C**

- Responsabilité pénale, ordinale
- Ainsi que civile ici car travail pour une entreprise privée

**13- Réponse : A B C D**

- Commissariat de police pour le pénal
- Tribunal d'instance pour le civil
- Et conseil départemental de l'ordre pour l'ordinal

**14- Réponse : A B D**

- Visite de préreprise et de reprise car AT de plus d'un mois
- Un avis d'aptitude ou d'inaptitude au poste pourra être fait

**15- Réponse : B**

- Pour rester simple : IPP inférieure à 10% = indemnité en capital
- SI IPP > 10% = rente jusqu'au décès du patient

# Cas clinique QCM N° 19

**Régine 50 ans vient à votre cabinet de médecine générale pour un "bilan" des 50 ans. Votre examen clinique est sans particularité mis à part une tension à 16/10**

| QCM 1 | **Quelle est votre prise en charge :** |
|---|---|
| A - | Reprise de tension dans 2 semaines |
| B - | Programmer des auto mesures à domicile |
| C - | Programmer une MAPA |
| D - | Commencer une monothérapie directement |
| E - | Commencer directement par une bithérapie mais à faibles doses |
| QCM 2 | **La MAPA retrouve une tension moyenne à 15/9. Quelle est votre prise en charge à ce stade :** |
| A - | Béta bloquant |
| B - | IEC |
| C - | ARA2 |
| D - | Diurétique Thiazidique |
| E - | Aucun |
| QCM 3 | **Vous commencez par des règles hygiéno diététiques qui s'avèrent inefficaces. Vous finissez par traiter Mme R par monothérapie antihypertensive (IEC)**<br>**Elle vous appelle 2 ans plus tard vers 14h pour des maux de tête, une faiblesse brutale du "bras et pied droit", une difficulté à parler et une tension prise à domicile à 22/13 depuis environ quarante minutes. Quelle est votre principale hypothèse diagnostique ?** |
| A - | Poussée hypertensive |
| B - | Pré éclampsie |
| C - | Epilepsie |
| D - | AVC |
| E - | Tout est faux |
| QCM 4 | **Vous appelez immédiatement le SAMU pour suspicion d'AVC. Le SAMU amène la patiente aux urgences en Alerte thrombolyse : elle passe directement dans l'IRM vers 14h45.**<br>**Quelles séquences sont demandées par le radiologue :** |
| A - | Flair |
| B - | Echo de gradient |
| C - | T1 injecté |
| D - | Diffusion |
| E - | TOF |
| QCM 5 | **Un AVC sylvien gauche est mis en évidence. Quelle est votre prise en charge ?** |
| A - | Thrombolyse |
| B - | Endariectomie |
| C - | Loxen IVSE pour contrôle tensionnel strict |
| D - | Laisser une légère hypoglycémie |
| E - | Tolérer une hypercapnie |

| QCM 6 | **Mme R se remet doucement de son AVC et fait un séjour en MPR pour sa rééducation. Que doit-on obligatoirement écrire sur l'ordonnance du kiné ?** |
|---|---|

A - Nombre des séances
B - Rythme des séances
C - Diagnostic exhaustif
D - Zones à travailler
E - Durée de la rééducation

| QCM 7 | **Vous demandez également des séances d'orthophoniste :** |
|---|---|

A - Il a pour mission d'améliorer le langage seulement
B - Il permet d'améliorer la déglutition
C - Il peut exercer en ambulatoire
D - Les séances ne sont jamais remboursées par la CPAM
E - Elles doivent être faites à distance de l'hospitalisation

| QCM 8 | **Mme R présente à la fin de sa rééducation une légère difficulté à la marche, compensée par une canne et une force diminuée au membre supérieur droit. Elle souhaite réintégrer son travail. Quelle aide peut-elle obtenir ?** |
|---|---|

A - Reconnaissance d'invalidité
B - Reconnaissance en qualité de travailleur handicapé
C - APA
D - AEEH
E - Tout est faux

| QCM 9 | **Quelles sont les conditions et la procédure de demande de RQTH ?** |
|---|---|

A - Il faut constituer un dossier auprès de sa mutuelle
B - Il faut constituer un dossier auprès de la MDPH
C - La CDAPH (Commission des droits et de l'autonomie des personnes handicapées) instruit le dossier
D - Il est inutile de demander la RQTH pour les bénéficiaires de l'AAH
E - Toutes les réponses précédentes sont fausses

| QCM 10 | **Quels sont les avantages de la RQTH ?** |
|---|---|

A - Permet d'accéder à des orientations professionnelles adaptées en milieu ordinaire
B - Accéder à la fonction publique par concours ou par recrutement contractuel spécifique avec la possibilité d'aménager le temps de travail
C - Permet d'ouvrir les droits au bénéfice de l'obligation d'emploi des travailleurs handicapés
D - Permet de bénéficier d'aides proposées par l'Association de Gestion du Fonds pour l'Insertion professionnelle des Personnes Handicapées (AGEFIPH)
E - Permet une durée de préavis légal doublée en cas de licenciement

| QCM 11 | **Vous suivez de nouveau Mme R régulièrement : sa tension est encore à 16/10, confirmée à domicile, malgré son IEC. Quelle est votre prise en charge ?** |
|---|---|

A - Vous instaurez une bithérapie
B - Vous augmentez la dose si celle-ci n'est pas maximale
C - Vous ne faites rien pour l'instant, avec un contrôle à 6 mois
D - C'est une tension normale en post-AVC
E - Vous instaurez une trithérapie à très faible dose

| QCM 12 | **Vous instaurez une bithérapie. Malheureusement Mme R refait un AVC massif quelques années plus tard. Elle est maintenant en fauteuil roulant, avec de grosses difficultés pour réaliser les tâches de la vie quotidienne. Le retour à domicile est envisagé. Quelle profession est indispensable à l'aménagement du domicile ?** |
|---|---|
| A - | Kinésithérapie |
| B - | IDE à domicile |
| C - | Aide soignant |
| D - | Architecte |
| E - | Ergothérapeute |

| QCM 13 | **Concernant l'exercice de l'ergothérapeute :** |
|---|---|
| A - | Souvent ambulatoire |
| B - | Hospitalier uniquement |
| C - | A pour mission d'aider à aménager le domicile du patient |
| D - | Remboursement par la sécurité sociale en ambulatoire |
| E - | Aucune des propositions |

| QCM 14 | **Mme R demande une reconnaissance en invalidité. Quelles en sont la procédure et les conditions ?** |
|---|---|
| A - | Seul le médecin conseil a le pouvoir d'accorder une invalidité |
| B - | Il faut avoir atteint l'âge de la retraite |
| C - | Il faut avoir perdu environ 2/3 de sa capacité de travail ou de gain |
| D - | La demande peut être faite par le patient ou le médecin traitant |
| E - | La caisse d'Assurance Maladie dispose de 2 mois pour rendre sa décision d'attribuer ou non une pension d'invalidité |

| QCM 15 | **Quels sont les avantages de la mise en invalidité** |
|---|---|
| A - | Soins médicaux, examens et médicaments sont pris en charge à 100 % pour la maladie et la maternité |
| B - | Réductions de tarifs dans les transports en commun |
| C - | Avantages fiscaux |
| D - | Remboursement à 100% des traitements homéopathiques |
| E - | Prise en charge des dépassements d'honoraires chez les spécialistes |

## APPRECIATION GLOBALE, REFLEXES QCM & ASTUCES QCM

- **Dossier classique sans grande difficulté**
- **Les dossiers AVC sont très faciles à transversaliser en mêlant neuro, MPR et santé publique**
- **Comprendre ce qu'est la RQTH me semble important pour l'ECN et pour la suite de vos études**
- **Il faut prendre son temps et bien savoir se situer dans le développement du cas clinique**

## CORRECTIONS & STRATEGIE QCM

| QCM | STRATEGIE QCM – COMMENTAIRES<br>🕮 Connaissances, Déduction, Arg Fréquence, Formulation, ✕ Eliminer les incorrectes, 1ère idée |
|---|---|
| **1- Réponse : B C** | |
| | • Recommandation HAS claire, de faire des mesures à domicile par automesure ou mapa |
| **2- Réponse : E** | |
| | • Faut commencer par les règles hygièno diététiques seules pour une tension de ce niveau, reco HAS à savoir par cœur |
| **3- Réponse : D** | |
| | • Pas d'hésitation, tout trouble neurologique brutal est un AVC jusqu'à preuve du contraire |
| **4- Réponse : A B D E** | |
| | • Retenir en urgence : T1, T2 flair, T2 étoile, diffusion et angio IRM TOF |
| **5- Réponse : A B** | |
| | • Thrombolyse et endariectomie si les délais le permettent<br>• Contrôle des ACSOS strict en tolérant une hypertension (seuil variant si AVC hémorragique ou non, thrombolysé ou non) |

**6- Réponse : D**

- Seule la zone à traiter est obligatoirement à mettre
- Le nombre de séance, leur rythme sont souvent laissés au libre jugement du kinésithérapeute mais si le médecin les mentionne ils s'imposent

**7- Réponse : B C**

- Séance pouvant être prise en charge par la sécurité sociale
- Doivent être commencées le plus tôt possible

**8- Réponse : B**

- Invalidité si plus de ⅔ diminution capacité de travail
- AEEH pour les ENFANTS++
- APA pour les personnes âgées (plus de 65 ans)

**9- Réponse : B C D**

- Pour avoir la RQTH il faut déposer un dossier à la MDPH qui sera examiné par la CDAPH
- Les bénéficiaires de l'AAH et de pension d'invalidité sont automatiquement reconnus comme RQTH

**10- Réponse : A B C D E**

- Toutes les propositions sont vraies, il y a de nombreux avantages liés à la RQTH et il est de votre devoir d'en informer vos patients

**11- Réponse : A B**

- Bithérapie faible dose ou augmenter la dose de monothérapie sont 2 solutions acceptables
- Pas de trithérapie avant une bithérapie
- Il faut tolérer l'HTA en post AVC récent, mais après il faut la combattre et surtout ne pas la laisser trainer car il y a un fort risque de refaire un AVC !!

**12- Réponse : E**

- L'ergothérapeute s'occupe de l'aménagement du domicile des patients

**13- Réponse : B C**

- Pour l'instant profession uniquement hospitalière

**14- Réponse : A C D E**

- 🔓 : il ne faut pas avoir atteint l'âge de la retraite (entre 60 et 62 ans) autrement d'autres aides sont mises en place
- ℹ : Seul le médecin conseil décide de l'invalidité

**15- Réponse : A B C**

- Pas de remboursement des traitements avec une SMR basse, dont les traitements homéopathiques
- Et pas de prise en charge des dépassements d'honoraires

# Cas clinique QCM N° 20

**Vous êtes le médecin généraliste de garde dans une ville du Calvados et vous êtes appelé sur réquisition judiciaire pour constater un décès survenu dans un squat. Il s'agirait de Monsieur M., 24 ans, bien connu du service des urgences pour alcoolisations répétées. Vous le connaissez bien car malgré son suivi médical hasardeux il vous a désigné comme son médecin traitant. Il a un antécédent d'hépatite C guérie.**

| QCM 1 | **Concernant la réquisition judiciaire, quelle(s) est (sont) la(les) proposition(s) exacte(s) :** |
|---|---|
| A - | Etant son médecin traitant vous devez décliner la réquisition |
| B - | Tout médecin qui ne défère pas à une réquisition encourt une amende de 3 750 euros et une sanction pénale |
| C - | La réquisition vous a obligatoirement été faite par écrit. |
| D - | La réquisition est un acte urgent, contrairement à l'expertise médicale. |
| E - | Vous devez prêter serment par écrit pour réaliser ce certificat sur réquisition. |

| QCM 2 | **Arrivé sur les lieux, vous voulez confirmer le décès. Concernant le constat de décès :** |
|---|---|
| A - | Aucun examen complémentaire n'est nécessaire. |
| B - | 2 EEG à 4h d'intervalle seront à prévoir |
| C - | L'appel d'un 2$^{ème}$ médecin est une obligation médico légale |
| D - | Il s'agit dans le cas présent d'une mort suspecte. |
| E - | Toutes les réponses précédentes sont fausses |

| QCM 3 | **Vous examinez le patient. Vous recherchez entre autres le réflexe photomoteur. Concernant les réflexes du tronc cérébral :** |
|---|---|
| A - | Il existe 5 réflexes du tronc cérébral physiologiques |
| B - | Ils sont cotés dans le score de Glasgow Liège |
| C - | Le réflexe photomoteur retrouvera des pupilles peu réactives si le décès est avéré. |
| D - | Le réflexe oculo cardiaque est le dernier à disparaitre |
| E - | Le réflexe oculo céphalique horizontal disparait avant le réflexe oculo céphalique vertical |

| QCM 4 | **Après avoir cliniquement affirmé le décès vous essayez de dater la mort du patient.**<br>**Le corps est rigide, tiède, des lividités sont présentes au niveau du dos, des faces postérieures des cuisses, des jambes et des bras, sans toucher les fesses, les scapulas ni les coudes. Le patient est couché sur le dos. Il n'y a pas de coloration abdominale. Le corps est en bon état.**<br>**Concernant la datation du décès :** |
|---|---|
| A - | Le décès date probablement de moins de 6h. |
| B - | La mobilisation du patient peut permettre de préciser cette datation |
| C - | La prise de température rectale est contre-indiquée en l'absence d'autopsie. |
| D - | Ce corps a probablement été retourné avant votre arrivée. |
| E - | Toutes les réponses précédentes sont fausses. |

| QCM 5 | **Concernant les phénomènes post mortem précoces :** |
|---|---|
| A - | La rigidité apparait plus vite si le décès survient au cours d'un effort physique |
| B - | Les lividités sont absentes des points de pression |
| C - | La température corporelle chute en suivant une droite |
| D - | La tache verte abdominale apparait en 6 à 12h |
| E - | Les lividités sont également présentes aux niveaux des viscères |

| QCM 6 | **Concernant les phénomènes post mortem tardifs :** |
|---|---|
| A - | La tache verte abdominale s'associe à une distension gazeuse du corps |
| B - | Une transformation adipocireuse peut survenir, surtout en milieu humide |
| C - | Une momification peut survenir, surtout en milieu sec |
| D - | Il existe un décollement des ongles et de la peau |
| E - | Un aspect classique en "tête de nègre" aurait pu être retrouvé si le patient avait été immergé. |

| QCM 7 | **Vous rédigez le certificat de décès. Concernant ce certificat, quelle(s) est (sont) la(les) proposition(s) exacte(s) :** |
|---|---|
| A - | Il se fait sur papier libre |
| B - | Doit dans ce cas faire l'objet d'un obstacle médico légal. |
| C - | Ce corps nécessite une mise en bière immédiate en cercueil simple. |
| D - | l'Obstacle au Don du Corps signifie qu'aucun prélèvement d'organe ne sera réalisé |
| E - | Toutes les propositions précédentes sont fausses. |

| QCM 8 | **Concernant la mise en bière immédiate, quelle(s) est (sont) la(les) proposition(s) exacte(s) :** |
|---|---|
| A - | Elle ne concerne que certaines maladies infectieuses potentiellement transmissibles |
| B - | Un patient VIH + sera placé en cercueil hermétique |
| C - | Un décès par la Rougeole entrainera une mise en bière immédiate. |
| D - | Un décès par la Dengue nécessite une mise en bière immédiate par cercueil hermétique |
| E - | Une hépatite A fulminante entraine une mise en bière immédiate par cercueil simple. |

| QCM 9 | **Concernant la partie haute du certificat médical de décès :** |
|---|---|
| A - | Comprend 4 exemplaires |
| B - | Elle comprend les noms du patient et du médecin |
| C - | Elle devra être envoyée, entre autres, à la mairie du lieu du décès |
| D - | L'ARS en conservera un exemplaire |
| E - | Toutes les propositions précédentes sont fausses. |

| QCM 10 | **Après avoir rempli la partie haute du certificat de décès Cerfa et coché l'obstacle médico légal, vous remplissez la partie basse.<br>Concernant cette partie, quelle(s) est (sont) la(les) proposition(s) exacte(s) :** |
|---|---|
| A - | Elle sera transmise de façon anonyme à l'ARS |
| B - | Elle est à visée purement épidémiologique. |
| C - | Les ATCD du patient sont à prendre en compte pour remplir cette partie. |
| D - | Il faut dater de façon précise l'heure de rédaction du certificat. |
| E - | L'INSEE recueille les données des causes de décès en France. |

| QCM 11 | **La famille du patient vous appelle afin d'avoir quelques informations sur le décès :** |
|---|---|
| A - | Vous pouvez les renseigner sans restriction |
| B - | En tant qu'ayants-droit, vous pouvez leur fournir des informations sur le décès pour faire valoir leurs droits |
| C - | La réquisition vous interdit de dévoiler des informations sur le décès |
| D - | Les éléments relatifs au décès appartiennent à l'autorité judiciaire |
| E - | Si le défunt avait donné son accord de son vivant, vous pouvez les renseigner |

| QCM 12 | **Au cours de l'enquête, une autopsie sera réalisée. A propos de l'autopsie dans ce cas :** |
|---|---|
| A - | La famille peut refuser l'autopsie pour raison religieuse |
| B - | Elle est réalisée par un anatomopathologiste |
| C - | Une seconde autopsie peut être demandée par les ayants-droit |
| D - | Elle sert à éclairer le magistrat dans son enquête |
| E - | Les frais sont à la charge de la famille |

| QCM 13 | **La famille pensait que la religion était respectée en matière d'autopsie. Vous leur expliquez qu'il existe plusieurs types d'autopsie réalisables. A propos des différents types d'autopsie rencontrés en pratique :** |
|---|---|
| A - | Il existe 2 grands types d'autopsie |
| B - | L'autopsie Judiciaire/médico légale sera réalisée même si le défunt avait fait connaître, de son vivant, son opposition à l'autopsie |
| C - | L'autopsie médico légale peut être requise en procès civil ou administratif |
| D - | L'autopsie privée nécessite l'autorisation du maire de la ville |
| E - | Toutes les réponses précédentes sont fausses |

| QCM 14 | **La famille du patient vous accuse d'être en partie responsable du décès de leur proche. En effet, elle considère que ses comportements addictifs n'ont rien à voir avec sa mort et que vos mauvais soins en sont la cause. Concernant les risques encourus :** |
|---|---|
| A - | La famille peut vous attaquer au pénal pour non assistance à personne en péril |
| B - | Des dommages et intérêts pourraient découler de la poursuite judiciaire |
| C - | La famille ne peut pas porter plainte auprès du conseil régional de l'ordre des médecins |
| D - | Votre responsabilité administrative ne sera pas mise en jeu |
| E - | La CCI sera saisie si le procès part au civil ou au disciplinaire |

| QCM 15 | **Finalement, la famille (les ayants droit) décide de ne pas vous poursuivre mais voudrait accéder au dossier médical hospitalier, sachant qu'il a été hospitalisé au SAU il y a un peu plus d'un mois** |
|---|---|
| A - | Une demande devra être adressée au directeur de l'établissement |
| B - | L'ayant droit n'aura pas à motiver sa demande |
| C - | Une réponse de la part de l'hôpital devra être donnée sous 2 mois |
| D - | La présence d'un personnel médical est obligatoire |
| E - | Son dossier médical sera conservé au moins 20 ans à dater de sa mort |

## APPRECIATION GLOBALE, REFLEXES QCM & ASTUCES QCM

- **Dossier de médecine légale : Spécialité un peu à part mais très discriminante si elle tombe.**
- **A connaître absolument : les certificats, le dossier médical, les majeurs protégés, et les soins sans consentement.**
- **Les phénomènes post mortem sont peu tombables à mon avis mais si c'était le cas c'est jackpot pour celui qui les connait.**

## CORRECTIONS & STRATEGIE QCM

| QCM | STRATEGIE QCM – COMMENTAIRES<br>🕮 Connaissances, ⮔ Déduction, ▦ Arg Fréquence, ☝ Formulation, ✕ Eliminer les incorrectes, ① 1ère idée |
|---|---|
| **1- Réponse : B D E** | |
| | • ☝ Ne pas confondre réquisition et expertise médicale :<br>• 🕮 Réquisition = acte urgent, pas forcément par écrit, même si souvent formalisé par écrit, le médecin prête serment par écrit. Tout médecin peut être concerné, y compris le médecin traitant. Sanctions si ne défère pas.<br>• 🕮 Expertise : liste d'experts, ce ne peut être le médecin traitant du patient dans une affaire, acte non urgent. |
| **2- Réponse : A D** | |
| | • ① Ne pas confondre un constat de décès et un état de mort encéphalique! Pas de piège ici. |
| **3- Réponse : B D** | |
| | • ☝ Il y a au moins réflexe du TC physiologiques à connaître! Mais 5 seulement sont dans le score de (Glasgow) Liège :<br>Fronto orbiculaire = 5<br>Oculo céphalique et oculo vestibulaire vertical = 4<br>RPM = 3<br>OC et OV horizontal = 2<br>Oculo cardiaque = 1<br>Absence de réflexe = 0<br>• ⮔ Attention décès = pupilles **Aréactives** |
| **4- Réponse : B** | |
| | • 🕮 Pour répondre à cette question il faut connaître au moins un peu le diagramme de Vibert (relativement logique) :<br>Corps chaud sans lividités : < 6 heures |

Corps tiède, lividités mobiles : 6 à 12 heures environ → c'est le cas ici

Corps froid, rigide, lividités fixées : 24 à 48h

Disparition de la rigidité et phénomènes cadavériques tardifs (tache verte) : > 48h

- Les lividités obéissent à la gravité mais épargnent les points de pression : pas de raison de penser que le cadavre a été retourné

**5- Réponse : ABE**

- Rigidité = consommation de l'ATP résiduelle, augmentée en cas d'effort.
- Lividités = peau et viscères, sauf points de pressions (fuite vasculaire)
- Attention : Tache verte abdominale = phénomène tardif et apparait bien plus tard que 12h (plutôt 48h)

**6- Réponse : A B C D E**

- Tout est vrai, assez logique.
- Tête de nègre = description comment dire, "vieillie" des corps immergés : pour votre culture générale uniquement

**7- Réponse : B**

- Mort suspecte ou "paraissant avoir sa source dans une infraction" = OML
- Pas de mise en bière immédiate, état du corps bon, hépatite C guérie
- Certificat de décès sur formulaire cerfa dédié.

**8- Réponse : D**

- A = faux car concerne aussi un mauvais état du corps
- Cercueil hermétique : variole et orthopoxviroses, charbon, fièvres hémorragiques virales (dengue chikungunya ebola...), choléra
- Cercueil simple : SIDA, hépatites virales sauf VHA, rage prouvée, peste...

**9- Réponse : B C**

- Partie nominative, nom du médecin et cachet, envoyée à la mairie du lieu de décès, de la mairie de la commune d'implantation du funérarium et au gérant du funérarium : rien pour l'ARS
- Partie haute = partie administrative

**10- Réponse : A B C**

- Destinataire de la partie basse du certificat = ARS, qui le transmet au service CépiDC de **l'INSERM**
- ✕ L'officier d'état civil remplit aussi un **avis de décès** : nominatif, transmis à **l'INSEE.**
- ATCD du patient pour remplir la partie "causes du décès"
- Attention dans cette partie : date et heure supposées du décès (même approximativement) ; pas de la rédaction du certificat.
- Allez voir sur internet un certif de décès, c'est tombable et ça paye!

**11- Réponse : C D**

- Enquête médico légale = secret de l'instruction

**12- Réponse : C D**

- Autospie médico légale : nul ne peut s'y opposer, quel que soit le motif même religieux.
- Elle est réalisée par un médecin légiste.
- A la charge de la justice, pas de la famille.
- Une contre autopsie peut être demandée par la famille, à ses frais.

| 13- Réponse : B C D | |
|---|---|
| | • 🕮 Il existe 4 grands types d'autopsie : Judiciaire ; médicale (demandée par une équipe voulant connaître les causes de la mort du patient pris en charge) ; Privée (demandée par la famille, nécessite autorisation du maire et l'absence d'OML) et Administrative (crises sanitaires ; à la demande du préfet).<br>• 🕮 L'autopsie judiciaire sera réalisée dans tous les cas où le magistrat la demande. Elle peut être demandée en pénal, civil, administratif, et même en droit de la sécurité sociale (confirmer l'origine professionnelle d'une maladie par exemple) |
| **14- Réponse : A B C D** | |
| | • 🕮 La famille peut attaquer au pénal, au civil (dommages et intérêts) et au disciplinaire.<br>• Cependant les patients et les familles ne peuvent porter plainte qu'auprès du conseil **départemental** de l'ordre... subtilité à connaître pour l'ECN.<br>• Pas de responsabilité administrative car on n'agit pas dans le cadre d'un établissement de santé public.<br>• Pas de CCI au pénal!! CCI = remboursement par l'ONIAM uniquement pour les actes iatrogènes, infections nosocomiales, recherche biomed : pas la responsabilité disciplinaire |
| **15- Réponse : A** | |
| | • 🕮 Contrairement au patient, les ayants droit devront motiver leur demande (connaître les causes du décès, faire valoir leurs droits ou défendre la mémoire du défunt)<br>• 🕮 Réponse sous 8 jours, sauf si dernier passage depuis plus de 5 ans.<br>• 🕮 Si décès moins de 10 ans après dernier passage : 10 ans. Sinon 20 ans. |

# Cas clinique QCM N°21

**Un jeune homme est amené par les pompiers aux urgences après avoir agressé un passant dans la rue. Il parle très vite et beaucoup, passe du coq à l'âne et a refusé de suivre les policiers car "en tant que roi du monde je suis libre de faire ce que je veux" suivi d'insultes obscures. Il n'a aucun papier sur lui.**

| QCM 1 | **Quelle est votre hypothèse diagnostique à ce stade ?** |
|---|---|
| A - | Trouble bipolaire |
| B - | Episode psychotique bref |
| C - | Schizophrénie |
| D - | Dépression |
| E - | Démence |
| **QCM 2** | **Quels sont les examens complémentaires à faire à ce stade ?** |
| A - | Dosage des toxiques urinaires |
| B - | Ionogramme sanguin |
| C - | Scanner cérébral |
| D - | NFS |
| E - | Aucun examen et organiser le transfert en psychiatrie le plus vite possible |
| **QCM 3** | **Le jeune patient s'agite beaucoup et veut absolument partir. Il commence même à menacer les personnels en les insultant " de vils gueux incapables de reconnaître la grandeur d'un monarque éternel ....." L'aide soignant s'apprête à le contentionner.**<br>**Concernant la contention :** |
| A - | Est un acte infirmier classique |
| B - | Nécessite une prescription médicale obligatoirement |
| C - | Peut être associée à un contention chimique |
| D - | Doit être associée à une contention chimique |
| E - | Toutes les réponses sont fausses |
| **QCM 4** | **Tous les examens s'avèrent négatifs et vous vous orientez vers une prise en charge psychiatrique que le patient, toujours contentionné, refuse.**<br>**Quels types de soins psychiatriques proposez-vous ?** |
| A - | Hospitalisation d'office |
| B - | Soins psychiatriques à la demande d'un tiers |
| C - | Soins psychiatriques en péril imminent |
| D - | Soins psychiatriques à la demande d'un représentant de l'Etat |
| E - | Toutes les réponses sont fausses |
| **QCM 5** | **Une procédure de SPDRE (soins psychiatriques à la demande du représentant de l'Etat) est finalement décidée en ce qui concerne cette mesure :** |
| A - | Un arrêté du préfet est nécessaire |
| B - | Un arrêté du maire est nécessaire |
| C - | Nécessite une atteinte à l'ordre public |
| D - | Nécessite obligatoirement une absence de consentement aux soins |
| E - | Cette mesure n'est pas limitée aux troubles psychiatriques |

| QCM 6 | Pour cette procédure de SPDRE : |
|---|---|

A - Un premier certificat peut être fait par le médecin de l'établissement d'accueil
B - Un premier certificat ne peut pas être fait par le médecin de l'établissement d'accueil
C - Un certificat des 24h et des 72h sera délivré
D - Il n'y a pas besoin d'autre certificat que l'initial car SPDRE
E - Toutes les réponses sont fausses

| QCM 7 | Quel article de loi régit les soins psychiatriques à la demande d'un représentant de l'état ? |
|---|---|

A - Article 3212-1
B - Article 3212-2
C - Article 3212-3
D - Article 3213-1
E - Article 3214-2

| QCM 8 | Le patient est plus stable le lendemain et arrive à vous dire ses nom, prénom et âge. Vous retrouvez sa petite amie qui le cherchait, elle vous raconte qu'il est parti un soir et qu'elle s'inquiétait de ne pas avoir de nouvelles. Elle vous décrit les 2 dernières semaines : une hypersexualité, un achat d'une moto alors qu'il n'a même pas le permis, une perte de son premier salaire en pariant sur des combats de coq, et s'est inscrit à des cours de danse et de poney sans jamais avoir aimé ça. Quel diagnostic suspectez-vous à la vue de ces éléments ? |
|---|---|

A - Démence fronto temporale
B - Trouble bipolaire
C - Schizophrénie
D - Dépression masquée
E - Aucun de ces diagnostics

| QCM 9 | Vous diagnostiquez donc un trouble bipolaire. quelles sont les molécules de choix pour traiter cette pathologie ? |
|---|---|

A - Lithium
B - IRS
C - IRSNa
D - Tricyclique
E - Dépakine

| QCM 10 | Concernant le maintien des soins psychiatriques : |
|---|---|

A - La décision de maintien des soins revient au psychiatre
B - La décision de maintien des soins revient au préfet
C - Un certificat devra être produit entre J6 et J8
D - Un certificat devra être produit à 1 mois
E - Un contrôle par le Juge des libertés et de la détention (JLD) reste indispensable

| QCM 11 | Concernant les soins du patient : |
|---|---|

A - Se feront toujours sous la forme d'une hospitalisation complète
B - Peuvent s'envisager en ambulatoire seulement après la fin de la mesure de contrainte
C - Peuvent s'envisager en ambulatoire même sous SPDRE
D - Peuvent varier au cours du temps
E - Toutes les réponses précédentes sont fausses

| QCM 12 | **La fin de l'admission en SPDRE :** |
|---|---|
| A - | Peut se faire à tout moment par le psychiatre |
| B - | Nécessite une décision préfectorale sur proposition du psychiatre |
| C - | Peut se faire sur décision du JLD |
| D - | Peut se faire par carence de décision du préfet à échéance |
| E - | Peut se faire sur demande de la commission départementale des soins psychiatriques |

| QCM 13 | **Au bout d'un mois le patient va beaucoup mieux et est stable. La mesure de contrainte est levée par le préfet après avis du psychiatre.**<br>**Vous le suivez régulièrement par la suite.**<br>**9 mois plus tard sa petite amie vous l'amène plus tôt que d'habitude. En effet depuis une dizaine de jours il se sentirait moins bien, triste, n'aurait plus envie de rien et ce matin il a parlé de se pendre dans sa caravane.**<br>**Quel (s) diagnostic (s) suspectez-vous en priorité ?** |
|---|---|
| A - | Schizophrénie |
| B - | Etat maniaque |
| C - | Episode dépressif majeur |
| D - | Episode paranoïaque mineur |
| E - | Trouble hébéphrénique |

| QCM 14 | **Devant cette menace de suicide vous décidez d'une hospitalisation, qu'il refuse et il veut déjà partir de la consultation.**<br>**Que proposez-vous :** |
|---|---|
| A - | Les soins psychiatriques sous contrainte ne semblent pas nécessaires |
| B - | Une SPDRE doit de nouveau être mise en place |
| C - | Une SPDT en péril imminent doit être mise en place |
| D - | une SPDT classique peut être mise en place |
| E - | Une SPDT en procédure d'urgence peut être mise en place |

| QCM 15 | **Quel article de loi gère le SPDT en procédure d'urgence** |
|---|---|
| A - | 3212-1 |
| B - | 3212-2 |
| C - | 3212-3 |
| D - | 3212-4 |
| E - | 3213-2 |

**APPRECIATION GLOBALE, REFLEXES QCM & ASTUCES QCM**

- **Cas de psychiatrie classique, avec les mesures de soins sous contrainte à connaître parfaitement car tombable et discriminant.**
- **Toujours privilégier le soin avec l'accord du patient, puis la mesure la plus simple (avec tiers), sauf si atteinte à l'ordre public**

**CORRECTIONS & STRATEGIE QCM**

| QCM | STRATEGIE QCM – COMMENTAIRES<br>🕮 Connaissances, ⊡ Déduction, ⊞ Arg Fréquence, ♂ Formulation, ✕ Eliminer les incorrectes, ⊡ 1ère idée |
|---|---|
| **1- Réponse : B** | |
| | • ⊡ ✕<br>• Trop tôt pour savoir si c'est un trouble psychiatrique ou non !!! |
| **2- Réponse : A B C D** | |
| | • ⊡ Le prendre comme une pathologie somatique aiguë et donc faire tous les examens somatiques nécessaires avant d'évoquer une origine psychiatrique !! |
| **3- Réponse : B D** | |
| | • ⊡ la contention ne doit jamais être anodine et nécessite toujours une prescription médicale<br>• Légalement doit toujours être associée à une contention chimique (en pratique cela peut varier) |
| **4- Réponse : C D** | |
| | • ♂ ancienne nomination # faux<br>• ✕ pas de tiers pour cet homme donc SPDT classique ou en urgence impossible |
| **5- Réponse : A B C D E** | |
| | • 🕮 : ACD<br>• ✕ ⊡ Il faut toujours un trouble psychiatrique!! |

**6- Réponse : B C**

- procédure +++ à connaître
- 1er certificat par un médecin hors établissement d'accueil

**7- Réponse : D**

- , par cœur, c'est quasiment les seuls textes tombables aux ECNi : pas d'impasse !

**8- Réponse : B**

- Elle décrit un épisode maniaque typique et 1 épisode suffit pour parler de trouble bipolaire

**9- Réponse : A E**

- TTT du trouble bipolaire : Lithium ++, antiépileptiques également, puis antipsychotiques
- Mis zéro si antidépresseur coché dans un état maniaque !!!!

**10- Réponse : B C D E**

- la décision revient au préfet sur AVIS du psychiatre pour la SPDRE
- Il y a nécessité comme pour les autres SPSC la production de certificat à intervalles réguliers et l'intervention du JLD

**11- Réponse : C D**

- on peut faire des soins sans consentement en dehors d'une hospitalisation complète ! A bien connaître car piège classique !

**12- Réponse : B C D E**

- Question un peu pointue pour bien faire le tour du sujet, le psychiatre émet des propositions au préfet qui les valide ou non

**13- Réponse : C**

- Pas de difficulté, description d'un état dépressif dans un contexte de trouble bipolaire

**14- Réponse : D E**

- On a un Tiers ici et le patient ne perturbe pas l'ordre public, donc aucune raison d'invoquer un SPDRE ou la procédure de péril imminent
- Des soins psychiatriques sont indispensables au vu des propos tenus par le patient +++

**15- Réponse : C**

- Article 3212-3 régule la SPDT en procédure d'urgence : par cœur +++

☑ J'inscris mes notes personnelles pour mieux progresser

# Cas clinique QCM N° 22

**Vous recevez en consultation M.R, 23 ans, récemment immigré depuis le Mali (il y a 2 mois). Il vient vous voir car il ne sait pas à qui s'adresser pour obtenir des aides financières et sociales.**

| QCM 1 | **Ayant récemment immigré d'Afrique subsaharienne, Mr R. est plus à risque de certaines maladies infectieuses. Lesquelles?** |
|---|---|
| A - | Bilharziose uro-génitale à *S. haematobium* |
| B - | Hépatite B |
| C - | Maladie de Chagas à *T. Cruzi* |
| D - | Paludisme à *P. falciparum* |
| E - | Drépanocytose |

| QCM 2 | **Il vous demande de quelle protection sociale il dispose sachant qu'il est en France depuis 2 mois, stable, en situation irrégulière. Il est seul.** |
|---|---|
| A - | La PUMA (protection universelle maladie) lui est accessible |
| B - | L'AME lui est accessible. |
| C - | Il pourrait faire l'objet d'une Procédure de Soins Urgents si son pronostic vital était en jeu |
| D - | Il peut faire une demande d'Aide à la Complémentaire Santé (ACS) |
| E - | Il devra forcément payer l'intégralité des médicaments et des consultations en cas de maladie |

| QCM 3 | **Parmi les organismes suivants, lesquels sont susceptibles de délivrer des soins et actes gratuits?** |
|---|---|
| A - | Le CLAT |
| B - | Les CMP |
| C - | Les PASS |
| D - | Les ONG |
| E - | Les services de PMI |

| QCM 4 | **Concernant la précarité :** |
|---|---|
| A - | Elle correspond à un niveau de vie < 60% du niveau de vie médian |
| B - | Elle mène à l'exclusion |
| C - | Elle est évaluable objectivement via le questionnaire CHILI |
| D - | Elle mène à un sur-risque de troubles psychiatriques |
| E - | Elle concerne plus de 10% de la population |

| QCM 5 | **Quelques mois plus tard, Mr. R a fait sa demande d'AME. Concernant l'AME :** |
|---|---|
| A - | Sa demande sera refusée car il est toujours en situation irrégulière |
| B - | Elle offre une PEC à 100% |
| C - | Elle est soumise à conditions de ressources |
| D - | Un enfant immigré récemment < 3 mois pourra en bénéficier |
| E - | Toutes les réponses précédentes sont fausses |

| QCM 6 | **Monsieur R. fait une angine, bactérienne à SGA. Concernant sa prise en charge médicamenteuse :** |
|---|---|
| A - | La franchise sur la boîte de médicaments est de 1€ |
| B - | La franchise lui sera exonérée par l'AME |
| C - | Le traitement comportera 7 jours d'amoxicilline 3 g/j |
| D - | Ce patient est à risque de RAA |
| E - | Un TDR négatif aurait théoriquement indiqué une culture bactérienne |

| QCM 7 | **2 ans plus tard, Mr. R est en situation régulière, mais toujours sans emploi. Il est désormais à la PUMA (anciennement CMU) + CMUc. Concernant la CMU :** |
|---|---|
| A - | Elle est soumise à conditions de ressources |
| B - | Elle prend en charge uniquement la part sécurité sociale et non la part mutuelle |
| C - | Le ticket modérateur n'est pas pris en charge par la PUMA |
| D - | Les Franchises médicales et la participation forfaitaire sur les consultations lui sont exonérées. |
| E - | Toutes les propositions précédentes sont fausses |

| QCM 8 | **Concernant la CMUc :** |
|---|---|
| A - | Elle est soumise à conditions de ressources |
| B - | Elle est valable pour 6 mois renouvelable |
| C - | Elle exonère du ticket modérateur |
| D - | Elle exonère du forfait hospitalier |
| E - | Elle s'obtient auprès d'une mutuelle classique ou d'un institut de prévoyance |

| QCM 9 | **Impressionné par vos qualités cliniques et humaines, il vous demande d'être son médecin traitant. Quelles sont les réponses exactes?** |
|---|---|
| A - | Vous pouvez refuser d'être son médecin traitant |
| B - | Il faut être assuré social pour déclarer un médecin traitant |
| C - | Un bénéficiaire de l'AME peut déclarer un médecin traitant |
| D - | Etre son médecin traitant vous permettra d'avoir une rémunération supplémentaire dite “de performance” |
| E - | Toutes les propositions précédentes sont fausses |

| QCM 10 | **Vous revoyez votre patient 5 ans plus tard à l'occasion d'un certificat concernant sa pratique sportive. Il désire pratiquer la course à pied en compétition. Concernant ce certificat :** |
|---|---|
| A - | Ce certificat est prévu par la loi. |
| B - | Il doit mentionner “fait à la demande de l'intéressé” |
| C - | Il doit mentionner les activités pour lesquelles il n'y pas de contre-indication |
| D - | Vous devez l'envoyer à la Fédération Française d'Athlétisme ou à l'organisateur de la compétition |
| E - | Un ECG est recommandé après l'âge de 12 ans |

| QCM 11 | **Depuis votre dernière consultation, il vous dit qu'il a désormais un emploi depuis peu : il est salarié dans une exploitation agricole. Il vous demande ce que cela change pour lui.** |
|---|---|
| A - | Il devra s'affilier au régime général de la sécurité sociale |
| B - | Il ne pourra plus avoir la CMUc |
| C - | Il cotisera pour sa retraite auprès de la CARSAT |
| D - | Il ne pourra pas avoir de mutuelle |
| E - | Toutes les réponses précédentes sont fausses |

| QCM 12 | Votre patient se pose la question de souscrire à "une mutuelle" à l'avenir. Il a également entendu parler de "l'ACS" : Que lui dites-vous au sujet des OCAMs (organismes complémentaires de l'assurance maladie) ? |
|---|---|
| A - | Il existe 3 types d'OCAMs en France |
| B - | Les assurances privées (SA) sont à but lucratif |
| C - | Les assurances privées se fondent sur les risques collectifs pour fixer leurs cotisations |
| D - | Les OCAMs prennent en charge le ticket modérateur |
| E - | Toutes les réponses précédentes sont fausses |

| QCM 13 | Concernant l'ACS : |
|---|---|
| A - | Le plafond de ressources est identique à la CMUc |
| B - | Il permet une prise en charge du ticket modérateur |
| C - | Il permet une prise en charge de la Participation Forfaitaire de 1€ |
| D - | Elle est attribuée pour une durée de 1 an renouvelable |
| E - | Toutes les propositions précédentes sont exactes |

| QCM 14 | Le patient souhaite aller en vacances dans son pays d'origine le Mali. Quelles sont les mesures à prendre? |
|---|---|
| A - | Prophylaxie anti palustre |
| B - | Mise à jour des vaccins recommandés |
| C - | Vaccin anti méningocoque C obligatoire légalement |
| D - | Lopéramide en cas de diarrhée fébrile |
| E - | Ciprofloxacine en prévention de la tourista |

| QCM 15 | Quelle prophylaxie anti palustre lui conseillez-vous sachant que le Mali est un pays de la zone 2 (chimio-résistance présente) ? |
|---|---|
| A - | Chloroquine |
| B - | Doxycycline |
| C - | Atovaquone proguanil |
| D - | Le traitement sera à poursuivre au retour |
| E - | Répulsifs anti *Aedes* |

## APPRECIATION GLOBALE, REFLEXES QCM & ASTUCES QCM

- **Cas clinique un peu artificiel sur la précarité, mais presque tout est là concernant la couverture maladie !**
- **Reprenez bien vos cours là dessus, faites vous un schéma et c'est assez logique.**
- **Peut tomber facilement en QI, beaucoup moins en cas clinique en entier**

## CORRECTIONS & STRATEGIE QCM

| QCM | STRATEGIE QCM – COMMENTAIRES<br>🕮 Connaissances, ⊂⊃ Déduction, ▦ Arg Fréquence, 🔓 Formulation, ✕ Eliminer les incorrectes, [1] 1ère idée |
|---|---|
| **1- Réponse : A B D** | |
| 1 | • 🔓 Maladies **infectieuses**, donc pas la drépanocytose (qu'il faudra rechercher évidemment!). Piège bête mais tombable.<br>• ⊂⊃ La maladie de Chagas sévit en Amérique du sud.<br>• Pas de piège sur les germes en question et il peut faire un palu même s'il a probablement une meilleure immunité contre cette maladie. |
| **2- Réponse : C** | |
| | • 🕮 < 3 mois = pas de couverture si irrégulier. Dispositif exceptionnel si pronostic vital engagé : Soins Urgents (peu connu).<br>• ✕ Attention petit piège, il pourra bénéficier des aides gratuites et des médicaments dispensés gratuitement (Cf. suite du cas).<br>• [1] Vous pourrez évidemment lui faire "cadeau" de la consult, mais attention pas de "ristourne" sur le prix sinon considéré comme entrave à la concurrence (et oui ça marche comme ça...). |
| **3- Réponse : A B C D E** | |
| | • 🕮 Les PASS (hôpitaux publics) et les ONG ont pour mission de délivrer des soins gratuits, les autres peuvent se faire sous certaines conditions.<br>• Il y en a d'autres : CDAG, centres de vaccination, les Plannings familiaux, certains réseaux de santé |
| **4- Réponse : B D E** | |
| | • [1] A = pauvreté selon la définition européenne (définition française : < 50% ... : -s )<br>• 🕮 Précarité = absence d'une des "sécurités" : emploi, sociale, famille, logement. C'est un processus dynamique à risque++<br>• 🕮 Questionnaire = EPICES ! (significatif si > 30)<br>• Environ 12% de la population selon les chiffres de 2013 |
| **5- Réponse : B C D** | |
| | • 🕮 AME : > 3 mois situation irrégulière, sauf enfant : AME sans conditions.<br>• 🕮 AME = 100% sécu, même seuil de ressources que CMUc |

**6- Réponse : B D E**

- Franchise 0,50 €, exonéré par AME.
- 6 jours d'amox 2g/j ou 50 mg/kg enfant (poso non au programme officiel de l'ECN mais difficile de ne pas apprendre celle là...)
- Patient < 25 ans provenant de zone d'endémie de RAA (Afrique) : prélèvement et culture en théorie si angine érythémato pultacée avec TDR nég (ne pas passer à côté d'un FN du test).

**7- Réponse : B C**

- CMU = mode d'affiliation au régime général ; donc même prise en charge que tout autre affilié. Pas de conditions de ressources, juste pas affilié à un autre régime (pas d'emploi donc ne cotise pas pour un régime)
- Les propositions B et C sont équivalentes.

**8- Réponse : A C D E**

- CMUc = conditions de ressources (le même plafond que l'AME), "mutuelle améliorée" : Tiers payant + ticket modérateur + franchises et participation forfaitaire + forfait hospitalier. Le patient s'adresse à un organisme qui ne peut refuser s'il présente les conditions de ressources.
- Ce n'est pas la Sécurité sociale qui gère directement la CMUc.

**9- Réponse : A B**

- Il faut être assuré social (donc pas d'AME), avoir > 16 ans.
- Le médecin aura une rémunération supplémentaire **Forfaitaire** (un pactole de... 5 euros par an et par patient non ALD !), ce qui ne correspond pas au paiement à la **performance** (prescription de génériques, dépistage, suivi...).

Question un peu vache mais il faut être au clair là dessus.

**10- Réponse : A B C E**

- Certificat : médecin thésé, date, mention "fait et **remis en main** propre **à la demande de l'intéressé** pour faire valoir ce que de droit".
- C'est un certificat de ***non contre-indication apparente***.
- Selon la SFcardio : un ECG de repos 12 dérivations à partir de 12 ans, lors de la délivrance de la première licence, renouvelé ensuite tous les trois ans, puis tous les 5 ans à partir de 20 ans jusqu'à 35 ans.

**11- Réponse : E**

- ✕ Il est salarié agricole! Ses cotisations, sa protection sociale et sa retraite passeront par la caisse nationale de la Mutualité Sociale Agricole (MSA). Il ne sera pas au régime général.

**12- Réponse : A D**

- 3 types de "mutuelles" (OCAMs) :

Assurances privées (SA) à but lucratif avec calcul individuel du risque,
Mutuelles dites "45" (loi de 1945) à but non lucratif avec calcul mutualisé du risque et
Instituts de Prévoyance (plutôt gérés par des partenaires sociaux).

**13- Réponse : B C D**

- ACS = soumis à conditions de ressources, plafond légèrement > à la CMUc/AME. Le patient obtient une Attestation-chèque valable pour la mutuelle de son choix parmi celles autorisées.

**14- Réponse : A B**

- 🕮 Même si le patient est originaire du pays d'endémie, il a probablement perdu son immunité (2-4 ans environ), il faudra aussi prendre des mesures anti moustiques.
- ☐ La mise à jour des vaccins est recommandée, le Méningocoque C n'est obligatoire que pour les pèlerinages à la Mecque (mais serait recommandé ici).
- [1] Lopéramide CI si diarrhée invasive ou fébrile (stase bactérienne), pas d'ATB préventive de la tourista, mécanisme toxinogène donc en plus souvent inefficace.

**15- Réponse : C D**

- 🕮 Chloroquine = que niveau 1
- Doxycycline et Méfloquine = à réserver au niveau 3
- Chloroquine Proguanil = niveau 2
- Atovaquone proguanil = niveaux 2 et 3

Tous à prendre le premier jour sauf la méfloquine (EI++, donc à prendre 10j avant au moins) et au retour (qu'une semaine pour l'atovoquone proguanil)

- ✕ Aedes ne donne pas le paludisme ! → Anophèle femelle

Question limite programme, faire figure dans la plupart des bouquins

# Cas clinique QCM N° 23

**Monsieur M, 61 ans, arrive au SAU de votre CHU pour urgence thrombolyse. Vous disposez d'un plateau technique important.**

**Il y a cliniquement une hémiparésie gauche à prédominance brachiale, une HLH gauche. Il possède une héminégligence gauche, dont une hémiasomatognosie gauche. Il a une hémihypoesthésie.**

**Les symptômes sont survenus il y a 3h30.**

**Le patient est droitier, il travaillait en tant que mécanicien dans une usine automobile.**

| QCM 1 | **Le Patient arrive au SAU. Il présente ces symptômes depuis 3h30. Sur le plan diagnostic, quel examen réalisez-vous ?** |
|---|---|
| A - | Une IRM cérébrale et médullaire |
| B - | Une Angio IRM |
| C - | Un Angioscanner des TSA |
| D - | Aucun des examens proposés |
| E - | Aucun examen complémentaire n'est nécessaire |

| QCM 2 | **L'IRM cérébrale réalisée montre un AVC ischémique d'allure récente, proximal, compatible avec la clinique et l'heure de début des symptômes. Quelles séquences indispensables l'IRM doit elle comporter ?** |
|---|---|
| A - | Séquence de diffusion |
| B - | Séquence de Perfusion |
| C - | séquence SPECT (ou TEMP) |
| D - | Séquence Temps de Vol (ToF) |
| E - | Séquence T2 FAT SAT |

| QCM 3 | **Sur le plan thérapeutique, que devez vous proposer ?** |
|---|---|
| A - | Thrombolyse seule |
| B - | Aspirine 300 mg en bolus IVD |
| C - | Thombectomie seule |
| D - | Thrombolyse + thrombectomie |
| E - | Thrombolyse + thrombectomie + Aspirine IVD |

| QCM 4 | **Concernant cet AVC ischémique :** |
|---|---|
| A - | Il respecte le territoire de l'artère cérébrale moyenne droite profonde |
| B - | Il existe un syndrome d'Anton Babinski |
| C - | Une aphasie serait logiquement attendue |
| D - | Une anosognosie serait logiquement attendue |
| E - | Toutes les propositions précédentes sont fausses |

**QCM 5** **Cliniquement, le patient présente une force motrice au membre inférieur G à $4/5$, et à $2/5$ au membre sup G, ainsi qu'une PFC G. Il présente une spasticité modérée de l'hémicorps gauche.**

**Quelles sont les déficiences présentées par Monsieur M. selon la CIF (classification internationale du fonctionnement) ?**

A - Déficit moteur du moyen fessier droit
B - Hémi-asomatognosie
C - Difficulté à parler
D - Préhension maladroite
E - Une Spasticité à $3/5$ sur l'échelle d'Ashworth

**QCM 6** **Quels scores et échelles, parmi les suivants, sont pertinents pour évaluer les déficiences de M. M ainsi que leur sévérité?**

A - L'EVA ou l'EVN
B - Echelle d'Ashworth
C - Index de Bartel
D - Index de Dreyser et Cochin
E - Indice Algofonctionnel de Lequesne

**QCM 7** **Quelles peuvent être ses limitations d'activité selon la CIF?**

A - Déplacement à l'aide d'aides techniques
B - Toilette corporelle assistée
C - Inaptitude à faire son travail
D - Dysarthrie
E - Un flessum du coude gauche

**QCM 8** **Les Restrictions de participation potentielles du patient sont ?**

A - Impossibilité de pratiquer le rugby
B - Impossibilité de téléphoner à ses amis
C - Transferts difficiles
D - Portage des repas à domicile nécessaire
E - Toutes les réponses précédentes sont fausses

**QCM 9** **Le patient vous demande à quelles structures il peut s'adresser pour bénéficier d'aides (financières, sociales, en nature) :**

A - Le conseil général
B - La CCI
C - L'ANSM
D - La MDPH
E - Le CépiDC

**QCM 10** **Parmi les aides suivantes, lesquelles sont des aides financières susceptibles de lui être données par la MDPH ?**

A - La RQTH
B - La pension d'invalidité
C - L'AAH
D - L'APA
E - L'Allocation compensatrice pour une Tierce personne

| QCM 11 | Concernant la RQTH, et les options professionnelles pour Monsieur M : |
|---|---|
| A - | Elle n'est pas cumulable avec l'APA |
| B - | Sa demande sera examinée la CDAPH |
| C - | Une demande de RQTH sera systématiquement faite s'il postule pour l'AAH. |
| D - | Monsieur M. devra travailler dans un Etablissement d'Aide par le Travail (ESAT) |
| E - | Vous lui déconseillez la RQTH car il risque de ne pas retrouver d'emploi. |

| QCM 12 | Sa femme vous demande comment obtenir l'APA : |
|---|---|
| A - | Elle doit faire une demande à la CAF |
| B - | Elle concerne les personnes de plus de 65 ans uniquement |
| C - | Elle s'obtient par le calcul de l'AGGIR |
| D - | Son montant dépend des ressources du bénéficiaire |
| E - | Elle pourra être versée directement à l'EHPAD si Monsieur M. y réside |

| QCM 13 | Concernant les Groupes Iso Ressources, et la grille AGGIR : |
|---|---|
| A - | Ils sont au nombre de 4 |
| B - | Seuls les GIR 1 à 3 sont éligibles à l'APA |
| C - | La grille AGGIR évalue 25 activités de la vie quotidienne |
| D - | La grille AGGIR évalue l'utilisation du téléphone, de la télévision et de la voiture |
| E - | Toutes les propositions précédentes sont fausses |

| QCM 14 | Le patient a finalement besoin d'un fauteuil roulant pour se déplacer à la sortie de l'hôpital. Concernant les aides techniques et leur prescription : |
|---|---|
| A - | La prescription d'un fauteuil roulant manuel est soumise à entente préalable |
| B - | Tout médecin peut prescrire un fauteuil roulant manuel |
| C - | Les fauteuils roulants ne sont pas pris en charge par la SS (Sécurité Sociale) |
| D - | Une canne ou un déambulateur est pris en charge par la SS |
| E - | Des barres d'appui dans le logement sont pris en charge par la SS |

| QCM 15 | La femme du patient vous demande comment elle va pouvoir adapter son logement au handicap de son mari. Vous lui parlez des ergothérapeutes. |
|---|---|
| A - | L'ergothérapeute peut se déplacer au domicile pour évaluer les aides nécessaires |
| B - | L'ergothérapeute peut prescrire des petits appareillages (orthèses, cannes) |
| C - | C'est une profession soumise à un Diplôme d'Etat. |
| D - | L'ergothérapie est une profession non conventionnée et donc non remboursée par la SS |
| E - | Toutes les réponses précédentes sont fausses. |

## APPRECIATION GLOBALE, REFLEXES QCM & ASTUCES QCM

- **Dossier Neuro/MPR/SP/gériatrie**
- **Bien connaître les aides sociales et financières des personnes handicapées**
- **Item sur les aides techniques et rééducation un peu rébarbatif, essayez de retenir quelques grandes idées et exemples pratiques**

## CORRECTIONS & STRATEGIE QCM

| QCM | STRATEGIE QCM – COMMENTAIRES<br>🕮 Connaissances, ◻ Déduction, ▦ Arg Fréquence, ♪ Formulation, ✕ Éliminer les incorrectes, ▣ 1ère idée |
|---|---|
| **1- Réponse : D** | |
| | • 🕮 Ici c'est une IRM cérébrale seule qu'il faut prescrire devant la clinique et l'heure d'apparition des symptômes |
| **2- Réponse : A D** | |
| | • 🕮 Séquences AVC = Diffusion (ADC = *apparent diffusion coefficient*), T2* (= Echo de gradient, pour les AVC hémorragiques), T2 FLAIR, ToF (n'est pas une angiographie car aucune injection de PdC). La séquence perfusion n'est pas indispensable bien que souvent faite au CHU.<br>• 🕮 La TEMP est une imagerie isotopique fonctionnelle du cerveau, aucun intérêt ici. Le T2 FAT SAT est une imagerie utilisée en Rhumatologie pour effacer le signal de la graisse. |
| **3- Réponse : D** | |
| | • 🕮 Selon les recommandations de la sf de neuroradiologie (si si…), on peut faire une thrombectomie mécanique (si touche un des troncs proximaux du polygone de willis) jusqu'à 6h après le début des symptômes, en complément ou non de la TIV (dans les 4h30)<br>• 🕮 Pas de place pour l'aspirine à la phase aiguë, augmenterait le risque hémorragique sans bénéfice supplémentaire |
| **4- Réponse : A B C D E** | |
| | • 🕮 Hémiplégie non proportionnelle (ici prédomine au niveau brachial) = territoire superficiel<br>• 🕮 Syndrome de l'hémisphère mineur = Sd d'Anton Babinski : Anosognosie + héminégligence + hémi asomatognosie<br>(ne pas confondre les 2 : héminégligence concerne tout le champ visuel gauche, hémiasomatognosie ne concerne que son propre hémicorps gauche)<br>• 🕮 Aphasie = hémisphère majeur |
| **5- Réponse : B E** | |
| | • 🕮 A = côté gauche, lisez bien !<br>• 🕮 Déficience = lésion organique ou fonctionnelle ; ne concerne aucune activité en particulier<br>• 🕮 C et D = Incapacité/limitations d'activité |

**6- Réponse : B C**

- 🕮 Attention piège : on parle ici de déficiences. Si vous regardez l'index de Bartel vous verrez qu'il concerne les incapacités, comme l'échelle de Rankin. La MIF est aussi utilisée.
- 🕮 Pour les déficiences : la Douleur (EVA), la Spasticité (Echelle d'Ashworth), les amplitudes, la force musculaire
- 🕮 Dreyser et Cochin = arthrose ou PR au niveau digita
- 🕮 Lequesne = échelle rhumatologique pour l'arthrose du genou

**7- Réponse : A B**

- 🕮 C = restriction de participation, D et E = Déficiences

**8- Réponse : A D**

- 🕮 Le patient n'est pas sourd et il possède encore la fonctionnalité de sa main droite, il peut encore téléphoner. Le rugby risque d'être plus difficile
- C = Limitation d'activité

**9- Réponse : A D**

- 🕮 Bien connaître les structures ainsi que les aides financières et sociales à disposition (cf QCM suivants). Le CépiDC gère les statistiques des décès, ce que n'est pas encore le cas de notre patient…

**10- Réponse : C E**

- 🕮 Attention encore un piège fourbe : Je demandais les aides **financières** : la RQTH permet d'accéder à des avantages sociaux et professionnels, mais ne constitue pas de l'argent.
- 🕮 Pension d'invalidité = SS ; APA = Conseil général

**11- Réponse : B C**

- 🕮 RQTH : examinée par la CDAPH de la MDPH. Donne de nombreux avantages au patient donc à conseiller! Pas d'obligation d'aller en ESAT, les entreprises de plus de 20 salariés ont une obligation de 6% de salariés handicapés.
- 🕮 C= vrai, donc pas besoin de faire une démarche séparée si le patient demande l'AAH.

**12- Réponse : C D E**

- 🕮 APA = fournie par le conseil général, > 60 ans, peut être versée directement à l'EHPAD, peut financer certaines aides non prises en charge par la SS

**13- Réponse : E**

- 🕮 6 GIR, basés sur la grille AGGIR : connaître les items traités, qu'elle se cote par ABC (A= fait totalement + habituellement + spontanément). APA = GIR 1 à
- 🕮 L'AGGIR n'évalue pas le fonctionnement de la télé, mais des moyens de communication à distance, et de déplacement.

**14- Réponse : B C D**

- 🕮 Fauteuil roulant manuel = tout médecin, pas d'entente préalable, remboursement par la SS variable selon le prix, reste à charge souvent important ( des centaines d'euros voire plus)
- 🕮 Electrique = entente préalable de 15 jours, à essayer en centre de MPR le plus souvent
- 🕮 Les rehausseurs de toilette, téléalarmes et barres d'appui ne sont pas PEC par la SS, mais l'APA peut aider à les financer

**15- Réponse : A C**

- 🕮 Ergothérapeute = DE de 3 ans, peut exercer en libéral : non conventionné donc non remboursé (40 à 70 euros), mais peut exercer en hôpital et est alors remboursé : petite nuance à connaître...

# Cas clinique QCM N° 24

**Jäger D., 60 ans, d'origine allemande et résidant en France depuis 30 ans, vient vous voir pour une consultation de routine.**

**Dans ses antécédents, une hypertension artérielle traitée par régime seul depuis 5 mois, un tabagisme actif à 20 PA, un surpoids avec un IMC à 28, une embolie pulmonaire à l'âge de 55 ans. Il est traité depuis 1 an par Paroxétine pour des symptômes anxio-dépressifs. Dans sa famille, un AVC à l'âge de 50 ans et de l'asthme chez sa mère, un IDM à l'âge de 52 ans et une BPCO chez son père.**

**Il déclare boire de l'alcool de façon festive, avec un usage ponctuel de substances illicites.**

| **QCM 1** | **Combien de facteurs de risque cardio vasculaires monsieur D. a t-il ?** |
|---|---|
| A - | 1 |
| B - | 2 |
| C - | 3 |
| D - | 4 |
| E - | 5 |
| **QCM 2** | **Vous prenez sa tension artérielle, elle est à 155/95 mmHg.**<br>**Concernant le régime recommandé dans le cadre de l'HTA :** |
| A - | La quantité de sel recommandée est < 3 g/j |
| B - | L'alcool favorise l'HTA |
| C - | Le pastis sans alcool favorise l'HTA |
| D - | Les fruits et les légumes sont à favoriser |
| E - | Privilégier un régime à base de fruits de mer |
| **QCM 3** | **Quelle est votre conduite à tenir devant cette HTA ?** |
| A - | Traiter d'emblée par anti Aldostérone |
| B - | Traiter d'emblée par IEC |
| C - | Traiter d'emblée par un bêta bloquant |
| D - | Se contenter du régime pour l'instant |
| E - | Homéopathie d'emblée à base d'acide aristocholique |
| **QCM 4** | **Concernant les conséquences de l'HTA** |
| A - | Le risque concerne principalement les infarctus du myocarde |
| B - | Le risque concerne principalement les AVC |
| C - | Le risque concerne principalement l'AOMI |
| D - | Baisser la tension en dessous de 130/80 n'a pas d'action en terme de risque CV |
| E - | Toutes les propositions précédentes sont inexactes |
| **QCM 5** | **Monsieur D. vous pose des questions concernant le régime alimentaire recommandé.** |
| A - | 50% de glucides |
| B - | 10% de lipides |
| C - | 40% de protéines |
| D - | 10% de protéines |
| E - | L'apport protéiné quotidien peut s'évaluer par la créat sanguine |

| QCM 6 | Monsieur D. vous demande comment il peut améliorer son risque cardio vasculaire |
|---|---|
| A - | Il possède 3 FDRCV modifiables |
| B - | Le risque cardiovasculaire après un sevrage tabagique est équivalent à celui d'un non fumeur après 1 à 2 ans d'abstinence |
| C - | L'exercice physique recommandé est de 15 min 5 fois par semaine |
| D - | Un traitement par Aspirine serait recommandé pour diminuer son risque C |
| E - | Toutes les propositions précédentes sont fausses |
| **QCM 7** | **Vous souhaitez évaluer sa dépendance au tabac, et utilisez le score de Fagerström. Concernant ce score, quelles sont les propositions exactes?** |
| A - | Il est composé de 5 questions |
| B - | Il comporte une question sur l'ancienneté du tabagisme |
| C - | Il comporte une question sur le nombre de cigarettes par jour |
| D - | Il comporte une question sur le tabagisme dans les lieux publics |
| E - | Il comporte une question sur la consommation associée de cannabis |
| **QCM 8** | **Il est décidé à arrêter le tabac. Que lui proposez vous ?** |
| A - | Des substituts nicotiniques en première intention |
| B - | Du bupropion se discute en seconde intention |
| C - | De la varénicline en 1ère intention |
| D - | Des benzodiazépines si échec des substituts nicotiniques |
| E - | Une psychothérapie de soutien |
| **QCM 9** | **Vous souhaitez évaluer sa consommation d'alcool. Quels outils pouvez-vous utiliser ?** |
| A - | Le score EPICES |
| B - | Le questionnaire FACE |
| C - | Le questionnaire AUDIT-C |
| D - | Consommation en unités d'alcool par semaine |
| E - | Le score de Jaggerström |
| **QCM 10** | **Vous décidez d'utiliser le score FACE pour évaluer la dépendance de votre patient à l'alcool. Quelles sont les question abordées par ce questionnaire ?** |
| A - | Désir d'arrêter l'alcool |
| B - | Remarques de l'entourage |
| C - | Amnésie secondaire à l'alcool |
| D - | Nombre de verres par occasion de boire |
| E - | Besoin d'alcool pour se sentir en forme le matin |
| **QCM 11** | **Monsieur D. déclare boire un demi de bière à 5° tous les midis, ainsi qu'une bouteille de vin par semaine. Le dimanche il boit l'équivalent d'une demi-bouteille de pastis ou équivalent.** <br> **Quelle est sa consommation en unités d'alcool par semaine (en supposant qu'il se sert des verres "standard")?** |
| A - | 15-20/ semaine |
| B - | 20-25/ semaine |
| C - | 25-30/ semaine |
| D - | Une unité d'alcool correspond à 20 g d'alcool pur |
| E - | Monsieur D. a une consommation à risque |

| QCM 12 | Vous décidez de le sensibiliser aux dommages potentiels de l'alcool. |
|---|---|
| A - | L'alcool est responsable de plus de décès par an que le tabac |
| B - | L'alcool a une toxicité hématologique |
| C - | L'alcool est responsable de neuropathie longueur dépendante |
| D - | L'alcool est responsable de cancers du cavum |
| E - | L'alcool est responsable de dyslipidémie |

| QCM 13 | Devant cette consommation excessive d'alcool ; vous réfléchissez à des traitements visant à l'abstinence de l'alcool. Parmi les suivants, lesquels peuvent être prescrits pour diminuer la consommation ou maintenir l'abstinence de l'alcool ? |
|---|---|
| A - | Nalméfène |
| B - | Diazépam |
| C - | Naloxone |
| D - | Disulfiram |
| E - | Oxazépam |

| QCM 14 | Vous abordez le problème de son usage de drogues. Il dit prendre des amphétamines de temps en temps et avoir déjà essayé plusieurs fois la cocaïne en sniff. Concernant les risques liés à l'usage des amphétamines : |
|---|---|
| A - | Le risque majeur lié à son usage est la neuropathie |
| B - | Il y a risque d'insuffisance cardiaque en cas d'usage chronique |
| C - | Il y a un risque élevé de trouble psychiatrique |
| D - | Il y a un risque d'HTA maligne |
| E - | Il n'existe pas de traitement spécifique de son sevrage |

| QCM 15 | Vous le mettez en garde contre la cocaïne : |
|---|---|
| A - | C'est un opioïde de synthèse |
| B - | Il y a un risque cardiovasculaire élevé lié à son usage |
| C - | Des complications ORL sont possibles |
| D - | La méthadone est un de ses traitements de substitution |
| E - | Sa demi vie est d'environ 6 heures |

## APPRECIATION GLOBALE, REFLEXES QCM & ASTUCES QCM

- **Dossier Transversal de prévention : cardiovasculaire, nutrition, addictologie**
- **Connaître sur le bout des doigts l'HTA et ses traitements/effets indésirables (médicaments les plus donnés!)**
- **Connaître quelques scores : Le Fagerström, la dépendance à l'alcool et quantifier les consos**
- **Connaître les effets des principales drogues**

## CORRECTIONS & STRATEGIE QCM

| QCM | STRATEGIE QCM – COMMENTAIRES<br>🕮 Connaissances, Déduction, Arg Fréquence, Formulation, ✕ Eliminer les incorrectes, 1ère idée |
|---|---|
| **1- Réponse : D** | |
| | • 🕮 Homme, 60 ans, ATCD familial masculin < 55 ans, tabagisme. |
| **2- Réponse : B C D** | |
| | • 🕮 sel < 6 g/j ( 3 g = sd néphrotique et syndromes œdémateux majeurs)<br>• 🕮 pastis sans alcool = réglisse = favorise HTA par excès apparent en minéralocorticoïdes (glycyrrhizine)<br>• 5 fruits et légumes par jour, comment l'oublier!<br>• fruits de mer = sel ++ donc à déconseiller pour monsieur |
| **3- Réponse : B** | |
| | • 🕮 3-6 mois de régime sont nécessaires avant ttt sauf HTA sévère ou HR CV donc traitement ic<br>• 🕮 IEC en première intention ou thiazidiques, sauf cas particuliers (coronarien, grossesse...)<br>• 🕮 Acide aristocholique = responsable de la néphropathie aux herbes chinoises, donc pas une bonne idée du tout! |
| **4- Réponse : B** | |
| | • 🕮 HTA = risque cérébral ++ : ACV h > AVC i<br>• 🕮 Cholestérol = coronaires surtout<br>• 🕮 Tabac = AOMI surtout avant le reste<br>Garder en tête que si on continue à baisser la tension jusqu'à 120/70 on gagne légèrement en risque CV mais ce n'est pas l'objectif à atteindre en terme de SP. |
| **5- Réponse : A** | |
| | • 🕮 50% glucides, 30% lipides, 20% protéines recommandées.<br>• 🕮 L'apport protéiné s'évalue par l'urée urinaire/24h (++ pour les néphropathies : 5,5 mmol/24h correspond à 1,2 g/kg/j d'apport protéiné) |

**6- Réponse : E**

- ◻ 2 FDRCV modifiables (tabac et HTA)
- 🕮 tabac = risque CV diminué au bout de 5 ans d'arrêt
- Exercice physique = 30 min par jour. Pas d'indication à l'aspirine ici

**7- Réponse : C D**

- 🕮 Cf. score de Fagerström : à connaître car on peut vous le demander, mais peut être pas jusqu'à calculer le score.

**8- Réponse : A E**

- ✕ Pas de varénicline ni de bupropion en première intention et ici ATCD de dépression donc **CI**
- ✕ Pas de BZD : pas indiqué et risque de lui rajouter une addiction supplémentaire. Toujours penser aux psychothérapies si le patient est motivé

**9- Réponse : B C D**

✕ EPICES = évaluation de la précarité

- 🕮 FACE, DETA et AUDIT-C : évaluent la consommation et la dépendance
- ✕ Fagerström = tabac. Le Jaggerström n'existe pas encore…

**10- Réponse : B C D E**

- 🕮 Cf. le score AUDIT, disponible sur le référentiel en ligne d'addictologie : *cunea*

**11- Réponse : C E**

- 🕮 Bien avoir en tête les repères suivants :
  1 demi 5 ° (attention aux pièges avec des bières à 10°) = 1 unité d'alcool = **10 g** d'alcool pur
  1 bouteille de vin = 7 UA (7 verres de bar de 1 UA)
  une bouteille de 70 cL à 40° = 25 UA ; un verre de 3 cL (bar) = 1 UA
  d'où 1 x 7 + 7 + 25/2 = 26,5
- 🕮 Conso à risque si > 21 (homme) 14 (femme) / semaine

**12- Réponse : B C E**

- 🕮 Alcool = 50 000 morts par an environ < Tabac : 78 000 morts environ
- 🕮 Cancer cavum = un des seuls cancers ORL non lié à l'alcool ou au tabac (EBV + ethnie)
- 🕮 Alcool : Hypertriglycéridémie de type alcoolo-glucido-pléthoro-dépendante

**13- Réponse : A D**

- 🕮 Acamprosate et ✕ Naltrexone (naloxone = antagoniste opiacié) : prévention des rechutes après sevrage
- Disulfiram : prévention des rechutes car effet antabuse (flushes et malaise lors des consommations)
- Nalmefène : prise à la demande si risque de consommer
- 🔓 Ne pas confondre avec les BZD qui sont des traitements du syndrome de sevrage, mais qui ne servent pas à diminuer ou arrêter la consommation

**14- Réponse : B C D E**

- 🕮 Risque aigu le plus important = syndrome d'hyperthermie maligne ; les autres = DSH, HTA maligne
- Autres risques chroniques importants : cardiopathie dilatée, insuffisance rénale, HTAP…

**15- Réponse : B C**

- 🕮 Ce n'est pas un opioïde, c'est un alcaloïde extrait de la coca (#pérou)
- 🕮 Risque d'HTA et d'IDM.
- ✕ Sa demi vie est extrêmement courte : 1h environ : effet flash rapide et descente rapide, dépendance importante

# Cas clinique QCM N° 25

**Vous êtes médecin généraliste et recevez Romain, 40 ans, qui vient vous consulter pour des sensations "bizarres" du bout des doigts de sa main gauche.**

**Ses doigts sont comme morts, changent de couleur et sont parfois douloureux. Ils apparaissent la plupart du temps après exposition au froid.**

**Il décrit avoir eu en hiver des lésions papuleuses violacées des doigts légèrement douloureuses, mais sans ulcération. Les mains sont par ailleurs de couleur et de température normale en dehors de ces phénomènes.**

| QCM 1 | **Quel est/sont votre/vos diagnostic(s) sémiologiques ?** |
|---|---|
| A - | Acrocyanose |
| B - | Phénomène de Raynaud |
| C - | Erythermalgies |
| D - | Engelures |
| E - | Acrorighose |
| **QCM 2** | **Qu'allez-vous rechercher à l'interrogatoire pour différencier Maladie et Syndrome de Raynaud ?** |
| A - | Tabagisme |
| B - | Profession |
| C - | Voyages |
| D - | ATCD familiaux |
| E - | Dysurie |
| **QCM 3** | **A l'examen clinique, que pouvez vous rechercher pour avancer sur l'étiologie (Maladie vs. Syndrome) ?** |
| A - | Hypertrophie cutanée |
| B - | Test au froid |
| C - | Ulcérations digitales |
| D - | Test d'Allen |
| E - | Lésions érythémateuses du visage |
| **QCM 4** | **Votre patient a donc un phénomène de Raynaud unilatéral, depuis quelques années tout au plus, mais de plus en plus invalidant, accompagné d'engelures hivernales. Ces phénomènes prédominent aux 2 derniers doigts de la main.**<br>**Votre patient n'a pas d'ATCD familiaux de Raynaud, ni de maladie particulière. Il n'a pas d'ATCD de maladie particulière hormis une HTA traitée par Aténolol. Il est carreleur depuis 10 ans et a 2 enfants.**<br>**Votre examen clinique succinct est normal.**<br>**Quelles seraient vos principales hypothèses diagnostiques, à ce stade ?** |
| A - | Maladie de Raynaud |
| B - | Sclérodermie systémique |
| C - | Maladie des engins vibrants |
| D - | Syndrome du Marteau hypoténar |
| E - | Syndrome de Raynaud iatrogène |

**QCM 5** **Parmi les maladies suivantes lesquelles peuvent être à l'origine d'un phénomène de Raynaud?**

A - Infection à VIH
B - Maladie de Buerger
C - Syndrome de Goodpasture
D - Cryoglobulinémie
E - Syndrome de la traversée thoracobrachiale

**QCM 6** **Après avoir mieux examiné votre patient, vous retrouvez un Test d'Allen positif à gauche avec un retard de coloration ulnaire. Vous décidez donc de prescrire des examens complémentaires, lesquels?**

A - Echographie Doppler
B - ENMG
C - Recherche spécifique d'Anticorps anti ADN natif
D - NFS
E - Artériographie brachiale

**QCM 7** **L'échographie doppler confirme la thrombose ulnaire et vous évoquez dans ce contexte une maladie professionnelle dont voici les 2 premières colonnes du tableau (Tableau 69). Vous prescrivez un arrêt de travail à votre patient. Concernant ce tableau; quelles sont les réponses correctes ?**

| Désignation des maladies | Délai de prise en charge |
|---|---|
| - A - | |
| Affections ostéo-articulaires confirmées par des examens radiologiques : | |
| - arthrose du coude comportant des signes radiologiques d'ostéophytoses ; | 5 ans |
| - ostéonécrose du semi-lunaire (maladie de Kienböck) ; | 1 an |
| - ostéonécrose du scaphoïde carpien (maladie de Kölher). | 1 an |
| Troubles angioneurotiques de la main, prédominant à l'index et au médius, pouvant s'accompagner de crampes de la main et de troubles prolongés de la sensibilité et confirmés par des épreuves fonctionnelles objectivant le phénomène de Raynaud. | 1 an |
| - B - | |
| Affections ostéo-articulaires confirmées par des examens radiologiques : | |
| - arthrose du coude comportant des signes radiologiques d'ostéophytose ; | 5 ans |
| - ostéonécrose du semi-lunaire (maladie de Kienböck) ; | 1 an |
| - ostéonécrose du scaphoïde carpien (maladie de Kölher). | 1 an |
| - C - | |
| Atteinte vasculaire cubito-palmaire en règle unilatérale (syndrome du marteau hypothénar) entraînant un phénomène de Raynaud ou des manifestations ischémiques des doigts confirmée par l'artériographie objectivant un anévrisme ou une thrombose de l'artère cubitale ou de l'arcade palmaire superficielle. | 1 an (sous réserve d'une durée d'exposition de 5 ans) |

A - L'affection de votre patient correspond à la désignation A
B - Votre patient a dépassé le délai de prise en charge
C - Un examen radiologique supplémentaire est nécessaire pour la prise en charge en tant que maladie professionnelle
D - La profession du patient n'a pas besoin d'être nommée précisément dans le tableau pour être acceptée
E - Toutes les propositions précédentes sont inexactes

**QCM 8** **Votre patient vous demande comment il doit déclarer sa maladie professionnelle.**

A - Il doit apporter la preuve de son exposition au risque
B - Il doit envoyer à son employeur un exemplaire du certificat médical de maladie professionnelle
C - Il doit envoyer à la CPAM le certificat médical de maladie professionnelle
D - Il doit envoyer le certificat médical de maladie professionnelle au CRRMP
E - Toutes les propositions précédentes sont fausses.

**QCM 9** **Concernant la déclaration de maladie professionnelle :**

A - Le patient aura 2 mois pour envoyer le certificat après sa rédaction
B - La CPAM peut contester cette déclaration sous 3 mois
C - Le certificat de déclaration de maladie professionnelle est en 4 exemplaires
D - La CPAM peut demander un délai complémentaire de 3 mois s'il existe des investigations complémentaires à faire
E - Toutes les réponses précédentes sont inexactes.

**QCM 10** **Le patient veut savoir qui prendra en charge ses soins.**

A - Il devra payer ses soins jusqu'à la reconnaissance de MP
B - Il bénéficiera du tiers payant
C - Il bénéficiera de l'exonération du ticket modérateur
D - Il devra payer le forfait hospitalier de 18 euros
E - Toutes les propositions précédentes sont inexactes

**QCM 11** **Le patient est traité et hospitalisé. Il désire savoir combien il percevra pendant son arrêt de travail.**

A - Il percevra l'ensemble de son salaire pendant son arrêt de travail
B - Il percevra des indemnités avec 1 jour de carence
C - Le montant de l'indemnité versée dépend du taux d'ITT
D - Les indemnités journalières sont majorées par rapport à un arrêt de travail sans rapport avec une cause professionnelle
E - Les indemnités journalières sont majorées par rapport à un accident de travail.

**QCM 12** **Le patient arrive à consolidation. Il souhaite revoir son médecin du travail pour discuter de sa carrière. Il travaille dans une entreprise de 35 salariés.**
**Qu'en déduisez-vous de cette situation :**

A - Son entreprise adhère obligatoirement à un service de médecine du travail inter entreprise
B - Son entreprise peut avoir un service autonome de médecine du travail
C - Le patient n'a pas forcément de séquelles
D - Il devra revoir son médecin du travail obligatoirement
E - Toutes les réponses précédentes sont inexactes

**QCM 13** **Concernant la suite de la prise en charge :**

A - Le patient consolidé peut percevoir une rente dépendant du taux d'ITT initial
B - Le patient consolidé peut percevoir une rente dépendant du taux d'IPP actuel
C - La visite de reprise permettra de déclarer le patient inapte le cas échéant
D - La visite de reprise ne pourra être faite qu'auprès d'un médecin du travail
E - Toutes les réponses précédentes sont inexactes

| QCM 14 | **Le patient garde effectivement quelques séquelles fonctionnelles de cet épisode de thrombose.<br>Il bénéficie d'une rente calculée sur son taux d'Incapacité Permanente.<br>Le médecin du travail le déclare inapte après 2 visites et lui propose une réorientation professionnelle. Quelles sont les possibilités ?** |
|---|---|

A - Obligation de reclassement professionnel de la part de l'employeur
B - Conservation du même poste
C - Autre poste dans la même entreprise
D - Autre poste dans une autre entreprise
E - Licenciement uniquement en cas d'impossibilité de reclassement

| QCM 15 | **Le patient est en attente de reclassement professionnel et nous sommes à 2 mois de la prise en charge initiale. Le patient voudrait porter plainte contre son employeur pour l'avoir exposé à ce risque, mais s'inquiète du risque de licenciement. Que lui dites vous ?** |
|---|---|

A - Qu'il est protégé contre le licenciement
B - Qu'il peut porter plainte jusqu'à 3 ans après la reconnaissance de maladie professionnelle
C - Qu'il peut porter plainte auprès du Conseil des Prud'hommes
D - Qu'il peut faire une demande de RQTH auprès de la CPAM afin d'améliorer ses chances de reprise
E - Il peut être licencié s'il refuse des offres de reclassement

## APPRECIATION GLOBALE, REFLEXES QCM & ASTUCES QCM

- **Une fois n'est pas costume : santé publique et médecine interne !**
- **Le phénomène de Raynaud est fréquent en médecine générale, à savoir ++**
- **PEC des MP : à connaître car tombable dans plein de spé (pneumo ++, rhumato ++)**
- **N'oubliez pas qu'avec le format iECN tout est tombable, même les tableaux de MP, les photos de Raynaud, les PBR.**

## CORRECTIONS & STRATEGIE QCM

| QCM | STRATEGIE QCM – COMMENTAIRES<br>🕮 Connaissances, ⊡ Déduction, ▦ Arg Fréquence, 🔓 Formulation, ✕ Eliminer les incorrectes, ⊡ 1ère idée |
|---|---|
| **1- Réponse : B D** | |
| | • 🕮 Erythermalgie = sensation de cuisson, de chaud douloureuse avec érythème objectivable (#syndromemyéloprolifératif)<br>• 🕮 Acrorighose = sensation de froid aux extrémités, purement subjective<br>• 🕮 Acrocholose = sensation de chaud aux extrémités, purement subjective, se voit dans l'alcoolisme chronique entre autres<br>• 🕮 Acrocyanose = acrosyndrome permanent donnant une hypersensibilité au froid avec des mains violacées +/- œdématiées<br>• Allez regarder des photos d'engelures ou de Raynaud si vous n'en avez jamais vu ! |
| **2- Réponse : A B D** | |
| | • ✕ Les 2 autres ne sont pas très pertinentes dans le contexte, même si toutes ces questions sont potentiellement intéressantes en chipotant... |
| **3- Réponse : C D E** | |
| | • ✕ Sclérose cutanée plutôt que hypertrophie, ainsi que des ulcérations digitales (penser à la sclérodermie ++)<br>• 🔓 Test au froid ne permettra pas d'avancer plus sur l'étiologie que l'interrogatoire (mais utile en cas de doute sur l'existence du phénomène de Raynaud)<br>• ⊡ Test d'Allen pour rechercher thrombose ulnaire ou radiale<br>• ⊡ Rechercher des lésions de Lupus, sclérodermie et autres maladies auto immunes est indispensable devant un phénomène de Raynaud ! |
| **4- Réponse : C D E** | |
| | • ⊡ On ne peut pas évoquer une maladie (= idiopathique) de Raynaud devant le caractère unilatéral<br>• ✕ Pas d'argument pour une sclérodermie ici même si on en peut pas l'éliminer<br>• ⊡ Le contexte médicamenteux et professionnel doivent vous alerter. |

**5- Réponse : B D E**

- Goodpasture = tropisme MB glomérulaire et alvéolaire (syndrome pneumorénal)
- Sd de TTB : phénomène de Raynaud positionnel (bras en extension/ abduction)
- La maladie de Buerger (et non de Berger!!), méconnue, est la première cause de Syndrome de Raynaud à évoquer chez un jeune fumeur de cannabis.
- Cryoglobulinémie = pas de piège : troubles de microcirculation en cas de froid ; y penser ++ en dossier d'hépatite C, de maladie auto immune ou hémato

**6- Réponse : A D**

- × On rechercherait tout de même des anti nucléaires, mais pas de DNA (seraient faits dans un second temps)
- Echo doppler pour confirmer la thrombose ulnaire. Artériographie = invasif et non indispensable, mais reste le Gold Standard.

**7- Réponse : D**

> Travaux exposant habituellement à l'utilisation du talon de la main en percussion directe itérative sur un plan fixe ou aux chocs transmis à l'éminence hypothénar par un outil percuté ou percutant.

- Désignation C ; tout en bas, délai = 1 an après cessation de l'activité maximum (mais ici toujours en activité), 5 ans d'exposition nécessaires, ici 10.
- Pour info : 3ème colonne du tableau, désignation C : pas de liste des métiers mais des travaux et activités à risque
- Tableaux de MP à interpréter, parfaitement tombables à l'ECN !

**8- Réponse : A B C**

- Il doit envoyer un exemplaire à son employeur, car il est en arrêt de travail pour MP et à la CPAM pour qu'elle étudie le dossier.
- × Le CRRMP sera sollicité si la maladie est hors tableau ou qu'elle ne répond pas aux critères du tableau, ce qui n'est pas le cas ici.

**9- Réponse : B C D**

- Le patient doit le faire idéalement dans les 2 semaines, mais a jusqu'à 2 ans pour être pris en charge en tant que MP
- La CPAM a 3 mois pour instruire, plus 3 mois si elle requiert des investigations plus poussées (mesures d'exposition, interrogatoires de collègues...)
- Profitez des stages pour regarder comment se présente un formulaire médical de déclaration de MP (ou sur internet) !

**10- Réponse : B C**

- Dès la déclaration de MP, avant la "validation" par la CPAM, celle-ci lui envoie une feuille de MP à présenter partout pour prise en charge de ses frais. Elle devra être renvoyée à la CPAM si la MP n'est pas prise en charge et après consolidation/ guérison.

**11- Réponse : D**

- 🕮 Indemnités 60 % jusqu'au 28ème jour inclus, puis 80% ensuite = comme accident de travail
- 🕮 Pas de délai de carence
- 🕮 Arrêt maladie « classique » = 50 % du salaire et dépend du nombre d'enfants à charge

**12- Réponse : A D**

- 🕮 Entreprise < 500 salariés : inter entreprise ; > 500 : SIE ou autonome, au choix.
- 🕮 Consolidation = séquelles (sinon = guérison)
- ☐ Après tout arrêt pour MP : visite de reprise obligatoire

**13- Réponse : B D**

- 🔓 Ne pas confondre ITT (après blessures ou accident) = "gêne réelle et globale éprouvée par la victime pour effectuer tous les gestes de la vie courante" et IPP (taux d'incapacité permanente partielle) qui définit les séquelles.
- ✕ Attention : bien retenir qu'un avis d'inaptitude ne peut se faire qu'après 2 visites espacées de 2 semaines (sauf si visite de pré reprise dans les 30 jours).
- ✕ Visite de reprise et pré reprise = uniquement médecin du travail.

**14- Réponse : A C D E**

- ☐ Pas de conservation du même poste puisque déclaré inapte!
- 🕮 Reclassement professionnel = obligation de moyens de la part de l'employeur; dans l'entreprise ou dans une entreprise du groupe. Licenciement impossible, sauf si refus du salarié ou impossibilité totale de reclassement prouvée par l'employeur.

**15- Réponse : A B C E**

- 🕮 Protection pendant le licenciement durant la période de reclassement. 3 ans pour porter plainte, et cela se fait auprès des Prud'hommes.
- ✕ RQTH = MDPH, pas la CPAM
- 🕮 Licenciement à risque si refus des offres de reclassement ou si impossibilité de reclassement prouvée.

☑ J'inscris mes notes personnelles pour mieux progresser

# Questions isolées QCM N° 1

**QCM 1 — L'annonce d'un EIAS :**

A - Peut être faite par tout professionnel de santé
B - Doit être repoussée le plus longtemps possible pour trouver un responsable
C - Doit être notée par écrit
D - Peut être protocolisée
E - Toutes les réponses précédentes sont fausses

**QCM 2 — Quelle est la 3ème étape après l'annonce d'un pronostic grave ?**

A - Choc
B - Acceptation
C - Déni
D - Marchandage
E - Toutes les réponses précédentes sont fausses

**QCM 3 — Quelles sont les obligations nées du contrat médecin/patient :**

A - Secret
B - Information du patient
C - Obligation de moyens
D - Obligation de résultat
E - Information de la famille

**QCM 4 — Concernant la relation contractuelle médecin/ patient :**

A - Elle est née de l'arrêt Mercier de 1936
B - Elle impose une exécution personnelle de la prestation médicale
C - Impose d'obtenir le consentement des parents d'un mineur même en cas d'urgence
D - Ne s'applique plus avec un majeur protégé
E - Toutes les propositions précédentes sont fausses

**QCM 5 — Les 4 principes fondamentaux de l'éthique médicale sont :**

A - Autonomie du médecin
B - Bienfaisance
C - Guider le patient
D - Justice
E - Non invasivité

**QCM 6 — L'information médicale en France doit être :**

A - Ecrite
B - Appropriée
C - Partielle
D - Simple
E - Partagée aux proches

| QCM 7 | Quelles sont les dérogations *obligatoires* au secret médical : |
|---|---|
| A - | Maltraitance sur personne mineure |
| B - | Diagnostic de rougeole |
| C - | Déclaration en Maladie Professionnelle |
| D - | Signalement de violences sexuelles sur personne majeure |
| E - | Toutes les propositions précédentes sont fausses |
| **QCM 8** | **Quelles sont les dérogations *facultatives* au secret médical :** |
| A - | Maltraitance sur personne mineure |
| B - | Certificat de SPDT |
| C - | Déclaration d'un Accident de travail |
| D - | Signalement de violences sexuelles sur personne majeure |
| E - | Diagnostic de tuberculose XDR |
| **QCM 9** | **Mr T vient d'être diagnostiqué atteint d'une infection par le virus de l'immunodéficience humaine :** |
| A - | Le médecin doit en informer sa femme le plus rapidement possible |
| B - | Le médecin peut en informer sa femme si le patient refuse |
| C - | Le médecin peut en informer sa maîtresse |
| D - | Le médecin ne peut pas en informer sa maitresse car aucun lien légal ne les unit |
| E - | Toutes les propositions précédentes sont fausses |
| **QCM 10** | **Marjolaine, 23 ans, travaillant chez CoCoChal, vient d'apprendre qu'elle est enceinte :** |
| A - | Elle seule peut en informer son employeur |
| B - | Son médecin du travail peut informer son employeur si Marjolaine est d'accord |
| C - | Son médecin du travail peut en informer son employeur sans son avis si Marjolaine court un risque pour elle ou son fœtus |
| D - | Son médecin du travail peut en informer son employeur si Marjolaine ou son enfant courent un risque, avec son accord |
| E - | Toutes les propositions précédentes sont fausses |
| **QCM 11** | **Concernant le serment d'Hippocrate :** |
| A - | Les médecins prêtent serment sur la version originale |
| B - | Il n'a pas de valeur légale |
| C - | Il n'a pas de valeur déontologique |
| D - | Il récuse l'euthanasie |
| E - | Il met en avant le secret médical |
| **QCM 12** | **Concernant la déontologie médicale et le code de déontologie.** |
| A - | Le code de déontologie est une spécificité médicale |
| B - | Le code de déontologie est une spécificité française |
| C - | Sa première version date de 1847 |
| D - | Il est rédigé et modifié par le conseil national de l'ordre |
| E - | Il fait partie du code de la santé publique |
| **QCM 13** | **Concernant l'EBM :** |
| A - | Elle repose sur 4 étapes clés |
| B - | Elle est largement utilisée en pratique |
| C - | Elle nécessite une expertise clinique |
| D - | Elle est obsolète |
| E - | Toutes les réponses précédentes sont fausses |

| QCM 14 | Quelles sont les 4 étapes de l'EBM : |
|---|---|
| A - | Revue exhaustive de la littérature |
| B - | Application aux différents patients atteints de la pathologie cible |
| C - | Lecture critique de la littérature retrouvée |
| D - | Formulation d'une question |
| E - | Toutes les réponses précédentes sont fausses |

| QCM 15 | Le niveau de preuve de grade 2 d'après la HAS comprend : |
|---|---|
| A - | Etude cas témoin de forte puissance |
| B - | Etude de cohorte |
| C - | Analyse de décisions fondées sur des études bien menées |
| D - | Essai comparatif randomisé de faible puissance |
| E - | Toutes les réponses précédentes sont fausses |

## CORRECTIONS & STRATEGIE QCM

| QCM | STRATEGIE QCM – COMMENTAIRES<br>🕮 Connaissances, ⊡ Déduction, ⊞ Arg Fréquence, ✎ Formulation, ✕ Eliminer les incorrectes, ① 1ère idée |
|---|---|
| **1- Réponse : B C D** | |
| | • ✎ C'est le professionnel responsable du patient qui annonce au patient l'évènement, et le note par écrit dans le dossier<br>L'annonce est faite dès que l'évènement est repéré, les plaintes viennent souvent du manque de communication. |
| **2- Réponse : D** | |
| | • 🕮 |
| **3- Réponse : A B C** | |
| | • La relation contractuelle médecin patient est une obligation de moyens |
| **4- Réponse : A B** | |
| | • 🕮 Arrêt Mercier 1936 : bases de la relation médecin patient "moderne" : à connaître<br>• Accord parental non nécessaire en cas d'urgence vitale, mais à rechercher si possible |
| **5- Réponse : B D** | |
| | • 🕮 Autonomie, Bienveillance, non Malveillance (ne pas causer de préjudice) et Justice |
| **6- Réponse : B D** | |
| | • 🕮 Loyale Claire et appropriée; adaptée. Pas nécessairement écrite, ni nécessairement aux proches, surtout si le patient n'a pas donné son avis ! |

**7- Réponse : B C**

- Attention, paradoxalement les signalements de maltraitance sont facultatifs aux yeux de la loi

**8- Réponse : A D**

- Les autres sont des dérogations obligatoires

**9- Réponse : E**

- ✕ Le médecin ne peut pas informer qui que ce soit sans l'accord du patient, mais doit s'efforcer de convaincre celui ci de le faire

**10- Réponse : A**

- ✕ Seule la femme peut en informer son employeur, mais pas d'avantages sociaux sans déclaration

**11- Réponse : B D E**

- Version initiale d'Hippocrate a été modifiée, puis désormais remplacée par le "serment médical", qui n'est pas le serment d'Hippocrate. Pas de valeur légale mais morale et déontologique. Lisez-le !

**12- Réponse : D E**

- La première version date du régime de Vichy en 1941, puis officialisé en 1947.
  Il est inclus dans le code de santé publique comme le code de déontologie des sages femmes et des chirurgiens dentistes. Il existe d'autres codes de déontologie (pharmaciens, avocats, ...)

**13- Réponse : A C**

- L'EBM est peu utilisée en pratique car elle prend du temps et nécessite une expertise de la situation. Dans la pratique clinique on réfléchit beaucoup par analogie (on compare consciemment ou non à ce que l'on connait ou a vu)

**14- Réponse : C D**

- Etape 1 : formulation de la question,
- étape 2 : étude de la littérature,
- étape 3 : évaluer les résultats,
- étape 4 : application au patient.

Bien entendu la revue exhaustive de la littérature sur un sujet est impossible, même si on essaye de s'en rapprocher

l'EBM s'applique au cas clinique précis d'un seul patient !

**15- Réponse : B D**

- Réponses A et C = niveau de preuve 3

A savoir absolument

# Questions isolées QCM N° 2

| | |
|---|---|
| **QCM 1** | **Concernant les effets indésirables graves (EIG)** |
| A - | Il y a en moyenne 9,2 EIG pour 1 000 jours d'hospitalisation |
| B - | Il y a en moyenne 6,2 EIG pour 1 000 jours d'hospitalisation |
| C - | 2,6% des EIG sont évitables |
| D - | 4,5% des EIG sont évitables |
| E - | Toutes les réponses précédentes sont fausses |
| **QCM 2** | **L'antisepsie correspond à** |
| A - | La destruction permanente de micro-organismes |
| B - | La destruction momentanée de micro-organismes |
| C - | Sur un matériaux ou surface inerte |
| D - | Sur un tissu vivant |
| E - | Toutes les réponses précédentes sont fausses |
| **QCM 3** | **La désinfection correspond à** |
| A - | Destruction permanente de micro-organismes |
| B - | Destruction momentanée de micro-organismes |
| C - | Sur un matériaux ou surface inerte |
| D - | Sur un tissu vivant |
| E - | Toutes les réponses précédentes sont fausses |
| **QCM 4** | **Un effet indésirable associé au soins** |
| A - | Peut être dû à un acte de prévention |
| B - | Est seulement dû à une action thérapeutique |
| C - | Est dit grave seulement s'il prolonge l'hospitalisation de plus de 3 jours |
| D - | Est dit grave seulement s'il entraîne une menace vitale ou un décès |
| E - | Est dit grave s'il entraîne un hospitalisation |
| **QCM 5** | **Concernant les infections associées aux soins (IAS)** |
| A - | Les plus fréquentes sont les infections du site opératoire (ISO) |
| B - | Est par définition survenue dans les 48h après le début de la prise en charge |
| C - | Ne concerne pas les activités de prévention |
| D - | Ne concerne pas une activité de kinésithérapie libérale |
| E - | Les germes les plus souvent impliqués sont les Entérobactéries |
| **QCM 6** | **Concernant la prise en charge des IAS en santé publique** |
| A - | Une Infection urinaire à P. mirabilis doit être signalée |
| B - | Une infection à C. difficile doit être signalée |
| C - | L'instance de signalement au sein de l'établissement de santé est la CME (commission médicale d'établissement) |
| D - | L'instance régionale de contrôle est le C-CLIN |
| E - | Toutes les réponses précédentes sont fausses |

| QCM 7 | Mme U se fait opérer la hanche avec mise en place d'une PTH le 01/11/16, sachant qu'elle avait déjà été opérée de l'appendicite le 01/10/16 |
|---|---|
| A - | Si Mme U a une infection de PTH le 02/11/16 ce n'est plus une IN |
| B - | Si Mme U a une infection de PTH le 01/11/17 cela est toujours considéré comme une IN |
| C - | Si Mme U infecte sa cicatrice d'appendicite le 01/10/17 cela n'est plus une ISO |
| D - | Si Mme U infecte sa cicatrice d'appendicite le 04/11/16 cela est toujours une ISO |
| E - | Si Mme U infecte sa cicatrice d'appendicite le 30/10/16 cela est une ISO |

| QCM 8 | Mr M est atteint d'une méningite. Quelle mesure mettez-vous en place ? |
|---|---|
| A - | Surblouse pour le personnel |
| B - | Chambre individuelle |
| C - | Masque chirurgical pour le personnel |
| D - | Masque FFP2 pour le personnel |
| E - | Masque FFP2 pour le patient |

| QCM 9 | Vous diagnostiquez une pyélonéphrite à E. Coli BLSE chez un de vos patients. Quelle est votre prise en charge? |
|---|---|
| A - | Port de masque FFP1 |
| B - | Port de masque FFP2 |
| C - | Port de gants simple |
| D - | Port de gants stérile |
| E - | Port de Surblouse |

| QCM 10 | L'aléa thérapeutique |
|---|---|
| A - | Est inhérent à l'acte médical |
| B - | Peut être lié à une faute |
| C - | Il dépend de l'état de santé du patient |
| D - | Il peut être maîtrisé |
| E - | Il peut être évitable |

| QCM 11 | En cas d'aléa thérapeutique |
|---|---|
| A - | Le patient peut saisir directement la CRCI |
| B - | Selon la gravité, la procédure sera la conciliation ou judiciaire |
| C - | En cas de conciliation, c'est en premier lieu l'ONIAM qui indemnise le patient |
| D - | La CRCI doit être saisie dans les 10 ans suivant le dommage |
| E - | Toutes les propositions précédentes sont fausses |

| QCM 12 | Selon le modèle de REASON |
|---|---|
| A - | Un accident est une succession d'erreurs non récupérées |
| B - | Les erreurs latentes sont des erreurs d'organisation |
| C - | Les erreurs patentes sont dues à des erreurs d'organisation |
| D - | Les barrières de prévention empêchent la survenue d'erreur |
| E - | Les barrières de récupération empêchent la survenue des conséquences de l'erreur |

| QCM 13 | Concernant l'indemnisation des aléas thérapeutiques |
|---|---|
| A - | Se fait uniquement par le CRCI |
| B - | Peut se faire par voie judiciaire |
| C - | Est versée par l'ONIAM |
| D - | La preuve est à apporter par le demandeur |
| E - | Le délai de prescription est de 20 ans |

| QCM 14 | L'ONIAM |
|---|---|
| A - | Est gratuite |
| B - | Est plus lent que la procédure judiciaire |
| C - | Indemnise les accidents non fautifs |
| D - | Peut parfois indemniser les accidents fautifs |
| E - | Tout est faux |

| QCM 15 | A propos de l'ONIAM |
|---|---|
| A - | Est une institution qui gère les conflits patients / hôpital |
| B - | C'est un fond d'indemnisation |
| C - | Intervient après l'avis des CCI (Commissions de Conciliation et d'Indemnisation) |
| D - | Est sous la tutelle de l'Ordre des Médecins |
| E - | Toutes les propositions précédentes sont fausses |

**CORRECTIONS & STRATEGIE QCM**

| QCM | STRATEGIE QCM – COMMENTAIRES<br>📖 Connaissances, Déduction, Arg Fréquence, Formulation, ✕ Eliminer les incorrectes, 1ère idée |
|---|---|
| **1- Réponse : B C** | |
| | • 📖 : L'épidémiologie est importante à connaître pour mesurer l'ampleur du problème. 2,6% des séjours hospitaliers sont causés par un EIG évitables<br>• En secteur chirurgical, 9,2 EIG pour 1 000 jours d'hospitalisation et en secteur médical 4,7 EIG pour 1 000 jours d'hospitalisation |
| **2- Réponse : B D** | |
| | • 📖 Définition à bien connaître, l'antisepsie est la destruction momentanée de micro-organismes sur un tissu vivant |
| **3- Réponse : B C** | |
| | • 📖 Définition à connaître, la désinfection correspond à la destruction momentanée de micro-organismes sur une surface inerte |
| **4- Réponse : A E** | |
| | • C : Si plus d'un jour d'hospitalisation en plus<br>• D : Pas seulement !! |
| **5- Réponse : E** | |
| | • ✕ : les Infections Urinaires (IU) constituent 30% des IAS, puis viennent les pneumopathies, les ISO et les Bactériémies.<br>• c'est logique que les entérobactéries (BGN) soient majoritaires, suivi des cocci gram plus<br>• B : supérieur à 48h<br>• CD : Eliminer les incorrectes : Tous les professionnels de santé sont concernés pour toutes les activités de soins |
| **6- Réponse : B D** | |
| | • 📖 **:** Ne doivent être signalées que les IAS graves, particulières, entraînant le décès, dues à un germe présent dans l'eau ou l'air (penser à la légionellose!), épidémiques, C. difficile ainsi que les MDO. Signalement au CLIN, +/- signalement externe à l'ARS et/ou ou C-CLIN. Ne pas oublier l'EOH qui met en place les recommandations. |

**7- Réponse : B C E**

- 🕮 : Une infection est considérée comme une ISO dans les 30 jours post-op, et jusqu'à 1 an si mise en place de matériel

**8- Réponse : B C**

- Méningite = précautions gouttelettes
- 🕮 bien différencier des précautions « air » et « contact »

**9- Réponse : C E**

- 🕮 ⓵ : Protection contact pour les BMR, donc gants simple + surblouse

**10- Réponse : A**

- L'aléa n'est pas une faute, est indépendant du patient, non maîtrisable et non évitable

**11- Réponse : A D**

- B faux, conciliation ou amiable
- C non, compromis entre les différentes parties

**12- Réponse : A B D E**

- 🔓 : C faux, Les erreurs patentes sont dues aux erreurs des acteurs de première ligne

**13- Réponse : B C D**

- La CRCI est la voie amiable mais on peut toujours aujourd'hui recourir au juge
- Prescription de 10 ans seulement et à partir des accidents médicaux survenus après septembre 2001

| 14- Réponse : A C D | |
|---|---|
| | • 1 +++++<br>• Plus rapide, car pas de jugement à rendre, donc plus fluide<br>• Indemnise les accidents fautifs s'il y a une défaillance de l'assurance |

| 15- Réponse : B C | |
|---|---|
| | • ONIAM sous la tutelle du ministère de la santé<br>• Pas confondre CCI et ONIAM |

# Questions isolées QCM N° 3

**QCM 1** **Concernant le médecin traitant et le parcours de soins coordonné :**

A - La désignation du médecin traitant peut se faire dès l'âge de 18 ans
B - Un médecin peut refuser d'être désigné comme médecin traitant
C - Le parcours de soins coordonné a été instauré avec la loi Léonetti du 22 avril 2005
D - Le parcours de soins coordonné permet un meilleur remboursement d'une consultation de Dermatologie
E - La pédiatrie, la gynécologie et l'ophtalmologie ne sont pas concernées par le parcours de soins coordonné

**QCM 2** **Le dossier médical du petit Ray 5 ans, hospitalisé pour une torsion testiculaire sera conservé au minimum :**

A - 18 ans
B - Jusqu'à ses 18 ans
C - 28 ans
D - Jusqu'à ses 28 ans
E - Jusqu'à ses 25 ans

**QCM 3** Dans le cadre du parcours de soins le Médecin traitant

A - Est choisi par le patient
B - Est choisi par la sécurité sociale
C - Est choisi par la mutuelle du patient
D - La mutuelle donne son accord
E - Le médecin donne son accord

**QCM 4** **Concernant le dossier médical**

A - Il contient des informations formalisées sur le patient
B - Il contient les notes personnelles du médecin
C - Il contient les notes personnelles des praticiens paramédicaux
D - Contient les informations des tiers à propos du patient
E - Contient les informations du patient à propos des tiers

**QCM 5** **Concernant l'accès au dossier médical pour les personnes sous mesure de protection :**

A - L'accès est autorisé au majeur sous curatelle
B - L'accès est autorisé au majeur sous tutelle
C - L'accès est autorisé au majeur sous sauvegarde de justice
D - L'accès est autorisé au majeur sous mandat de protection future
E - C'est au tuteur ou curateur de faire la demande

**QCM 6** **Valentin, 15 ans, souhaite avoir accès à son dossier médical suite à son opération de l'appendicite :**

A - L'accès lui est autorisé directement
B - L'accès direct lui est refusé
C - L'accès direct est autorisé si ses parents sont d'accord
D - Ses parents peuvent y avoir accès avec son accord
E - Ses parents peuvent y avoir accès sans son accord

| QCM 7 | Concernant la conservation du dossier médical hospitalier d'un patient : |
|---|---|
| A - | 10 ans après son dernier séjour dans l'établissement |
| B - | 20 ans après son dernier séjour dans l'établissement |
| C - | 30 ans après son dernier séjour dans l'établissement |
| D - | 10 ans au moins après son dernier séjour si décès dans l'établissement |
| E - | 20 ans au moins après son dernier séjour si décès dans l'établissement |

| QCM 8 | Concernant le dossier médical |
|---|---|
| A - | Il suit les mêmes règles dans un hôpital public ou privé |
| B - | Suit les mêmes règles à l'hôpital ou en cabinet libéral |
| C - | Est composé de 2 parties : partie médicale et partie en rapport avec des tiers |
| D - | La partie 2 n'est pas accessible au patient |
| E - | Toutes les réponses précédentes sont fausses |

| QCM 9 | Concernant les règles de conservation du dossier médical |
|---|---|
| A - | Patient majeur : 10 ans après dernier séjour dans l'établissement |
| B - | Patient mineur : 10 ans après sa majorité |
| C - | Patient décédé : destruction du dossier médical en l'absence d'obstacle médico légal |
| D - | Ils doivent être sécurisés, qu'ils soient écrits ou informatisés |
| E - | La décision de destruction d'un dossier médical est prise par le président de la CME |

| QCM 10 | Concernant l'accès au dossier médical : |
|---|---|
| A - | Le patient a un accès direct à son dossier |
| B - | Un délai de réflexion de 48h est systématique pour l'hôpital |
| C - | L'accès est total pour les ayants-droit si le patient ne s'y était pas opposé de son vivant |
| D - | L'accès se fait par lettre recommandée |
| E - | Toutes les réponses précédentes sont fausses |

| QCM 11 | Concernant le dossier médical personnel (DMP) : |
|---|---|
| A - | Tous les établissements doivent en créer un et le conserver |
| B - | Le patient et le médecin traitant ont un accès automatique au DMP |
| C - | A pour vocation une meilleure coordination des soins |
| D - | Le DMP est une réussite |
| E - | Toutes les réponses précédentes sont fausses |

| QCM 12 | Vous êtes interne en réanimation médicale et l'un de vos patients est décédé à cause d'une faute grave de votre part. La famille souhaite porter plainte contre vous. Quelle(s) responsabilité(s) peut(vent) être impliquée(s) ? |
|---|---|
| A - | Pénale |
| B - | Civile |
| C - | Administrative |
| D - | Ordinale |
| E - | Aucune des responsabilités ci-dessus |

| QCM 13 | A propos des droits, devoirs et limitations d'activité de l'interne : |
|---|---|
| A - | Elaboration de diagnostics |
| B - | Droit de prescriptions non limité en terme de thérapeutique |
| C - | Rédaction d'observations dans le dossier médical |
| D - | Rédactions de certains certificats |
| E - | Rédaction de certificats sur réquisition |

| QCM 14 | **Quel(s) élément(s) doit(vent) apparaître dans le dossier médical ?** |
|---|---|
| A - | Procédure collégiale |
| B - | Appel du médecin traitant |
| C - | Appel de la famille |
| D - | Compte rendu d'anatomopathologie |
| E - | Examen clinique de l'étudiant en sémiologie |

| QCM 15 | **Concernant l'accès au dossier médical, qui peut y avoir accès de façon générale ?** |
|---|---|
| A - | Le patient |
| B - | Le majeur sous tutelle |
| C - | Un tiers |
| D - | L'autorité judiciaire |
| E - | Toutes les propositions précédentes sont fausses |

CORRECTIONS & STRATEGIE QCM

| QCM | STRATEGIE QCM – COMMENTAIRES<br>🕮 Connaissances, ⌑ Déduction, ▦ Arg Fréquence, ⚲ Formulation, ✕ Eliminer les incorrectes, ⓵ 1ère idée |
|---|---|
| **1- Réponse : B D E** | |
| | **🕮 Dès 16 ans. Il y a liberté du patient de choisir son médecin traitant (qui peut être un spécialiste !) et liberté du médecin de refuser ou d'accepter.**<br>• La déclaration peut se faire sur internet ou via le médecin avec la carte vitale. Loi "Léonetti" = loi sur la fin de vie (à ne pas confondre avec la Loi d'hospitalisation sans consentement du 05 juillet 2011...).<br>• 🕮 Loi HPST = 2009 : création des ARS, etc. Avoir au moins entendu parler de quelques lois phares. |
| **2- Réponse : D** | |
| | • 🕮 Majorité plus 10 ans minimum ! |
| **3- Réponse : A E** | |
| | • Pour l'instant les mutuelles n'ont pas leur mot à dire (contrairement aux USA), mais de plus en plus les mutuelles "conseil" des spécialistes agréés par eux ... |
| **4- Réponse : A B C D E** | |
| | • ⚲ Attention : le dossier peut contenir absolument tout tout tout mais tout ne sera pas accessible au patient, à bien nuancer ! |
| **5- Réponse : A C D E** | |
| | • 🕮 |
| **6- Réponse : D E** | |
| | • 🕮 L'accès au dossier d'un mineur non émancipé ne lui est pas autorisé, seuls ses parents ont ce droit avec ou sans son accord (même si son accord est préférable). |

**7- Réponse : B D**

- 📖 20 ans si vivant, 10 ans si décès moins de 10 ans après son dernier passage dans l'établissement
- Mineurs (cf. QI) : majorité + 10

**8- Réponse : A**

- ✕ Dossier médical = tous les établissements hospitaliers, mais pas de loi régissant le dossier chez le praticien libéral (mais incitation à se calquer sur le dossier hospitalier)
- 📖 3 parties ! Pas très concret, mais ayez au moins ça en tête pour ne pas tomber dans des pièges grossiers :
  1 = CS externes, admission, séjour hospitalier
  2 = Fin du séjour hospitalier
  3 = recueilli auprès de tiers

**9- Réponse : B D**

- On insiste beaucoup dessus mais c'est des questions potentiellement discriminantes
- Plus de recours au médecin obligatoire

C faux : accès limité aux informations permettant de déterminer la cause du décès, de défendre la mémoire du défunt, de faire valoir leurs droits ; et pas d'accès aux informations recueillies auprès de tiers.

**10- Réponse : A B D**

**11- Réponse : C**

- ✕ A : le DMP est différent du dossier médical d'établissement
- B : Seul le patient a un accès au DMP de façon automatique, et gère le droit d'accès à ce dossier
- D : DMP = beaucoup de retard mais commence à se développer

**12- Réponse : A B**

- ✕ 📖 Attention, responsabilité déontologique/ordinale que pour les médecins thésés

**13- Réponse : A C D**

- 📖 prescriptions limitées (ex : médicaments d'exception, et reste délégué au sénior), pas réquisitionnable

| 14- Réponse : A B C D | |
|---|---|
| | • ✕ |
| **15- Réponse : B C** | |
| | • ✕ Pas de tiers, sauf ayants-droit du patient sous conditions |

# Questions isolées QCM N° 4

**QCM 1 — Concernant le don d'organes sur donneur décédé**

A - Peut se faire dans tous les établissements de santé équipés d'un bloc chirurgical
B - Il est obligatoire de consulter le registre national des donneurs
C - Chaque cas doit être déclaré à l'ANSM
D - Repose sur la loi de bioéthique révisée en 2004
E - Toutes les réponses précédentes sont fausses

**QCM 2 — Concernant les donneurs vivants**

A - L'indication est uniquement thérapeutique
B - Le cousin germain du malade peut donner
C - Le don croisé est possible mais pas à plus de 3 couples donneurs/receveurs
D - Le donneur devra passer devant le tribunal de police
E - Toutes les réponses précédentes sont fausses

**QCM 3 — Concernant l'AMP**

A - Concerne uniquement les couples hétérosexuels
B - Il faut au moins 1 parent vivant
C - Les parents doivent être en âge de procréer
D - Dans un but de traiter l'infertilité du couple uniquement
E - La demande doit être écrite

**QCM 4 — Concernant la Greffe**

A - Le médecin préleveur et celui qui greffe sont légalement 2 médecins différents en cas de donneur décédé
B - Elle se fait dans un établissement autorisé après avis de la pharmacovigilance
C - Une greffe n'est jamais faite en urgence
D - Le temps d'ischémie froide correspond au temps entre la mort du donneur et la mise dans le liquide de conservation
E - Toutes les réponses précédentes sont fausses

**QCM 5 — Les contre-indications au don d'organe sont**

A - ATCD de cancer
B - Toutes les maladies infectieuses
C - Alzheimer
D - Creutzfeldt Jacob
E - Toutes les réponses précédentes sont fausses

**QCM 6 — Les critères pris en compte pour la liste d'attente sont**

A - L'âge
B - La compatibilité HLA
C - Le sexe
D - l'urgence vitale
E - Toutes les réponses précédentes sont fausses

| QCM 7 | Concernant la limitation de soins |
|---|---|
| A - | LATA et euthanasie sont synonymes |
| B - | La nutrition et l'hydratation ne sont pas concernées par la limitation de soins |
| C - | La décision de limitation de soins est collégiale |
| D - | La limitation de soins ne concerne que les unités de soins palliatifs |
| E - | La limitation de soins est toujours traumatisante pour le patient |
| **QCM 8** | **Concernant la décision de LATA** |
| A - | La décision est prise par le médecin en charge |
| B - | Un avis motivé d'au moins un médecin consultant est obligatoire |
| C - | La décision est prise en concertation avec l'équipe soignante également |
| D - | La personne de confiance prend la décision finale |
| E - | Est impossible pour les mineurs |
| **QCM 9** | **Concernant la tutelle** |
| A - | Est une mesure durable dans le temps |
| B - | Un majeur sous tutelle garde le droit d'être élu |
| C - | Un majeur sous tutelle garde le droit de vote |
| D - | Un majeur sous tutelle garde la gestion de son compte en banque |
| E - | Un majeur sous tutelle a une perte totale de ses droits civils et civiques |
| **QCM 10** | **Concernant la demande de mise sous tutelle** |
| A - | Elle nécessite obligatoirement un certificat médical par un médecin inscrit sur une liste spécifique |
| B - | Elle nécessite obligatoirement un certificat médical fait le plus souvent par le médecin généraliste du patient |
| C - | Peut être demandée par un proche |
| D - | Peut être demandée par le procureur de la république |
| E - | Peut être demandée par la personne elle même |
| **QCM 11** | **Concernant la curatelle** |
| A - | Est une mesure durable dans le temps |
| B - | Un majeur sous curatelle garde le droit d'être élu |
| C - | Un majeur sous curatelle garde le droit de vote |
| D - | Un majeur sous curatelle garde le droit d'être juré |
| E - | Un majeur sous curatelle a une perte totale de ses droits civils et civiques |
| **QCM 12** | **Concernant la sauvegarde de justice** |
| A - | Est une mesure dite légère |
| B - | Est transitoire |
| C - | Est pérenne |
| D - | Le majeur conserve son droit de vote |
| E - | Le majeur conserve son droit d'être élu |
| **QCM 13** | **Concernant la sauvegarde de justice** |
| A - | Elle est valable 2 ans |
| B - | Renouvelable 2 fois |
| C - | Peut être arrêtée par décision du juge des tutelles |
| D - | Peut être arrêtée par décision du procureur de la république |
| E - | Peut être arrêtée au bout d'un an |

| QCM 14 | Concernant le mandat de protection future |
|---|---|
| A - | Peut concerner un majeur sous curatelle |
| B - | Peut concerner un majeur sous tutelle |
| C - | Nécessite un certificat médical |
| D - | Prend action lorsque le mandant n'est plus capable de se prendre charge |
| E - | Est révocable ou modifiable à tout moment |

| QCM 15 | Concernant le mandataire |
|---|---|
| A - | On priorise un mandataire judiciaire |
| B - | Si le mandant est marié, ce sera obligatoirement le conjoint le mandataire |
| C - | Un proche peut être mandataire |
| D - | Est désigné par le juge |
| E - | Est désigné par le médecin traitant |

**CORRECTIONS & STRATEGIE QCM**

| QCM | STRATEGIE QCM – COMMENTAIRES<br>🕮 Connaissances, ◻ Déduction, ▦ Arg Fréquence, 🔓 Formulation, ✕ Eliminer les incorrectes, 🄸 1ère idée |
|---|---|
| **1- Réponse : E** | |
| | • Eliminer les incorrectes<br>• A : Seulement les établissements autorisés par le ministère de la santé et après avis de l'agence de biomédecine<br>• B : 🔓 il faut consulter obligatoirement le registre des REFUS !<br>• C : déclaré au préalable à l'agence de biomédecine<br>• D : Loi bioéthique de 1994 révisée en 2004 puis 2011 |
| **2- Réponse : A B** | |
| | • Connaissance : Indication scientifique uniquement pour les donneurs décédés<br>• Eliminer les incorrectes : 2 couples maximum pour l'instant<br>• Le tribunal de grande instance se charge d'auditionner les donneurs vivants |
| **3- Réponse : A C E** | |
| | • Les 2 parents doivent être vivants<br>• L'AMP peut servir à empêcher la transmission de maladie grave également |
| **4- Réponse : E** | |
| | • Il ne faut pas confondre médecin préleveur et médecin qui constate le décès. Le médecin préleveur se déplace et revient avec le greffon<br>• 🔓 : biovigilance, que pour les établissements de greffe (le prélèvement peut se faire dans des établissements non autorisés)<br>• Certaines greffes sont des urgences, telle que la greffe hépatique lors d'une hépatite fulminante<br>• Ischémie froide = temps de prélèvement – réalisation de l'anastomose artérielle |
| **5- Réponse : A C D** | |
| | • A non, pas toutes les maladies infectieuses<br>• Les maladies neurodégénératives sont des contre-indications<br>• Tous les cancers ne sont pas des contre-indications (ex : basocellulaire) mais la majorité le sont |
| **6- Réponse : A B D** | |
| | • Question sans difficultés, le sexe n'est pas pris en compte pour la liste d'attente |

**7- Réponse : C**

- A pourrait être considéré comme un MZ d'avant !!
- On peut arrêter l'hydratation et la nutrition
- La LATA concerne tous les services +++

**8- Réponse : A B C**

- E faux, ✖
- C'est le médecin qui prend la décision finale+++

**9- Réponse : A E**

- Connaissance : Tutelle est le plus haut niveau de protection d'une personne, elle n'a plus aucun droit et doit être représentée constamment dans sa vie

**10- Réponse : A C D E**

- Connaissance, ne pas hésiter à consulter le site du gouvernement : Service-Public.fr qui est bien fait

**11- Réponse : A C**

- Connaissance, 🔓 ✖
- Sous curatelle, le majeur perd le droit d'être élu ou juré
- Perte partielle de ses droits civils et civiques

**12- Réponse : A B D E**

- A Conservation droit civils et civiques ℹ

**13- Réponse : C D E**

- Valable 1 an renouvelable 1 fois ℹ
- E vrai à l'expiration des 1 an si non renouveler
- Juge des tutelles si sauvegarde judiciaire, procureur si sauvegarde médicale

**14- Réponse : A C D**

- Pas les majeurs sous tutelle (protection déjà maximale) ✕
- Est révocable tant qu'il n'a pas pris cours !

**15- Réponse : C D**

- On priorise une personne proche du mandant plutôt qu'un mandataire judiciaire
- Si la personne a désigné par avance un mandataire autre que le conjoint ce sera bien celui désigné
- Le juge va désigner le mandataire, pas le médecin traitant

# Questions isolées QCM N° 5

| QCM 1 | **Concernant les certificats médicaux, quelle(s) est(sont) la(les) réponse(s) exacte(s)?** |
|---|---|
| A - | Ils peuvent être réalisés par tout interne en médecine |
| B - | Un médecin peut refuser la rédaction d'un certificat |
| C - | Peut être remis aux parents d'un enfant |
| D - | Ils ne doivent pas contenir de jugement de valeur ou d'éléments subjectifs à caractère non médical |
| E - | Ils peuvent être posthumes |
| **QCM 2** | **Que risque-t-on à remplir un faux certificat ou de complaisance** |
| A - | Jusqu'à 5 ans de prison |
| B - | Jusqu'à 10 ans de prison |
| C - | Jusqu'à 50 000 euros d'amende |
| D - | Jusqu'à 75 000 euros d'amende |
| E - | Jusqu'à 100 000 euros d'amende |
| **QCM 3** | **Un certificat doit** |
| A - | Comprendre l'identification du patient obligatoirement |
| B - | Comprendre l'identification du médecin obligatoirement |
| C - | Description de l'examen clinique au conditionnel |
| D - | Etre daté |
| E - | Etre remis en main propre au patient |
| **QCM 4** | **Concernant le certificat de coups et blessures** |
| A - | Le médecin va déterminer la durée d'ITTP (incapacité totale de travail personnel) |
| B - | Le médecin va déterminer la durée d'ITT (incapacité temporaire de travail) |
| C - | Il permet à la victime d'apporter la preuve du préjudice |
| D - | Permet de déterminer la juridiction compétente pour juger de l'affaire |
| E - | Peut être rédigé sous réquisition |
| **QCM 5** | **Quels certificats sont prévus par la loi** |
| A - | Certificats de décès |
| B - | Certificats d'IVG |
| C - | Certificats de dispense scolaire |
| D - | Certificats de non contre-indications à la pratique sportive |
| E - | Certificats d'accident de travail |
| **QCM 6** | **Noémie schizophrène stabilisée sous risperdal et tercian souffre d'une colique néphrétique moyennement douloureuse. Vous envisagez une hospitalisation qu'elle refuse** |
| A - | Vous lui faite une sortie contre avis médical |
| B - | Vous la retenez en lui mentant sur les risques |
| C - | Vous organisez une SPDT en cas de péril imminent |
| D - | Vous organisez une SPDT classique |
| E - | Vous organisez une SPDRE |

| QCM 7 | Concernant les SPDT procédure classique |
|---|---|
| A - | Est réglementée par l'article 3212-1 |
| B - | Comprend obligatoirement 2 certificats médicaux par 2 médecins hors établissement d'accueil |
| C - | Comprend obligatoirement une demande d'un tiers |
| D - | Le consentement du patient doit être recherché |
| E - | Toutes les réponses précédentes sont fausses |
| **QCM 8** | **Concernant les SPDT procédure d'urgence** |
| A - | Est réglementée par l'article 3212-2 |
| B - | Comprend un seul certificat par un médecin hors établissement d'accueil |
| C - | La demande d'un tiers n'est pas nécessaire |
| D - | Il existe un risque grave d'atteinte à l'intégrité du patient |
| E - | Les certificats des 24h et 72h devront être rédigés par deux psychiatres différents |
| **QCM 9** | **Concernant les SPDT en péril imminent** |
| A - | Est réglementé par l'article 3212-3 |
| B - | Il n'est pas nécessaire de chercher un tiers |
| C - | Comprend obligatoirement 2 certificats médicaux par 2 médecins hors établissement d'accueil |
| D - | L'admission est prononcée par le préfet par arrêté |
| E - | Toutes les propositions précédentes sont fausses |
| **QCM 10** | **Concernant les SPDRE** |
| A - | Est réglementée par l'article 3213-1 |
| B - | Le certificat médical peut être réalisé par un médecin de l'établissement d'accueil |
| C - | Cette procédure intervient en cas d'atteinte à l'ordre public ou à la sûreté des personnes |
| D - | En cas de procédure d'urgence un certificat n'est pas nécessaire |
| E - | Le JLD n'intervient pas en cas de SDRE |
| **QCM 11** | **Concernant les OPP (ordonnances de placements provisoires)** |
| A - | Ne s'appliquent qu'aux mineurs |
| B - | En cas de procédure civile, le placement ne peut pas dépasser 15 jours |
| C - | Un certificat médical est nécessaire |
| D - | En cas de procédure pénale, peuvent imposer des soins psychiatriques |
| E - | Peuvent concerner des enfants en danger |
| **QCM 12** | **Concernant les OPP (ordonnances de placements provisoires)** |
| A - | Peuvent être décidées par le juge des enfants |
| B - | Peuvent être décidées par le procureur de la république |
| C - | Sont régies par la loi de 2009 |
| D - | Sont une alternative aux soins sans consentement |
| E - | Toutes les propositions précédentes sont fausses |
| **QCM 13** | **Concernant la SPDRE** |
| A - | Est réglementée par l'article 3212-1 |
| B - | Est réglementée par l'article 3213-1 |
| C - | Est réglementée par l'article 3214-1 |
| D - | Est réglementée par l'article 3212-2 |
| E - | Est réglementée par l'article 3213-2 |

| QCM 14 | La fin de l'admission en SPDT peut |
|---|---|
| A - | Se faire à tout moment sur certificat médical |
| B - | Par décision du JLD (Juge des libertés et de la détention) |
| C - | Demande de la famille |
| D - | Par défaut de certificat à échéance |
| E - | Toute les réponses sont fausses |

| QCM 15 | Concernant le SPDT en péril imminent : |
|---|---|
| A - | Est réglementé par l'article 3212-1 |
| B - | Est réglementé par l'article 3213-1 |
| C - | Est réglementé par l'article 3212-1-2-1 |
| D - | Est réglementé par l'article 3212-1-2-2 |
| E - | Est réglementé par l'article 3212-2-1-1 |

## CORRECTIONS & STRATEGIE QCM

| QCM | STRATEGIE QCM – COMMENTAIRES<br>🕮 Connaissances, ⊡ Déduction, ▦ Arg Fréquence, ✍ Formulation, ✕ Eliminer les incorrectes, ⊡ 1ère idée |
|---|---|
| **1- Réponse : B C D E** | |
| | • Un certificat médical doit être fait par un médecin thésé, remis en main propre sauf pour les enfants (remis aux parents), en cas de décès (ayants-droit), ou réquisition<br>• Il doit contenir uniquement des éléments factuels, les faits allégués doivent être au conditionnel ou entre guillemets |
| **2- Réponse : A D** | |
| | • Il est important de connaitre les risques encourus, risque pénal mais également ordinal et civil |
| **3- Réponse : A B D E** | |
| 3 | • Un certificat doit avoir toutes ses composantes<br>• L'interrogatoire doit être au conditionnel, l'examen clinique est au présent |
| **4- Réponse : A C D E** | |
| | • ITTP : incapacité totale de travail personnel appréciée indept du travail de la personne, à différencier de l'ITT incapacité temporaire de travail = arrêt de travail<br>• ITTP cut off à 8 jours pour volontaire, 3 mois si involontaire pour différencier contravention du délit |
| **5- Réponse : A B D E** | |
| | • Connaissance : Certificat de dispense scolaire non prévu par la loi mais réalisable |
| **6- Réponse : A** | |
| | • A Jamais mentir au patient, cela est toujours une faute grave<br>• Ensuite pour organiser une SPDT ou SPDRE il faut une absence de consentement possible, hors là on peut l'avoir car elle est stabilisée et ce n'est pas un trouble psy donc NON NON NON |

**7- Réponse : A C D**

- 🔓 : B faux, seul 1 hors établissement d'accueil

**8- Réponse : D E**

- Article 3212-3
- Le médecin peut être de l'établissement d'accueil

**9- Réponse : E**

- Article 3212-1-2
- Il faut toujours rechercher un tiers
- 1 seul certificat par un médecin hors établissement d'accueil est nécessaire
- L'admission est prononcée par le directeur de l'établissement

**10- Réponse : A C D**

- B éliminer les incorrects : médecin hors établissement
- Si urgence un avis médical est nécessaire
- Le JLD intervient de la même façon que pour les SPDT

**11- Réponse : A B C D E**

- Connaissance : Si enfant en danger : durée max 6 mois

**12- Réponse : B D**

- Connaissance : Si procureur : saisie sous 8j du Juge des enfants
- Régies par la loi 2011 protection des patients

**13- Réponse : A**

- Article 3213-1 par cœur

**14- Réponse : A B C D**

- La famille ou un proche peut obtenir la fin de la mesure de contrainte sauf si un psychiatre atteste que l'arrêt des soins entrainerait « un péril imminent pour le patient »

**15- Réponse : C**

- 🄸, à savoir par Cœur article 3212-1-2-1 du code de la santé publique

# Questions isolées QCM N° 6

**QCM 1 — Concernant l'examen d'une victime de violence**

A - Cet acte peut concerner tout médecin, peu importe sa spécialité
B - Cet examen permet de fixer l'IPP (incapacité partielle permanente)
C - Le consentement de la victime n'est pas nécessaire
D - Cet examen peut aider le magistrat à qualifier les faits de violence
E - Toutes les réponses précédentes sont fausses

**QCM 2 — Concernant l'ITT (incapacité temporaire de travail)**

A - Se définit par l'incapacité de réaliser son activité professionnelle
B - Ne peut pas s'appliquer à des enfants ou des personnes sans emploi
C - Est relative à l'autonomie de la personne
D - Aide à qualifier des faits en contraventions ou délit
E - Toutes les réponses précédentes sont fausses

**QCM 3 — A propos de la qualification des faits de violence**

A - Dépend de l'ITT et de la qualité de l'auteur des faits
B - Des violences volontaires avec ITT de moins de 8j relèvent de contraventions
C - Des violences involontaires avec ITT de plus de 8j relèvent d'un délit
D - Des violences volontaires avec ITT de plus de 8j relèvent de délit
E - Des violences involontaires avec ITT de moins de 90j relèvent de contraventions

**QCM 4 — A propos des lésions lors de violences physiques**

A - Les contusions sont le résultat d'objets tranchants
B - Il existe 4 degrés de contusions
C - L'hématome est une collection de sang dans une cavité pré-formée
D - L'érythème est une extravasation de sang dans les tissus sous-cutanés
E - Les plaies réalisent des solutions de continuité du revêtement cutané

**QCM 5 — A propos des violences psychiques**

A - La réaction psychologique à une agression est stéréotypée
B - L'état de stress aigu peut être retrouvé après une agression
C - L'état de stress post-traumatique repose sur des signes cardinaux
D - Syndrome de répétition, reviviscence, évitement et hypervigilance sont les piliers du PTSD (post traumatic stress disorder)
E - La prostration fait partie de la réaction émotionnelle normale

**QCM 6 — Concernant les violences sexuelles**

A - Une agression sexuelle se définit par une atteinte commise par violence, contrainte, menace ou surprise
B - L'exhibition et le harcèlement sexuel sont des formes de violence sexuelle
C - Tout médecin peut réaliser l'examen de la victime de violences sexuelles
D - Le certificat médical doit comporter le diagnostic de viol ou agression sexuelle
E - L'examen physique doit être le plus exhaustif possible

| QCM 7 | Concernant les enfants victimes de violences |
|---|---|
| A - | Le syndrome de Silverman est uniquement radiologique |
| B - | L'hématome extra dural est évocateur de "bébé secoué" |
| C - | Des troubles de l'hémostase écartent une maltraitance |
| D - | Le syndrome de Münchhausen par procuration est une forme de maltraitance |
| E - | Une pathologie évoluée peut révéler une carence de soins |

| QCM 8 | Concernant la protection de l'enfant |
|---|---|
| A - | Les informations préoccupantes sont transmises au procureur de la république |
| B - | Le signalement judiciaire n'est pas une obligation de dérogation au secret médical |
| C - | Le président du conseil général peut ordonner une ordonnance de placement provisoire |
| D - | L'assistance éducative peut se faire en milieu ouvert |
| E - | Toutes les réponses précédentes sont fausses |

| QCM 9 | Quels sont les rôles de la PMI |
|---|---|
| A - | Assure les consultations pré-natales et post-natales |
| B - | Rôle de formation, de surveillance et de contrôle des assistantes sociales |
| C - | Rôle de formation, de surveillance et de contrôle des sages femmes |
| D - | Contrôle et surveille les établissements et service d'accueil des enfants de moins de 6 ans |
| E - | Rôle de prévention et dépistage des handicaps des enfants de moins de 6 ans |

| QCM 10 | Concernant la PMI |
|---|---|
| A - | A un rôle de gestion du signalement administratif |
| B - | A un rôle de gestion du signalement judiciaire |
| C - | A un rôle de recueil et de traitement des certificats médicaux obligatoires |
| D - | A un rôle de recueil et de traitement de tous les certificats médicaux des enfants de moins de 6 ans |
| E - | Est un service départemental |

| QCM 11 | Concernant le syndrome de Münchhausen par procuration |
|---|---|
| A - | N'est pas décrit dans les classifications internationales |
| B - | Correspond à un trouble factice |
| C - | Les majeurs sont les principales victimes de ce syndrome |
| D - | Les signes disparaissent lorsque la victime est séparée du responsable des symptômes |
| E - | La motivation du comportement de la personne est de jouer le rôle du malade |

| QCM 12 | Quels sont les facteurs de risques de maltraitance chez l'enfant |
|---|---|
| A - | Prématurité |
| B - | Handicap |
| C - | Grossesse gémellaire |
| D - | Grossesse compliquée |
| E - | Trouble du développement |

| QCM 13 | Quels sont les facteurs de risque de maltraitance chez les parents |
|---|---|
| A - | Grossesse non désirée |
| B - | Jeune âge |
| C - | Syndrome bipolaire |
| D - | Schizophrénie |
| E - | ATCD de maltraitance |

| QCM 14 | Concernant le signalement administratif |
|---|---|
| A - | Se fait à la CRIP (Cellule de Recueil des Informations Préoccupantes) |
| B - | Se fait au Juge des enfants |
| C - | Doit être systématique en cas de situations préoccupantes |
| D - | Ne doit être déclenché que dans les cas les plus graves |
| E - | Toutes les réponses précédentes sont fausses |
| **QCM 15** | **Concernant le signalement judiciaire** |
| A - | Se fait au juge des enfants |
| B - | Se fait au procureur de la république |
| C - | Nécessite un certificat médical initial |
| D - | Se déclenche au moindre doute |
| E - | Ne se déclenche que dans les cas les plus graves |

## CORRECTIONS & STRATEGIE QCM

| QCM | STRATEGIE QCM - COMMENTAIRES<br>🕮 Connaissances, ⊡ Déduction, ▦ Arg Fréquence, ♪ Formulation, ✕ Eliminer les incorrectes, ⊡ 1ère idée |
|---|---|
| **1- Réponse : A D** | |
| | • Eliminer les incorrectes : ne pas confondre avec l'Incapacité Temporaire de travail<br>• C Obligatoire, comme pour tous examens quels qu'ils soient (équivalent d'un MZ) |
| **2- Réponse : C D** | |
| | • Connaissance et ⊡ : A : incapacité à se livrer à des activités de la vie quotidienne de façon habituelle |
| **3- Réponse : A B D E** | |
| | • Connaissance, à savoir par cœur |
| **4- Réponse : B E** | |
| | • A : objets contondants<br>• C : néoformée<br>• D : ecchymose |
| **5- Réponse : B C D E** | |
| | • A : varie selon les personnes, les délais, l'agression…<br>• E : oui, comme le mutisme, l'agitation, la colère, les pleurs, … |
| **6- Réponse : A B C E** | |
| | • D : surtout pas ! c'est le magistrat qui qualifie les faits ! Cela pourrait même aller en défaveur de la victime car pourrait invalider votre certificat |

**7- Réponse : A D E**

- A : attention !!
- B : Sous dural +++
- C □ : l'un n'empêche pas l'autre !
- E : Ne pas oublier toutes les carences de soins, nutritives, affectives = maltraitance

**8- Réponse : B D**

- A : président du conseil général, ou à la GRIP
- C : juge des enfants, saisi par procureur

**9- Réponse : A B D E**

- C faux faux faux ne pas confondre les professions !!
  **Eliminer les incorrectes**

**10- Réponse : A C E**

- S'occupe des certificats médicaux obligatoires J8-9ème mois et 24ème mois
- Connaissance et ✕

**11- Réponse : B D**

- A : DSM IV troubles factices [1],
- C : mineurs +++ ✕
- E : = Münchhausen simple □,

**12- Réponse : A B D E**

- Gémellaire non si pas compliquée

**13- Réponse : A B C D E**

- A Tout trouble psychiatrique est un facteur de risque de maltraitance comme les ATCD de maltraitance (cela ne veut bien sur pas dire qu'il y aura maltraitance !!)

| 14- Réponse : A C | |
|---|---|
| | • Connaissance et première idée<br>• Signaler à la CRIP au moindre doute de maltraitance |
| **15- Réponse : B C E** | |
| | • Signalement judicaire uniquement dans les cas graves, implique souvent un jugement par la suite au tribunal !! |

# Questions isolées QCM N° 7

| QCM 1 | Concernant la responsabilité disciplinaire |
|---|---|
| A - | Une infraction au code de déontologie se définit au cas par cas |
| B - | Le jugement disciplinaire est tenu par le jugement pénal le cas échéant |
| C - | Les sanctions encourues sont l'avertissement, le blâme, l'amende et l'interdiction d'exercer |
| D - | La radiation du tableau de l'ordre existe mais est exceptionnelle |
| E - | Toutes les réponses précédentes sont fausses |
| **QCM 2** | **Concernant la responsabilité disciplinaire et la procédure de recours** |
| A - | Le patient peut porter plainte via la chambre du conseil régional de l'ordre |
| B - | Un médecin, le préfet ou le ministre de la santé peuvent porter plainte contre un médecin |
| C - | Le jugement de 1<sup>er</sup> recours se fait devant la chambre du conseil régional de l'ordre |
| D - | Aucun appel n'est possible pour le patient |
| E - | La cassation se pourvoit devant la cour administrative d'appel |
| **QCM 3** | **Concernant la responsabilité administrative** |
| A - | Elle peut concerner des médecins regroupés en cabinet |
| B - | Elle suit les lois d'une responsabilité contractuelle |
| C - | Elle est engagée en cas de faute de service |
| D - | Elle est engagée en cas de faute d'une particulière gravité commise par un médecin |
| E - | Il y a toujours une faute en responsabilité administrative |
| **QCM 4** | **Concernant la responsabilité administrative** |
| A - | La plainte est déposée devant le tribunal de grande instance (TGI) |
| B - | La preuve est à la charge du juge |
| C - | L'appel se fait devant la Cour Administrative d'Appel |
| D - | Aucun pourvoi en cassation n'est possible pour le patient |
| E - | En cas de condamnation, le directeur de l'hôpital risque une peine de prison |
| **QCM 5** | **Concernant la Responsabilité Pénale** |
| A - | Elle mène à une sanction et une indemnisation |
| B - | Il existe 4 types d'infractions au code pénal |
| C - | Le tribunal correctionnel juge les délits et les crimes |
| D - | La Responsabilité pénale peut concerner des établissements de santé |
| E - | Toutes les réponses précédentes sont fausses |
| **QCM 6** | **Concernant la responsabilité pénale** |
| A - | C'est au patient d'apporter la preuve du préjudice, de la faute et de la causalité |
| B - | Il y a toujours un dommage en droit pénal |
| C - | La victime peut porter plainte devant le commissariat de police ou la gendarmerie |
| D - | Le délai pour faire appel d'une décision au pénal est de 1 mois |
| E - | Toutes les réponses précédentes sont fausses |

| QCM 7 | Concernant les délais de prescription en responsabilité pénale |
|---|---|
| A - | 1 an pour les contraventions |
| B - | 5 ans pour les délits |
| C - | 30 ans pour les crimes |
| D - | Aucun délai de prescription pour les crimes contre l'humanité |
| E - | Certains crimes peuvent voir leur durée de prescription augmentée |

| QCM 8 | Une jeune chirurgienne ORL fraichement installée dans un cabinet libéral se fait poursuivre par un patient qui n'est pas ravi de son avance mandibulaire et veut la sanctionner et se faire rembourser. Quelles responsabilités mènent à une sanction : |
|---|---|
| A - | Responsabilité pénale |
| B - | Responsabilité civile |
| C - | Responsabilité administrative |
| D - | Responsabilité disciplinaire |
| E - | Responsabilité ordinale |

| QCM 9 | Suite questions 8. Quelle responsabilité mène à une indemnisation |
|---|---|
| A - | Responsabilité pénale |
| B - | Responsabilité civile |
| C - | Responsabilité administrative |
| D - | Responsabilité disciplinaire |
| E - | Responsabilité ordinale |

| QCM 10 | La démarche d'amélioration de la qualité des soins peut être symbolisée par la roue de deming qui comprend comme étape |
|---|---|
| A - | Planifier |
| B - | Sanctionner |
| C - | Vérifier |
| D - | Corriger |
| E - | Faire |

| QCM 11 | Concernant le CREX (Comité de Retour d'Expérience) |
|---|---|
| A - | Est multidisciplinaire |
| B - | Se réunit ponctuellement en fonction des cas à évaluer |
| C - | On peut utiliser la méthode ALARM |
| D - | On préférera en France utiliser la méthode ORION |
| E - | Un pilote est chargé d'explorer les EIS notifiées au CREX |

| QCM 12 | Concernant la RMM |
|---|---|
| A - | C'est une revue rétrospective de cas |
| B - | C'est une analyse globale de la situation |
| C - | Permet de trouver le soignant fautif pour le recadrer |
| D - | Est organisé par l'équipe médico soignante qui prend en charge le patient |
| E - | Il peut s'agir d'événement seulement porteur de risque |

| QCM 13 | Concernant la certification des établissements |
|---|---|
| A - | Elle est sous la responsabilité de la Haute Autorité de Santé |
| B - | Elle est facultative mais fortement recommandée |
| C - | Elle concerne tous les établissements de santé : publics et privés |
| D - | La procédure se fait tous les 5 ans |
| E - | Toutes les propositions précédentes sont inexactes |

| QCM 14 | Concernant l'Accréditation dans le domaine médical |
|---|---|
| A - | Elle ne concerne que les établissements de santé publics |
| B - | Elle est facultative sur le plan légal |
| C - | Elle est très pertinente pour une spécialité comme la Biologie |
| D - | Elle est délivrée par l'ANSM via des organismes d'accréditation spécifiques de chaque spécialité |
| E - | Elle est valable 12 mois puis tous les 2 ans |

| QCM 15 | Concernant la formation médicale continue (FMC) |
|---|---|
| A - | Il s'agit d'une obligation déontologique |
| B - | Le professionnel de santé doit assurer sa FMC au moins 1 fois par semestre |
| C - | Est essentielle car 50% des connaissances sont obsolètes au bout de 3 ans |
| D - | Le conseil départemental s'assure que les médecins ont rempli leur obligation de Développement Professionnel Continu 1 fois tous les 5 ans |
| E - | Toutes les réponses précédentes sont fausses |

## CORRECTIONS & STRATEGIE QCM

| QCM | STRATEGIE QCM – COMMENTAIRES<br>🕮 Connaissances, ⌑ Déduction, ▦ Arg Fréquence, ✎ Formulation, ✕ Eliminer les incorrectes, [1] 1ère idée |
|---|---|
| **1- Réponse : A D** | |
| | • Oui, au cas par cas, pas de liste limitative d'infractions à ne pas commettre comme dans le code pénal.<br>• Pas d'amende dans la sanction disciplinaire<br>• **Connaissance et ✕** |
| **2- Réponse : B C D** | |
| | • Le patient porte plainte devant la chambre départementale, les autres peuvent le faire directement devant la chambre régionale, qui est la juridiction de jugement. L'appel est possible uniquement pour le médecin jugé → via le conseil national de l'ordre<br>• Cassation = Conseil d'Etat |
| **3- Réponse : B D E** | |
| | • Pas de responsabilité contractuelle à l'hôpital : on ne choisit pas son médecin<br>• Concerne uniquement le service hospitalier public et son personnel.<br>• Exceptions : fautes détachables du service : faute volontaire, d'une particulière gravité.<br>• Responsabilité sans faute = hôpital responsable : pour cause de produit défectueux ou d'infections nosocomiales |
| **4- Réponse : C** | |
| | • Tribunal administratif, preuve à la charge du patient et de son avocat.<br>• Cassation = conseil d'Etat<br>• Les peines encourues sont uniquement des compensations financières |
| **5- Réponse : D** | |
| | • Pas d'indemnisation au pénal : amende, peine de prison et de réclusion criminelle<br>• 3 types : contraventions, délits, crimes<br>• [1], crimes = cour d'assises<br>• Connaissance ; La responsabilité pénale peut concerner des personnes morales ! Petit détail à connaître |
| **6- Réponse : C** | |
| | • C'est au ministère public de le faire (procureur de la république)<br>• Pas toujours de dommage, car l'intention suffit pour être condamné au pénal : gardez en tête l'exemple de la non assistance à personne en péril (même s'il n'y a aucune conséquence dommageable à l'arrivée)<br>• La victime peut aussi porter plainte directement auprès du procureur<br>• Délai d'appel = 10 jours ! |

**7- Réponse : A D E**

- 1 an contraventions; 3 ans pour les délits, 10 ans pour les crimes, mais parfois plus, à titre d'exemple : viol, et actes de barbarie sur un mineur : 20 ans à dater de la majorité de la victime et non des faits commis
- Les crimes contre l'humanité sont imprescriptibles

**8- Réponse : A D E**

- : Responsabilité ordinale et disciplinaire sont synonymes !!

**9- Réponse : B**

- Clinique privé = pas administrative !!

**10- Réponse : A C D E**

- : Pas de sanction dans une démarche d'amélioration des soins, souvent contre productif +++

**11- Réponse : A C D E**

- B faux, réunion périodique
- On vous a cité les 2 principales méthodes du CREX pour que vous les ayez vu au moins 1 fois!

**12- Réponse : A B D E**

- Eliminer les incorrectes. C Pas de recherche de coupable mais réflexions globales sur organisation

**13- Réponse : A C**

- Eliminer les incorrectes : Obligatoire
- Connaissance : Tous les 4 ans !

**14- Réponse : B**

- 🔓. Elle est donnée à un médecin ou à une équipe médicale, pas à un établissement. Elle est pertinente pour des spécialités dites “à risque” : gynéco-obs, chirurgie, anesth/réa…
- Elle est donnée par l’HAS via des organismes spécialisés.
- Elle consiste en gros à une analyse des pratiques et des EIAS…
- Initialement valable 12 mois puis 4 ans (= Certification)

**15- Réponse : A D**

- B : obligation annuelle
- C : 7 ans ++

# Questions isolées QCM N° 8

| QCM 1 | L' ARS |
|---|---|
| A - | Donne les accréditations des établissements de santé de la région |
| B - | Participe à la veille et la sécurité sanitaire |
| C - | Participe à la régulation des offres de santé dans la région |
| D - | A été créée par la loi HPST en 2009 |
| E - | Toutes les réponses précédentes sont fausses |
| **QCM 2** | **Concernant l'organisation du parcours de soins et le médecin traitant** |
| A - | Le médecin traitant est systématiquement le généraliste du patient si celui-ci en a un |
| B - | Le médecin traitant est désigné pour tout assuré à la CPAM |
| C - | L'accord du médecin est obligatoire |
| D - | Il faut remplir un formulaire spécifique |
| E - | Toutes les réponses précédentes sont fausses |
| **QCM 3** | **La tarification à l'activité** |
| A - | S'applique qu'au secteur public |
| B - | S'applique à tous les établissements quels qu'ils soient |
| C - | L'activité effectuée détermine les ressources attribuées à l'établissement |
| D - | S'appuie sur le recueil du PMSI |
| E - | Risque de sélection des patients les plus rentables |
| **QCM 4** | **Les 5 actes réalisables en télémédecine sont** |
| A - | La téléconsultation |
| B - | La télé expertise |
| C - | La télésurveillance |
| D - | La téléassistance médicale |
| E - | La régulation médicale |
| **QCM 5** | **Concernant le financement des hôpitaux** |
| A - | Repose principalement sur la tarification à l'acte |
| B - | Repose principalement sur une dotation globale |
| C - | Il persiste certaines missions payées par forfait annuel |
| D - | Toute les missions sont aujourd'hui financées par la T2A |
| E - | Toutes les spécialités appliquent la T2A |
| **QCM 6** | **Concernant la CME** |
| A - | Elle est composée uniquement de médecins |
| B - | L'organisation de la CME dépend du directeur de l'hôpital |
| C - | Des représentants d'internes sont conviés |
| D - | Des représentants d'externes sont conviés |
| E - | La CME est consultée sur le projet d'établissement |

| QCM 7 | **En France, il existe plusieurs catégories de prestations sociales** |
|---|---|
| A - | Vieillesse |
| B - | Santé |
| C - | Famille |
| D - | Logement |
| E - | Déplacement |

| QCM 8 | **Le financement de la protection sociale se fait par :** |
|---|---|
| A - | Les cotisations d'assurance maladie |
| B - | Les impôts, les salaires et la main d'œuvre |
| C - | Les impôts sur le revenu et le patrimoine |
| D - | Les contributions publiques de l'Etat |
| E - | Les cotisations d'assurance chômage |

| QCM 9 | **Concernant la loi de financement de la sécurité sociale** |
|---|---|
| A - | Existe depuis 1996 |
| B - | Doit être votée chaque année par le Parlement |
| C - | Est simplement présentée aux parlementaires |
| D - | Elle fixe un objectif prévisionnel de dépenses de l'assurance maladie |
| E - | Propose des orientations de la politique de santé et de la sécurité sociale |

| QCM 10 | **Concernant les autres systèmes de santé dans le monde** |
|---|---|
| A - | L'Allemagne suit le modèle Bismarck |
| B - | L'Angleterre suit le modèle Beveridge |
| C - | Les Etats Unis suivent un modèle libéral décentralisé |
| D - | La France suit le modèle américain |
| E - | Tout est faux |

| QCM 11 | **Concernant les autres systèmes de santé dans le monde** |
|---|---|
| A - | Le système Beveridge repose sur un système étatique |
| B - | Le système Beveridge est financé par des assurances privées |
| C - | Le système Bismarckien repose sur une gestion décentralisée |
| D - | Le système Bismarckien repose sur un système étatique |
| E - | Aux USA le système est basé sur des assurances privées |

| QCM 12 | **A propos de la "Charte médicale" de 1927** |
|---|---|
| A - | Le médecin est libre dans ses prescriptions |
| B - | Le médecin est payé directement par le malade |
| C - | Le médecin choisit librement son malade |
| D - | Le médecin décide seul de la prise en charge |
| E - | Toutes les réponses précédentes sont fausses |

| QCM 13 | **Concernant les références médicales opposables (RMO)** |
|---|---|
| A - | Sont des consensus internationaux |
| B - | S'opposent aux bonnes pratiques cliniques |
| C - | Ne concernent que les prescriptions pharmaceutiques |
| D - | Peuvent concerner des actes de dépistage |
| E - | Sont données à titre indicatif |

| QCM 14 | **A propos du parcours de soins coordonné** |
|---|---|
| A - | Le médecin traitant coordonne le dossier médical personnel du patient |
| B - | Seuls les patients majeurs ont un médecin traitant désigné |
| C - | Le médecin peut refuser d'être médecin traitant |
| D - | Tout médecin peut être médecin traitant |
| E - | Le patient ne peut changer que 4 fois par an de médecin traitant |

| QCM 15 | **Concernant la rémunération des médecins généralistes sur objectifs de santé publique** |
|---|---|
| A - | Ils concernent principalement des actes de dépistage |
| B - | Un frottis tous les 3 ans chez les femmes est un des objectifs |
| C - | Le dépistage du cancer du sein en fait partie |
| D - | La prise en charge du sevrage tabagique permet une rémunération sur objectif des médecins |
| E - | Ils tiennent compte des avis HAS et des recommandations internationales |

## CORRECTIONS & STRATEGIE QCM

| QCM | STRATEGIE QCM – COMMENTAIRES<br>🕮 Connaissances, ⮂ Déduction, ▦ Arg Fréquence, ♂ Formulation, ✕ Eliminer les incorrectes, ⓵ 1ère idée |
|---|---|
| **1- Réponse : B D** | |
| | • A Connaissance et ✕<br>• A = HAS |
| **2- Réponse : C D** | |
| | • ✕. A : faux, tout médecin peut être le médecin traitant et est désigné par le patient<br>• B : faux, tout assuré à la CPAM de plus de 16 ans +++, pas de MT pour les enfants |
| **3- Réponse : B C D E** | |
| | • Tous les établissements sont concernés par la T2A, l'activité effectuée va déterminer la dotation des établissements par la sécu<br>• S'appuie sur le PMSI (programme de médicalisation du système d'information) qui est un outil décrivant les soins prescrits au cours d'une PEC médicale |
| **4- Réponse : A B C D E** | |
| | • A Connaissance<br>• N'ayez pas peur de tout cocher<br>• Je tenais à vous rappeler les différentes télémédecines possibles en France pour l'instant<br>• Téléconsultation : le médecin donne une consultation à distance<br>• Télé expertise : le médecin sollicite l'avis d'un autre confrère<br>• Télésurveillance : le médecin interprète les paramètres d'un patient<br>• Téléassistance : le médecin assiste un autre professionnel de santé<br>• Régulation médicale du SAMU ++ |
| **5- Réponse : A C** | |
| | • ⮂, ✕. B : avant c'était dotation globale<br>• D faux : Ces financements concernent en fait les activités difficilement identifiables par patient (actions de prévention, dépistage, par exemple) ou nécessitant une permanence quel que soit le niveau effectif d'activité (SAMU, centres anti-poison, équipes mobiles de liaison, par exemple)<br>• E faux en 2016 : pas la psy et les SSR (problème de mise en place et d'accord sur les PMSI). Projets en cours dès 2017. Attention à actualiser vos connaissances !! |
| **6- Réponse : B C D E** | |
| | • Connaissance : La CME comprend, de droit, les chefs de pôle d'activité clinique et médico-technique, ainsi que des membres élus parmi le personnel médical<br>• Assistent aux séances, avec voix consultative : le président du Directoire et le président de la CSIRMT ; le praticien responsable de l'information médicale (DIM) et celui de l'équipe opérationnelle d'hygiène ; le représentant du comité technique d'établissement et celui des pharmaciens hospitaliers désignés par le directeur |

**7- Réponse : A B C D**

- Il manque l'emploi et lutte contre la pauvreté
- E : fausse, inventé

**8- Réponse : A B C D E**

- Tout est vrai

**9- Réponse : A B D E**

- En France, la LFSS est votée chaque année par les parlementaires depuis 1996 avec comme objectif un contrôle des dépenses en santé et une orientation des politiques de santé

**10- Réponse : A B C**

- La France suit un modèle mixte Beveridge et bismarckien et heureusement pour nous par encore Américanisé

**11- Réponse : A C E**

- Modèle Beveridge : Gestion par l'Etat et financé par l'impôt
- Modèle Bismarckien : Repose sur une gestion décentralisée par les salariés et employeurs qui choisissent d'adhérer à des caisses maladie
- Le modèle américain repose sur le libéralisme total avec une gestion totale par les assurances privées, heureusement il existe MEDICARE et MEDICAID pour aider les plus démunis

**12- Réponse : A B**

- **Cette charte pose les fondements de l'exercice médical**
- **, C : inverse**
- **, D : ce n'était pas écrit mais pratiqué à l'époque (paternalisme) maintenant c'est bien sur obsolète A**

**13- Réponse : D**

- , éliminer incorrectes. A : reco nationales
- , C : médicaments mais aussi examens complémentaires
- , E : s'imposent (risque sanction)

**14- Réponse : A C D**

- A, Connaissance. Eliminer les incorrectes. B : dès16 ans
- E : à tout moment et librement

**15- Réponse : A B C D E**

- Connaissance,  : Tout est vrai. Ce dispositif de rémunération sert à encourager positivement les médecins généralistes à atteindre les objectifs de santé publique

☑ J'inscris mes notes personnelles pour mieux progresser

# Questions isolées QCM N° 9

| QCM 1 | Concernant la protection sociale en France |
|---|---|
| A - | Les indemnités journalières sont des prestations en nature |
| B - | Le tiers-payant est une prestation en nature |
| C - | L'AAH nécessite une cotisation préalable du bénéficiaire |
| D - | L'épargne et les assurances privées reposent sur la mutualisation des risques |
| E - | Toutes les réponses précédentes sont fausses |
| **QCM 2** | **Concernant les systèmes de santé** |
| A - | Il existe 4 grands modèles de systèmes de santé |
| B - | Les Etats-Unis suivent le modèle beveridgien |
| C - | Le système bismarckien est un système étatique |
| D - | Le système bismarckien repose sur l'universalité et l'unité |
| E - | Toutes les réponses précédentes sont fausses |
| **QCM 3** | **Concernant le ticket modérateur** |
| A - | Il est identique pour tous les services médicaux |
| B - | Il correspond à la part non remboursée par la sécurité sociale |
| C - | Les assurances ne peuvent pas le prendre en charge |
| D - | Il s'applique à tous les patients |
| E - | Toutes les réponses précédentes sont fausses |
| **QCM 4** | **Concernant l'exonération du ticket modérateur** |
| A - | Elle est possible dans le cas d'une prise en charge pour stérilité |
| B - | Elle est possible dans le cas d'une campagne nationale de dépistage |
| C - | Elle est possible pour des mineurs victimes de sévices sexuels |
| D - | Elle est possible en cas de grossesse, du 6ème mois de grossesse jusqu'à 12 jours après l'accouchement |
| E - | Elle est possible en cas de polypathologies invalidantes dont la durée prévisible de soins est supérieure à 6 mois |
| **QCM 5** | **Concernant la participation forfaitaire et la franchise médicale** |
| A - | Elles ne s'appliquent qu'aux patients de plus de 16 ans |
| B - | Le plafond annuel est fixé à 100€ |
| C - | La franchise s'applique également aux transports sanitaires |
| D - | Elles peuvent être prises en charge par des organismes privés |
| E - | Toutes les réponses précédentes sont fausses |
| **QCM 6** | **A propos de la consommation de soins et de biens médicaux (CSBM)** |
| A - | Elle correspond aux dépenses de prévention à caractère individuel |
| B - | Elle tient compte des soins hospitaliers |
| C - | Elle tient compte des transports sanitaires |
| D - | Elle tient compte des orthèses, prothèses... |
| E - | Elle tient compte des soins longs durés de personnes âgées |

| QCM 7 | A propos des dépenses courantes de santé (DCS) |
|---|---|
| A - | Elles ne tiennent pas compte des actes de prévention |
| B - | Elles représentent les dépenses des intervenants du système de santé |
| C - | Les frais de fonctionnement du ministère y figurent |
| D - | Elles tiennent compte des soins longs durés de personnes âgées |
| E - | Les frais de formation des professionnels n'entrent pas dans le calcul |

| QCM 8 | Concernant les Affections Longue Durée (ALD) |
|---|---|
| A - | Confère une exonération du ticket modérateur |
| B - | Confère une exonération des franchises médicales |
| C - | Confère le tiers payant |
| D - | Les patients en ALD sont les patients qui ont "le reste à charge" le plus élevé statistiquement |
| E - | Le médecin traitant perçoit une rémunération forfaitaire annuelle pour chaque patient en ALD |

| QCM 9 | Concernant les ALD : |
|---|---|
| A - | Les ALD 30 sont une liste fixe de pathologies avec exonération du ticket modérateur |
| B - | Les ALD 31 concernent les Maladies professionnelles graves |
| C - | Les ALD 32 sont 32 maladies congénitales entraînant une exonération du ticket modérateur |
| D - | L'HTA sévère est une ALD |
| E - | Le Lupus (LES) est une ALD |

| QCM 10 | Paul 25 ans, sans ATCD, consulte son médecin généraliste pour diarrhée aiguë. Son médecin constate une petite tachycardie mais rien d'autre. Il prescrit du smecta et un autre rendez vous si pas d'amélioration. |
|---|---|
| A - | Paul devra payer 23 euros à la consultation |
| B - | Paul peut demander un tiers payant chez son généraliste |
| C - | Paul aura droit un tiers payant chez le pharmacien |
| D - | Paul ne déboursera rien au final s'il a une bonne mutuelle |
| E - | Si Paul n'a pas de mutuelle la consultation lui coûterait environ 7 euros |

| QCM 11 | Concernant LA consommation médicale totale |
|---|---|
| A - | Comprend la consommation de soins et des biens médicaux à 90% et la consommation de médecine préventive à 10% |
| B - | La CSMB comprend uniquement les soins hospitaliers, ambulatoires, les transports et les biens médicaux |
| C - | La CSMB comprend les soins aux personnes âgées en établissement |
| D - | La CSBM est financée à environ 75% par la sécurité sociale |
| E - | La CSBM est financée à environ 3% par les ménages |

| QCM 12 | Concernant la sécurité sociale |
|---|---|
| A - | Elle couvre uniquement les risques santé, vieillesse, famille-maternité |
| B - | Elle couvre les risques sociaux de handicap |
| C - | Elle se base sur 3 principes : égalité d'accès, qualité des soins, solidarité |
| D - | Elle est constituée de 3 régimes généraux uniquement |
| E - | Le régime général est le régime dominant |

| QCM 13 | Le « reste à charge » pour le malade est constitué du : |
|---|---|
| A - | Ticket modérateur |
| B - | La participation forfaitaire de 1 euro pour chaque consultation |
| C - | La franchise médicale |
| D - | Le forfait hospitalier de 18 euros/jour |
| E - | Strictement rien si la mutuelle est bonne |

| QCM 14 | Concernant les assurances complémentaires |
| --- | --- |
| A - | A pour but de réduire « le reste à charge » des assurés |
| B - | La souscription à une assurance complémentaire santé est libre |
| C - | La souscription est obligatoirement individuelle |
| D - | La part de la dépense de santé prise en charge par les organismes complémentaire d'assurance maladie (OCAM) est d'environ 13% de la consommation de soins et biens médicaux |
| E - | Il y a un risque d'inégalité d'accès et de renoncement aux soins |

| QCM 15 | Concernant les dispositifs pour les plus démunis en France |
| --- | --- |
| A - | La PUMA est une modalité particulière d'affiliation au régime général |
| B - | La CMU-c fonctionne globalement comme une mutuelle classique |
| C - | L'AME correspond grosso modo à une PUMA+CMU-c |
| D - | L'aide au paiement d'une complémentaire santé (ACS) permet d'avoir accès a la CMU-c |
| E - | Tout est faux |

## CORRECTIONS & STRATEGIE QCM

| QCM | STRATEGIE QCM – COMMENTAIRES<br>🕮 Connaissances, Déduction, Arg Fréquence, Formulation, ✕ Eliminer les incorrectes, 1ère idée |
|---|---|
| **1- Réponse : B** | |
| | • ✕. réponse A : IJ = prestations en espèces, réponse C : AAH, RSA, ... ne nécessitent pas de cotisation<br>• réponse D : mutualisation des risques = prévoyance collective. Epargne et assurances privées = prévoyance individuelle |
| **2- Réponse : E** | |
| | • A ✕ Il existe 3 grands modèles :<br>• bismarckien (Allemagne, France) : couverture selon les cotisations et l'exercice professionnel<br>• beveridgien (Royaume-Uni, Italie, Espagne) : unité, uniformité, universalité; tout est contrôlé par l'Etat et financé par l'impôt<br>• Etats-Unis, Suisse : arbitrage par l'Etat, mais initiatives privées sur un mode concurrentiel |
| **3- Réponse : B** | |
| | • A : variable selon les biens et services médicaux<br>• C : prise en charge totale ou partielle<br>• D : exonération possible |
| **4- Réponse : A B C D E** | |
| | • Tout est vrai, il existe une longue liste d'exonération du ticket modérateur, savoir les plus importantes |
| **5- Réponse : C** | |
| | • ✕ A : 18 ans<br>• ✕ B : 50 €,<br>• D non, c'est le but de la franchise de responsabiliser le patient sur sa consommation de soins |
| **6- Réponse : B C D** | |
| | • A = CSMP<br>• E : exclus |
| **7- Réponse : B C D** | |
| | • A DCS = tout !!!! Ne pas confondre avec la DTS=DCS-formation, recherche, prévention, IJ |

**8- Réponse : A C D E**

- B Pièges : Forfaits et participation forfaitaire toujours à charge (pas un vrai 100%).
- Les patients en ALD payent le plus car ils ont beaucoup de dépenses “à côté” non prises en charge par la Sécu.
- Le MT perçoit 40 euros/an/ALD

**9- Réponse : A E**

- ALD 31 = affections hors liste ALD 30 mais sévères et/ou évolutives de durée > 6 mois (pas de liste établie) ex : maladie de Paget, ulcères cutanés nombreux et invalidants...
- ALD 32 = état poly pathologique invalidant et nécessitant des traitements > 6 mois
- Inutile de connaître les 30, connaître les différences avec 31 et 32, et savoir que l’HTA (même sévère), n’est plus une ALD!

**10- Réponse : A B C E**

- B vrai il pourra et devra juste payer à son médecin la part non prise en charge par la sécu 6,90 euros, le médecin est libre de le faire ou pas dans ce cas là
- D faux, participation forfaitaire restera à la charge de Paul

**11- Réponse : B**

- connaissance. A faux 98% pour la CSBM et malheureusement seulement 2% pour la prévention
- Connaissance. C faux
- Connaissance. E faux 8,8% en 2013

**12- Réponse : A C E**

- Connaissance. B faux pas intégré dans la sécurité sociale
- . Il existe bien 3 régimes principaux (général, agricole, et des indépendants) mais il en existe également plein d’autres)

**13- Réponse : A B C D**

- E faux, le ticket modérateur peut être pris en charge par la mutuelle mais pas la participation forfaitaire qui restera forcément à charge du patient

**14- Réponse : A B D E**

- La souscription peut être individuelle ou collective
- Risque d’inégalité d’accès et de renoncement aux soins pour les patients n’ayant pas d’OCAM et ayant du coup un « reste à charge » trop élevé

**15- Réponse : A B C**

- ACS permet de diminuer l’effet plafond que constituent les conditions de ressources maximums pour avoir accès à la CMUc. Ce n’est pas la CMUc mais bien une aide pour acquérir une complémentaire santé
- On détaillera toutes ces aides dans les QCM suivants

☑ <u>J'inscris mes notes personnelles pour mieux progresser</u>

# Questions isolées QCM N° 10

| QCM 1 | Le critère de jugement principal d'une étude doit être |
|---|---|
| A - | Unique |
| B - | Composite |
| C - | Objectif |
| D - | Défini à postériori |
| E - | Toutes les réponses précédentes sont fausses |
| **QCM 2** | **Concernant l'étude de phase 1** |
| A - | Marque le début de la recherche sur une molécule |
| B - | On cherche à tester la pharmacocinétique |
| C - | Est toujours constituée de volontaires sains |
| D - | On cherche à évaluer la toxicité |
| E - | Toutes les réponses précédentes sont fausses |
| **QCM 3** | **Concernant les phases 2 et 3 de la recherche clinique** |
| A - | Elles concernent des patients malades |
| B - | Elles diffèrent uniquement par le nombre de sujets |
| C - | Au terme de la phase 2 on aura défini la posologie optimale à tester en phase 3 |
| D - | La phase 2 est avant tout une évaluation de la tolérance du médicament |
| E - | Seules les études de phase 3 sont susceptibles d'êtres publiées |
| **QCM 4** | **Concernant la phase 4 d'une étude clinique** |
| A - | Permet une évaluation primaire de l'efficacité |
| B - | Est obligatoire pour obtenir l'AMM |
| C - | Concerne une population fortement sélectionnée |
| D - | Constitue la pharmacovigilance |
| E - | Toutes les réponses précédentes sont fausses |
| **QCM 5** | **Concernant les éléments pour le calcul du nombre de sujets nécessaires pour une étude** |
| A - | Comprend le risque $\alpha$ |
| B - | Comprend la différence maximale que l'on souhaite mettre en évidence |
| C - | Comprend la variance |
| D - | Comprend le risque p = 1-$\beta$ |
| E - | Toutes les réponses précédentes sont fausses |
| **QCM 6** | **La personne se prêtant à une recherche** |
| A - | Est plus ou moins bien rémunérée en fonction de l'étude et des risques découlants de cette étude |
| B - | Doit être affiliée à un régime de sécurité sociale |
| C - | Doit donner son accord écrit |
| D - | Une non opposition orale suffit parfois |
| E - | N'a pas accès à son dossier pendant la recherche devant le secret industriel |

| QCM 7 | Les comités de protection des personnes |
|---|---|
| A - | Sont agréés par le ministère de la santé |
| B - | Sont nommés par le préfet de la région |
| C - | Comportent uniquement des professionnels de santé |
| D - | Emettent un avis consultatif |
| E - | Emettent un avis décisionnel |

| QCM 8 | Concernant la littérature médicale |
|---|---|
| A - | Les périodiques médicaux constituent une source primaire d'information |
| B - | L'impact factor se définit par le nombre de publications de chaque auteur de la revue sur le nombre d'auteurs |
| C - | PubMed est la base de données la plus utilisée |
| D - | La littérature "grise" représente l'ensemble des périodiques médicaux d'une spécialité donnée |
| E - | Toutes les réponses précédentes sont fausses |

| QCM 9 | Dans une étude clinique la randomisation permet |
|---|---|
| A - | De diminuer les biais de confusion |
| B - | De diminuer les biais de sélection |
| C - | De diminuer les biais de mesure |
| D - | D'assurer la comparabilité des groupe à priori |
| E - | D'assurer la comparabilité des groupe à postériori |

| QCM 10 | Concernant les indicateurs de mortalité |
|---|---|
| A - | Le taux de mortalité prématurée concerne les décès avant 65 ans |
| B - | Les années potentielles de vie perdues concernent uniquement les sujets décédés avant 60 ans |
| C - | Les décès évitables représentent environ ⅓ de la mortalité prématurée |
| D - | Le taux de létalité par cause correspond à l'effectif de décès dus à une cause, divisé par le nombre total de décès, multiplié par 1 000 |
| E - | Toutes les réponses précédentes sont fausses |

| QCM 11 | A propos de la mortalité infantile et fœto-infantile |
|---|---|
| A - | La mortinatalité correspond aux décès de la conception à la naissance |
| B - | La mortalité post-néonatale correspond aux décès de la naissance jusqu'à 28 jours de vie |
| C - | La mortalité infantile correspond aux décès de 28 jours de vie jusqu'à 1 an |
| D - | La mortalité périnatale correspond aux décès de 28 SA à 28 jours de vie |
| E - | Toutes les réponses précédentes sont fausses |

| QCM 12 | Concernant le handicap : |
|---|---|
| A - | On l'exprime en déficience, incapacité, désavantage social |
| B - | On utilise la classification MDPH |
| C - | La surdité est une déficience |
| D - | La paraplégie est une déficience |
| E - | Toutes les réponses précédentes sont fausses |

| QCM 13 | Les essais thérapeutiques ont pour texte fondateur |
|---|---|
| A - | Le code de Berlin en 1947 |
| B - | Le code de Nuremberg en 1947 |
| C - | La déclaration d'Helsinki en 1964 |
| D - | La déclaration de Madrid en 1964 |
| E - | La loi Huriet-Sérusclat en 1988 |

| QCM 14 | L'espérance de vie |
|---|---|
| A - | L'espérance de vie à la naissance représente une durée de vie moyenne d'une génération qui serait soumise à chaque âge aux conditions de mortalité de l'année considérée |
| B - | L'espérance de vie à l'âge X représente le nombre moyen d'année restant à vivre au-delà de cet âge |
| C - | L'espérance de vie en 2014 était de 85 ans pour les hommes et 79 ans pour les femmes |
| D - | L'espérance de vie totale sans incapacité correspond à l'espérance de vie moins les années vécues en situation d'incapacité |
| E - | L'espérance de vie sans incapacité est plus longue que l'espérance de vie totale |

| QCM 15 | Quelle est la définition d'une priorité de santé publique en France |
|---|---|
| A - | Il faut un problème fréquent |
| B - | Grave |
| C - | Avec une évolution souvent aléatoire |
| D - | Avec un impact souvent léger mais répété socio économique |
| E - | Ce sont souvent des problèmes hyperspécialisés |

**CORRECTIONS & STRATEGIE QCM**

| QCM | STRATEGIE QCM – COMMENTAIRES<br>Connaissances, Déduction, Arg Fréquence, Formulation, ✕ Eliminer les incorrectes, 1ère idée |
|---|---|
| **1- Réponse : A C** | |
| | • [1ère idée]<br>• [Formulation] c'est A à priori, l'étude se base dessus ++++ |
| **2- Réponse : B D** | |
| | • Connaissance. Avant le test chez l'homme, il y a plusieurs années de tests en laboratoire puis sur l'animal<br>• C ✕ : Piège classique : produits cancéreux directement testés sur des malades |
| **3- Réponse : A C** | |
| | • Connaissance [Déduction]<br>• Bien connaitre chaque phase et leurs spécificités +++ |
| **4- Réponse : D** | |
| | • Connaissance Phase 4 = Etude post AMM<br>• Phase 3 = efficacité primaire réponse<br>• C : Faux, population non sélectionnée , population générale en phase 4 contrairement aux phases 2 et 3<br>• Phase 4 réévaluation régulière de l'efficacité, donc pas primaire |
| **5- Réponse : A C** | |
| | • [Déduction] B : différence minimale qu'on souhaite mettre en évidence<br>• C'est la puissance petit p, ce n'est pas un risque ! |
| **6- Réponse : B C D** | |
| | • A [Formulation], c'est subtil mais c'est une notion importante en France Indemniser++ pas payer au sens strict<br>• A E : faux toujours accès au dossier<br>• Accord écrit le plus souvent mais oral suffit parfois selon l'étude |

**7- Réponse : A B E**

- Eliminer les incorrectes : pas uniquement juriste, associations de malades sont également présentes
- 1 : avis décisionnel+++

**8- Réponse : E**

- 8 Sources primaires = articles bruts
- Sources secondaires = publié par un intermédiaire : recos, périodiques++
- Piège méchant mais souvent vu : PubMed = moteur de recherche de Medline.
- La littérature grise concerne des documents non "commerciaux", c'est à dire des thèses, mémoires, congrès, documents gouvernementaux

**9- Réponse : A D**

- Diminue biais de confusion, pas sélection
- Comparabilité à priori

**10- Réponse : A C**

- A ✕. réponse B : concerne les sujets de moins de 65 ans,
- réponse C vraie : environ 35 000 en 2006,
- réponse D : effectif de décès dus à une cause, divisé par le nombre de sujets atteints de la cause, multiplié par 1000

**11- Réponse : E**

- 🔓, 8. Définitions à connaître sur le bout des doigts +++

**12- Réponse : C D**

- 🔓, 8. La réponse A correspond à l'ancienne nomenclature de 1970 : on parle depuis 2001 de déficience, limitation et restriction.
- Réponse B : classification OMS dite CIF

**13- Réponse : B C E**

- Connaissance de l'histoire de la médecine
- Les seules textes, tombable à mon sens

**14- Réponse : A B D**

- A □, ✕. Les femmes vivent plus longtemps que les hommes
- □ : Plus longue ++

**15- Réponse : A B**

- ⓘ un problème de santé publique est un problème : fréquent, grave, avec un impact important socio économique, avec une évolution prévisible et une reconnaissance par la population de ce problème ++
- Exemple : Lutte contre le cancer, prise en charge des personnes âgées, lutte contre les addictions

# Questions isolées QCM N° 11

| QCM 1 | Quels sont les critères de Bradford-Hill |
|---|---|
| A - | Force de l'association |
| B - | Spécialité |
| C - | Relation dose-effet |
| D - | Analogie |
| E - | Toutes les réponses précédentes sont fausses |
| **QCM 2** | **Concernant les biais** |
| A - | La fluctuation d'échantillonnage correspond à un biais de sélection |
| B - | Changent en fonction de la taille de l'échantillon |
| C - | Sont souvent évitables si l'étude est bien faite |
| D - | Ce sont des erreurs systématiques |
| E - | Toutes les réponses précédentes sont fausses |
| **QCM 3** | **Concernant les enquêtes cas-témoins :** |
| A - | A préférer si maladie rare |
| B - | A préférer si exposition fréquente |
| C - | Correspondent à une étude de grade 3 HAS si bien menées |
| D - | Sont plus sujettes aux biais de classement que les cohortes |
| E - | Toutes les réponses précédentes sont fausses |
| **QCM 4** | **Concernant les études de cohorte** |
| A - | A préférer si maladie fréquente |
| B - | A préférer si exposition fréquente |
| C - | Correspondent à une étude de grade 3 HAS si bien menées |
| D - | Sont plus sujettes aux biais de sélection que les études cas-témoins |
| E - | Toutes les réponses précédentes sont fausses |
| **QCM 5** | **Concernant les études quasi expérimentales** |
| A - | Sont utilisées pour évaluer des programmes de santé publique |
| B - | Sont utilisées pour évaluer l'efficacité d'un médicament |
| C - | Incluent les études avant/après |
| D - | Incluent les études ici/ailleurs |
| E - | Incluent les études après/là-bas |
| **QCM 6** | **Mr C ancien conférencier pour les laboratoires Cailloux producteur d'antidiabétiques oraux, fait une étude sur ces mêmes ADO** |
| A - | Un conflit d'intérêt est un lien entre une personne et une entreprise uniquement |
| B - | Ces liens ne sont que purement financiers |
| C - | Seuls les mauvais médecins ont des liens d'intérêt avec les laboratoires |
| D - | Mr C peut déclarer ses liens d'intérêt s'il est chargé d'une expertise sur les ADO |
| E - | Toutes les réponses sont fausses |

| QCM 7 | Concernant les méta analyses |
|---|---|
| A - | Permet d'accroître la puissance statistique |
| B - | Permet des analyses en sous groupes |
| C - | Permet d'explorer l'hétérogénéité entre les essais |
| D - | Permet d'éliminer totalement les biais |
| E - | Ont un niveau de preuve de 1 selon HAS |

| QCM 8 | Concernant les liens d'intérêts |
|---|---|
| A - | Concerne surtout les Professeurs d'université avec de nombreuses publications avec des laboratoires |
| B - | Peuvent concerner un étudiant en 2ème année de médecine |
| C - | En médecine sont uniquement des liens financiers |
| D - | Les liens d'intérêt entraînent systématiquement des conflits d'intérêt |
| E - | Le résultat d'une étude qui déclare de nombreux liens d'intérêt est moins valable qu'une étude qui en déclare aucun |

| QCM 9 | La déclaration des liens d'intérêt |
|---|---|
| A - | Se trouve uniquement à la fin des articles ou documents où l'expert a participé |
| B - | Sont publiques sur le site de chaque institution recrutant l'expert |
| C - | Sont actualisées tous les 5 ans |
| D - | Est le plus souvent obligatoire |
| E - | Est le plus souvent facultative |

| QCM 10 | Concernant les niveaux de preuves d'HAS |
|---|---|
| A - | Un essai comparatif randomisé de faible puissance correspond à un niveau de preuve 2. |
| B - | Un essai comparatif randomisé de faible puissance correspond à une présomption scientifique |
| C - | Un essai comparatif randomisé de faible puissance correspond à une recommandation de grade B |
| D - | Une étude de cohortes à un niveau de preuve 2 |
| E - | Une méta analyse d'essai comparatif correspond à un niveau 2 |

| QCM 11 | Concernant les différents types d'articles scientifiques |
|---|---|
| A - | L'article original répond à une question de recherche |
| B - | L'éditorial est le plus souvent un point de vue d'un expert donné |
| C - | L'éditorial concerne le plus souvent plusieurs thèmes |
| D - | Les case-reports sont des articles de grande valeur scientifique |
| E - | Tout est faux |

| QCM 12 | Concernant les articles originaux |
|---|---|
| A - | Suivent une structure commune |
| B - | Le résumé doit pouvoir être indépendant de l'article |
| C - | Le premier auteur est celui qui a réalisé le plus gros du travail |
| D - | Le dernier auteur est celui qui a réalisé le plus gros du travail |
| E - | Tous les auteurs cités doivent avoir participé à la rédaction ou au travail préalable |

| QCM 13 | Concernant les articles originaux |
|---|---|
| A - | L'introduction suit le résumé selon les bonnes méthodes internationales |
| B - | Dans les résultats, on présente entre autres la population étudiée |
| C - | La discussion doit apporter de nouveaux résultats non présentés avant |
| D - | La population étudiée se doit d'être décrite précisément |
| E - | Les références bibliographiques doivent être exhaustives |

| QCM 14 | Lors de l'analyse de la littérature pour une étude, quelle(s) banque(s) de données est (sont) recommandée(s) ? |
|---|---|
| A - | Google |
| B - | Embase |
| C - | ENT de la faculté de médecine |
| D - | PubMed |
| E - | Cochrane library |
| **QCM 15** | **Concernant les recommandations de pratiques cliniques** |
| A - | Sont élaborées par l'assurance maladie |
| B - | Sont élaborées par l'HAS |
| C - | Servent surtout à sanctionner les médecins qui ne les respecteraient pas |
| D - | Servent de référence pour l'évaluation des pratiques |
| E - | Toutes les réponses sont fausses |

## CORRECTIONS & STRATEGIE QCM

| QCM | STRATEGIE QCM – COMMENTAIRES<br>🕮 Connaissances, ⌑ Déduction, ▦ Arg Fréquence, 🔗 Formulation, ✕ Eliminer les incorrectes, 🄸 1ère idée |
|---|---|
| **1- Réponse : A C D** | |
| | • 🄸. Il existe 9 critères à connaître sur le bout des doigts<br>• B : Spécificité |
| **2- Réponse : D** | |
| | • A : Fluctuation et biais correspondent à 2 choses bien différentes<br>• B : invariants en fonction de la taille<br>• C : Sont malheureusement souvent impossible à éviter, il faut toujours les avoir en tête lors de l'interprétation d'une étude |
| **3- Réponse : A B C D** | |
| | • A Connaissance : tout est vrai, à savoir là aussi par cœur |
| **4- Réponse : A D** | |
| | • A Exposition rare = cohorte,<br>• Grade 2 HAS si bien menée |
| **5- Réponse : A C D** | |
| | • A Les études expérimentales sont surtout utilisées pour les programmes de santé publique pour constater des différences entre 2 régions ou dans la même après une campagne de prévention par exemple<br>• Eliminer les incorrectes : Les études après/ là-bas n'existent pas |
| **6- Réponse : E** | |
| | • A faux 🔗, lien 2 personnes par exemple<br>• B pas uniquement financier mais personnel, familial<br>• D faux, il doit faire une déclaration lien intérêt qui sera publique après |
| **7- Réponse : A B C E** | |
| | • D 🔗, 🄸. Faux garde les biais de chaque étude plus biais de publication ++++ pas élimination totale |

**8- Réponse : B**

- A Faux : même en temps qu'externe si vous acceptez un crayon un lien d'intérêt se forme ! Concerne tout professionnel
- D : . Faux lien sans conflit existe!
- Faux. Liens non financiers également (promotion, amitié...)
- Non, ✕, : il faut savoir les prendre en compte+++ sans dénigrer l'étude, une étude qui n'en déclare pas est tout aussi suspecte

**9- Réponse : B D**

- Connaissance. Actualisation annuelle

**10- Réponse : A B C**

- Les réponses A, B et C représentent la même chose
- Une méta analyse = niveau 1, une cohorte = niveau 3. A bien savoir

**11- Réponse : A B**

- , C non un sujet pour un expert dans un texte court
- , D faux les case reports s'apparentent le plus souvent à des histoires de chasse, mais restent toutefois très intéressants

**12- Réponse : A B C E**

- A Connaissance, D dernier auteur est souvent le directeur equipe recherche, ou personnes ayant proposé et guidé le travail
- E vrai : illégal de citer un auteur n'ayant pas participé à l'article

**13- Réponse : A D**

- A ✕ B non dans matériel et méthodes
- Eliminer les incorrectes C faux selon les recommandations internationnales pas de nouveaux résultats dans la discussion
- D vrai autrement pas extrapolable ++
- E non pas forcément exhaustive, l'auteur choisit les plus pertinentes

**14- Réponse : B C E**

- A , , , A et D faux Google et PubMed sont des moteurs de recherche (dans la base medline pour PubMed)

**15- Réponse : B D**

- A Connaissance et éliminer les incorrects. 🔓, les recommandations sont élaborées par l'HAS et servent à l'évaluation des pratiques dans l'objectif d'une amélioration des dites pratiques, elles peuvent effectivement servir de base lors de litiges judiciaires mais ce n'est pas leur but premier

# Questions isolées QCM N° 12

**QCM 1 — Concernant les risques professionnels en cas de maternité**

A - Un congé maternité, même pathologique, protège contre le licenciement
B - Une reprise de travail après grossesse entraîne obligatoirement une visite de préreprise
C - Le congé maternité standard est de 8 SA avant et 10 SA la date présumée de l'accouchement
D - Une patiente travaillant de nuit peut faire une demande de travail de jour, sans modification de salaire
E - Le médecin du travail est tenu au secret professionnel vis à vis de l'employeur concernant la grossesse

**QCM 2 — Concernant les examens au cours de la grossesse**

A - Il y a 3 échographies obligatoires
B - La prise en charge de ces échographies est à 100%
C - La grossesse entraîne une exonération du ticket modérateur dès la déclaration faite
D - La consultation d'anesthésie est facultative en cas d'accouchement voie basse
E - Le dépistage de la trisomie 21 n'est réalisable que si la patiente à doser les marqueurs sériques du 1$^{er}$ trimestre

**QCM 3 — Lors d'une grossesse à 1 SA, quel(s) est (sont) le(s) risque(s) auquel (auxquels) est exposé le fœtus lors d'une irradiation pour une radiographie thoracique**

A - Risque tératogène
B - Risque de fœtopathie
C - Risque de malformation fœtale
D - Aucun risque
E - Loi du tout ou rien

**QCM 4 — Mme A attend son troisième enfant prévu pour le 4 octobre**

A - Son congé maternité débute le 6 septembre
B - Son congé maternité débute le 9 août
C - Son congé maternité prend fin le13 décembre
D - Son congé maternité prend fin le 31 janvier
E - Son congé maternité prend fin le 7 février

**QCM 5 — Mme P pour sa première grossesse attend des jumeaux pour le 4 octobre**

A - Son congé maternité débute le 12 juillet
B - Son congé maternité débute le 28 juin
C - Son congé maternité prend fin le 21 février
D - Son congé maternité prend fin le 7 mars
E - Son congé maternité prend fin le 21 mars

**QCM 6 — Concernant les personnes en situation de précarité**

A - Ont un accès facile à la vaccination grâce aux nombreux examens gratuits dont ils bénéficient comme lors de l'établissement d'un titre de séjour par exemple
B - Les dépistages organisés des cancers touchent difficilement ces personnes
C - Sont plus souvent touchées par l'obésité
D - Sont plus souvent touchées par la malnutrition
E - C'est une population qui va souvent aux urgences, leurs maladies se compliquent moins souvent

| QCM 7 | Concernant le score EPICES |
|---|---|
| A - | Est un score permettant d'évaluer le risque de précarité d'un individu |
| B - | Comprend des questions sur les activités de loisirs du patient |
| C - | Comprend des questions sur la situation familiale du sujet |
| D - | 4 réponses péjoratives désignent un niveau élevé de précarité |
| E - | Toutes les réponses précédentes sont fausses |

| QCM 8 | A propos de la PUMA (anciennement CMU) |
|---|---|
| A - | Il faut une résidence stable et régulière en France depuis plus d'un trimestre |
| B - | Ne pas avoir accès à un autre régime d'assurance maladie obligatoire |
| C - | L'assuré bénéficie d'une exonération du ticket modérateur |
| D - | L'assuré bénéficie d'une exonération du forfait hospitalier |
| E - | Est toujours gratuite |

| QCM 9 | Concernant la CMU-C |
|---|---|
| A - | Prend en charge le ticket modérateur |
| B - | Prend en charge le forfait hospitalier |
| C - | La participation forfaitaire pour les actes paramédicaux est minorée |
| D - | La participation forfaitaire pour les transport est minorée |
| E - | Le bénéficiaire n'aura à payer que la participation forfaitaire de 1 euro |

| QCM 10 | A propos de l'aide médicale aux étrangers en France |
|---|---|
| A - | L'aide médicale d'Etat (AME) concerne les étrangers en situation régulière depuis moins de 6 mois |
| B - | L'AME concerne les étrangers en situation irrégulière nouvellement arrivés en France |
| C - | L'AME n'est pas soumise à des conditions de ressources |
| D - | L'asile médical est possible sur avis d'un médecin de l'ARS |
| E - | L'asile médical est possible pour une maladie infectieuse |

| QCM 11 | A propos de la pauvreté en France |
|---|---|
| A - | Est considérée comme pauvre une personne vivant avec moins de 50% du niveau de vie médian |
| B - | Est considérée comme pauvre une personne vivant avec moins de 75% du niveau de vie médian |
| C - | Le revenu signifiant la pauvreté est d'environ 900 euros |
| D - | La définition du seuil de pauvreté varie entre la France et le reste de l'Europe |
| E - | Concerne environ 4,9 millions de personnes |

| QCM 12 | Concernant la CMU-c |
|---|---|
| A - | Résider en France de manière régulière |
| B - | Résider en France depuis plus de 3 mois |
| C - | Ne pas dépasser un certain plafond de ressource |
| D - | Est accordée pour 3 ans |
| E - | Toutes les réponses sont inexactes |

| QCM 13 | Georges trentenaire en forme fait un AVC Tronc cérébral suite passage en FA il souffre d'hémiplégie gauche (et il est gaucher) et de paralysie faciale droite, de trouble équilibre et de déglutition. Il a des difficultés pour sa toilette. Il ne va plus à son club favori "Sky and Cigare club" ni amène à la crèche son fils Pierre<br>Quelles sont les déficiences de Georges |
|---|---|

A - Aller au club S and C
B - Hémiplégie Gauche
C - Faire sa toilette du bas
D - Trouble de la déglutition
E - Boire du whisky

| QCM 14 | Quels sont les incapacités de Georges |
|---|---|

A - Se déplacer chez soi
B - Amener Pierre à la crèche
C - Manger seul
D - Faire sa toilette du bas
E - Trouble de la déglutition

| QCM 15 | Quels sont les désavantages sociaux de Georges |
|---|---|

A - Se déplacer
B - Boire du whisky au club
C - Trouble de l'équilibre
D - Se déplacer
E - Amener Pierre à la crèche

## CORRECTIONS & STRATEGIE QCM

| QCM | STRATEGIE QCM – COMMENTAIRES<br>📖 Connaissances, ⌑ Déduction, ▦ Arg Fréquence, 🔓 Formulation, ✕ Eliminer les incorrectes, [1] 1ère idée |
|---|---|
| **1- Réponse : A D E** | |
| | • 8, ⌑ : Toute grossesse entraîne une visite de REPRISE obligatoire. Congé : 6 SA-10 SA à partir de la date supposée d'accouchement (pas la date d'accouchement réelle). |
| **2- Réponse : B** | |
| | • 🔓. Les 3 échographies sont recommandées et remboursées, mais pas obligatoires<br>• 8. PEC 100% : les 3 échographies (12, 22, 32 SA), et à partir du 6ème mois<br>• CS d'anesthésie systématique |
| **3- Réponse : E** | |
| | • [1]. A ce terme soit l'embryon meurt, soit il n'aura aucune séquelle |
| **4- Réponse : B E** | |
| | • Savoir parfaitement les dates légales des congés maternité pour les ECN. Ici le piège c'est que Mme A attendait son 3ème enfant donc ce n'est pas 6 semaines avant et 10 semaines après mais 8 semaines avant et 18 semaines après !!! |
| **5- Réponse : A D** | |
| | • Je concède que ca tire dans les coins mais vous l'auriez au moins vu une fois Si Mme P attend des jumeaux son congé maternité est augmenté à 12 semaines avant et 22 semaines après !! |
| **6- Réponse : B C D** | |
| | • ⌑ A faux 4 X moins de vaccin<br>• ⌑ B 50% moins de dépistage<br>• Connaissance. Argument e fréquence C (précarité modérée pas accès légumes et plus de "junk food"<br>• D (précarité sévère = SDF)<br>• 🔓 E faux, maladie se complique souvent car recours aux soins tardif et pas de prévention++ |

**7- Réponse : A B C**

- Question difficile, réservée à ceux qui visent les premières places, vous aurez au moins entendu parler de ce score une fois dans votre cursus
- Connaissance. AB oui aller au spectacle ou pratiquer un sport rentre en compte
- ⊡. C oui le score fluctue si le sujet vit en couple, s'il garde contact avec les membres de sa famille
- 🔓, ✕ D : faux risque élevé de précarité pas un niveau élevé de précarité!

**8- Réponse : A B**

- ⊡ CD = mêmes droits qu'un assuré régime général donc pas d'exonération
- Connaissance E = au delà plafond ressource cotisation peut être demandée, ne pas confondre avec la CMUc qui est toujours gratuite ++

**9- Réponse : A B**

- ⊡ CD : participation forfaitaire tout simplement pas demandée ++
- ⊡ , ✕. E faux : bien se rappeler que la CMUc = grande précarité, ils n'ont globalement aucun budget donc on ne leur demande aucune participation ++

**10- Réponse : D E**

- L'AME est possible pour les étrangers en situation irrégulière, avec un domicile stable et ininterrompu depuis plus de 3 mois en France, avec un seuil de ressources < seuil CMU-C

**11- Réponse : A D E**

- A Le seuil de pauvreté est de 50% du niveau de vie médian en France, et 60% en Europe

**12- Réponse : A B C**

- Accordée pour 1 an seulement renouvelable chaque année

**13- Réponse : B D**

- A Un petit cas Clinique sur Georges et son handicap ou plutôt désavantage social inclue dans l'item précarité, il est très important d'avoir ces définitions en tête.
- Bien faire la différence entre déficience / incapacité et désavantage social
- La déficience concerne le corps du patient
- L'incapacité ce qu'il peut ou ne peut plus faire avec son corps
- Le désavantage concerne le patient dans la société où il évolue et ce qu'il peut ou non réaliser

| 14- Réponse : A C D | |
|---|---|
| | |
| **15- Réponse : B E** | |
| | |

# Questions isolées QCM N° 13

**QCM 1** **Une épidémie c'est :**

A - Apparition habituelle d'un nombre important de cas d'une maladie
B - Sur une période de temps limitée
C - Sur un espace géographique limitée
D - Exemple type représenté par la grippe aviaire H1N1
E - Toutes les réponses précédentes sont fausses

**QCM 2** **La définition d'une pandémie**

A - C'est l'apparition habituelle d'un nombre important de cas d'une maladie
B - Sur une période de temps illimitée
C - Sur un espace géographique illimitée
D - Exemple type représenté par le paludisme
E - Toutes les réponses précédentes sont fausses

**QCM 3** **La définition d'une endémie**

A - Existence habituelle d'un nombre important de cas d'une maladie
B - Période de temps limitée
C - Espace géographique limité
D - Exemple type est représenté par la grippe annuelle
E - Toutes les réponses précédentes sont fausses

**QCM 4** **Concernant les maladies à déclaration obligatoire :**

A - Ne contiennent que des maladies infectieuses
B - Il en existe 31
C - La liste est sous contrôle du ministère de la santé et ne peut changer que sur décret
D - Lors du diagnostic d'une maladie à DO il faut obligatoirement signaler au médecin de l'ARS puis notifier en remplissant un formulaire
E - Toutes les réponses précédentes sont fausses

**QCM 5** **Concernant les maladies à éviction**

A - Sont à signaler à l'ARS obligatoirement
B - Sont globalement les mêmes que les maladies à DO
C - L'éviction est la même pour toutes ces maladies
D - Après une éviction un certificat peut être demandé
E - Toutes les réponses précédentes sont fausses

**QCM 6** **Parmi ces maladies lesquelles sont à DO**

A - Rougeole
B - Rubéole
C - Hépatite B aiguë asymptomatique
D - Zona
E - Toutes les réponses précédentes sont fausses

| QCM 7 | Parmi ces maladies lesquelles sont à DO |
|---|---|
| A - | La silicose |
| B - | Le saturnisme chez l'adulte |
| C - | Le Botulisme |
| D - | La listériose de l'enfant |
| E - | L'infection à virus Zika |
| **QCM 8** | **Parmi ses maladies lesquelles sont à éviction** |
| A - | Diphtérie |
| B - | Rougeole |
| C - | Rubéole |
| D - | Bronchiolite |
| E - | Toutes les réponses précédentes sont fausses |
| **QCM 9** | **Concernant l'INVS (l'Institut de Veille Sanitaire)** |
| A - | Son champ d'action comprend les maladies infectieuses uniquement |
| B - | Surveille les risques d'origine professionnelle |
| C - | A un rôle de détection et d'alerte mais également de gestion de situations de crise |
| D - | A pour missions la surveillance à intervalles réguliers de l'état de santé des populations |
| E - | Toutes les réponses précédentes sont fausses |
| **QCM 10** | **Concernant le réseau SENTINELLE** |
| A - | Ce réseau est constitué de médecins généralistes volontaires |
| B - | Les médecins reçoivent une petite rétribution en échange de leur participation par l'ARS |
| C - | Il y a 8 indicateurs de santé |
| D - | Le suicide fait partie des indicateurs de santé |
| E - | Toutes les réponses précédentes sont fausses |
| **QCM 11** | **Concernant la Tuberculose** |
| A - | Sa vaccination est obligatoire pour les enfants nés en Ile de France |
| B - | Sa déclaration obligatoire devra être nominative |
| C - | Le CLAT est l'instance chargée de l'enquête autour d'un cas |
| D - | La tuberculose est une ALD 30 |
| E - | La tuberculose entraîne une PEC à 100% pour 2 ans après le diagnostic |
| **QCM 12** | **Concernant les infections émergentes** |
| A - | Concernent uniquement les nouveaux agents biologiques découverts récemment |
| B - | Peuvent concerner des maladies infectieuses anciennes et bien connues |
| C - | Ne concernent que les virus et bactéries |
| D - | Sont des infections à départ zoophile obligatoirement (comme la Grippe aviaire) |
| E - | Toutes les réponses précédentes sont fausses |
| **QCM 13** | **Quelles sont les conditions possibles pour l'émergence d'une maladie infectieuse** |
| A - | Augmentation de la résistance de l'agent |
| B - | Urbanisation de la population |
| C - | Réchauffement climatique |
| D - | Diminution de la sensibilité de l'hôte |
| E - | Toutes les réponses précédentes sont fausses |

| QCM 14 | **Quels agents sont considérés comme des agents de bioterrorisme de catégories A (létaux et faciles à disséminer) selon la CDC** |
|---|---|
| A - | Anthrax |
| B - | Peste |
| C - | Tuberculose XDR |
| D - | Variole |
| E - | Toutes les réponses précédentes sont fausses |

| QCM 15 | **Parmi les agents infectieux suivants lesquels peuvent être qualifiés “d’émergents “?** |
|---|---|
| A - | Coronavirus |
| B - | Syphilis |
| C - | Prion infectieux |
| D - | Virus Ebola |
| E - | M.Tuberculosis XDR |

## CORRECTIONS & STRATEGIE QCM

| QCM | STRATEGIE QCM – COMMENTAIRES<br>🕮 Connaissances, 🗘 Déduction, ▦ Arg Fréquence, 🔓 Formulation, ✕ Eliminer les incorrectes, 1️⃣ 1ère idée |
|---|---|
| **1- Réponse : B C** | |
| | • 1️⃣. La définition d'une épidémie c'est l'apparition inhabituelle sur une période et un espace géographique limité<br>• L'exemple type est une épidémie de rougeole<br>• La grippe aviaire représente une pandémie qui touche le monde entier et n'est pas localisée |
| **2- Réponse : C** | |
| | • La pandémie représente l'apparition inhabituelle sur une période limitée mais un espace géo illimité (le monde entier)<br>• Le paludisme représente une endémie (zone géographique localisée et période temps illimité) |
| **3- Réponse : A C** | |
| | • L'endémie représente l'existence d'un nombre important de cas dans une espace géographique limité, mais sur une période illimitée<br>• Un même agent peut donner une épidémie, une pandémie puis une endémie tel le VIH |
| **4- Réponse : C** | |
| | • 1️⃣ Il existe 33 à déclaration obligatoire, 31 infectieuses<br>• Connaissance. 🔓 : 4 maladies à visée purement épidémiologique, n'ont pas besoin d'être signalée (infection par le VIH quel que soit le stade, de l'hépatite B aiguë, du tétanos et mésothéliome.) |
| **5- Réponse : D** | |
| | • A Eliminer les incorrectes, 🗘, connaissance<br>• Connaitre les maladies à éviction ++ |
| **6- Réponse : A C** | |
| | • C 🔓 : faux Symptomatiques et non les Asymptomatiques |

**7- Réponse : C D E**

- Connaissance, . Sont à DO : le Mésothéliome (et pas l'asbestose ni la silicose), le Saturnisme de l'enfant, les TIAC y compris le botulisme (même chez un seul sujet), la Listériose et récemment le Zika (comme la dengue et le chikungunya).

**8- Réponse : A B C D**

- Connaissance +++++

**9- Réponse : B C**

- Connaissance, ×. A Faux : maladie infectieuse mais aussi maladie professionnelle et l'environnement
- D Faux : surveillance continue

**10- Réponse : A C D**

- Faux B : bénévoles+++

**11- Réponse : B C D E**

- Attention vaccination RECOMMANDEE, jamais obligatoire depuis 2007
- La tuberculose entraîne bien une prise en charge à 100% pendant 2 ans, même si le traitement dure 6 mois

**12- Réponse : B**

- A : faux et B : vrai si les caractéristiques se modifient
- C : Champignon et parasite sont également possible
- D : Faux zoophile/humain ou les 2, rien d'obligatoire

**13- Réponse : A B C**

- A et une augmentation résistance agent (type R pénicilline)
- B : avec l'urbanisation et la densification de la population, maladies se propagent plus vite
- C : Augmentation zone des vecteurs moustiques par exemple.
- , ×. D une plus grande sensibilité hôte (type immuno dépression) entraîne une augmentation incidence

**14- Réponse : B D**

- A 💣 et ✖ : Anthrax = amas de pustule en France, mais = maladie du charbon aux USA, faites attention !!!!
- Autrement en catégorie A il y a : variole, charbon, peste, botulisme, tularémie, fièvre hémorragique

**15- Réponse : A B C D E**

- 🎖. ▦. 🗓
- Les maladies émergentes sont des maladies dont soit l'agent est nouvellement découvert (prion et maladie Creutzfeldt Jacob, SRAS à coronavirus, MERS-CoV), soit l'expression de la maladie est nouvelle ou modifiée ou dont les cas augmentent régulièrement dans le temps (de plus en plus de tuberculose résistante, syphilis)

# Questions isolées QCM N°14

**QCM 1** **Quel est le schéma de vaccinations obligatoires**

A - 2 DTP
B - 3 DTP
C - 4 DTP
D - 5 DTP
E - Toutes les réponses précédentes sont fausses

**QCM 2** **Dans votre cabinet vous recevez le petit Matéo 14 mois a reçu normalement (calendrier de 2016)**

A - 3 doses de Vaccination DTP C hib hépatite B
B - Une dose de ROR
C - Une dose de méningocoque C
D - 3 doses de pneumo 23
E - Toutes les réponses précédentes sont fausses

**QCM 3** **Arrive ensuite dans votre cabinet le petit Roger 65 ans selon les reco HAS quelle vaccination a t il reçu cette année (en se basant sur le calendrier 2016)**

A - 1DTP
B - 1 DTPC
C - 1 grippe
D - 1 Varicelle
E - Toutes les réponses précédentes sont fausses

**QCM 4** **Concernant la vaccination anti pneumococcique**

A - Le vaccin 13 valences est un vaccin conjugué
B - Le vaccin 13 valences permet de diminuer le portage au niveau des voies aériennes inférieures et supérieures
C - La primo vaccination pneumococcique chez l'enfant consiste en 2 doses de vaccin conjugué
D - En l'absence de vaccination pendant la petite enfance un rattrapage de vaccination est indiqué jusqu'à l'âge de 5 ans
E - Toutes les réponses précédentes sont fausses

**QCM 5** **Quelles sont les indications et modalités de la vaccination anti pneumococcique chez l'adulte?**

A - Un patient VIH + avec 1 000 CD4/$mm^3$
B - Un patient VIH avec 150 CD4/$mm^3$
C - Un patient avec un Syndrome néphrotique sur GEMlr
D - Elle consiste en 2 doses de vaccin conjugué
E - Un implant cochléaire nécessitera 1 dose de conjugué puis 1 dose de non conjugué

| QCM 6 | **Concernant les vaccins :** |
|---|---|
| A - | Les vaccins protègent contre certains virus, bactéries et parasites |
| B - | Un vaccin conjugué a en général une immunogénicité plus importante par rapport aux non conjugués |
| C - | La réponse primaire à un vaccin met en jeu principalement des IgM |
| D - | Tous les vaccins se font en intra musculaire |
| E - | Une vaccination met en général 1 à 2 mois à être efficace |

| QCM 7 | **Concernant les vaccinations obligatoires** |
|---|---|
| A - | Elle ne concerne que le DTPCa |
| B - | Elle concerne aussi le ROR |
| C - | Un refus des vaccinations obligatoires est passible de peine d'emprisonnement pour les parents de l'enfant |
| D - | Le BCG est obligatoire pour les enfants immigrés de pays d'endémie |
| E - | Prêcher la non-vaccination est passible de sanction disciplinaire pour un médecin |

| QCM 8 | **Parmi ces vaccins lesquels sont dits "vaccin vivant "** |
|---|---|
| A - | ROR |
| B - | Zona |
| C - | Grippe |
| D - | Pneumocoque conjugué |
| E - | BCG |

| QCM 9 | **Parmi ces vaccins lesquels contiennent de l'œuf** |
|---|---|
| A - | Amaril |
| B - | Varicelle |
| C - | Grippe |
| D - | Pneumo 23 |
| E - | Méningite |

| QCM 10 | **Concernant l'action de la vaccination :** |
|---|---|
| A - | La vaccination protège uniquement le patient |
| B - | Les vaccins vivants n'ont généralement pas besoin de rappel |
| C - | La vaccination est une immunoprophylaxie inactive |
| D - | La sérothérapie est une immunoprophylaxie active |
| E - | Les vaccins se font en intra-dermique |

| QCM 11 | **A propos des vaccins obligatoires** |
|---|---|
| A - | Tous les vaccins sont obligatoires |
| B - | Le vaccin contre la rougeole en fait partie |
| C - | Le vaccin contre la grippe en fait partie pour une partie de la population |
| D - | Le vaccin contre le pneumocoque en fait partie pour les immunodéprimés |
| E - | Le vaccin contre la poliomyélite en fait partie |

| QCM 12 | **Concernant les contre-indications des vaccins** |
|---|---|
| A - | En cas d'immunodépression, les vaccins vivants sont contre-indiqués |
| B - | En cas d'immunodépression, les vaccins atténués sont contre-indiqués |
| C - | En cas de grossesse, les vaccins vivants sont contre-indiqués |
| D - | Une vaccination par vaccin vivant lors d'une grossesse constitue un motif d'IVG |
| E - | En cas d'injection d'immunoglobulines, les vaccins vivants sont contre-indiqués pendant 3 mois |

| QCM 13 | **Concernant les effets secondaires des vaccins** |
|---|---|
| A - | Il n'en existe pas |
| B - | Un syndrome grippal post vaccination est possible et bénin |
| C - | Un lien SEP et VHB est prouvé et fréquent |
| D - | Un lien entre vaccination et autisme est prouvé |
| E - | Toutes les réponses sont fausses |

| QCM 14 | **Si vous décidez de voyager au Sénégal, quelle vaccination sera obligatoire** |
|---|---|
| A - | Méningocoque |
| B - | Encéphalite à tiques |
| C - | Amaril |
| D - | Typhoïde |
| E - | Hépatite A |

| QCM 15 | **Si vous décidez de voyager en Europe de l'Est, quelle vaccination vous sera conseillez** |
|---|---|
| A - | Amaril |
| B - | Encéphalite à tiques |
| C - | Typhoïde |
| D - | Rage |
| E - | Aucun de ces vaccins |

**CORRECTIONS & STRATEGIE QCM**

| QCM | STRATEGIE QCM – COMMENTAIRES<br>🕮 Connaissances, ⊡ Déduction, ▦ Arg Fréquence, ✎ Formulation, ✕ Eliminer les incorrectes, ⓵ 1ère idée |
|---|---|
| **1- Réponse : B** | |
| | • B seule la primo vaccination est obligatoire DTP |
| **2- Réponse : A B C** | |
| | • ✎, ✕ : D faux Pneumo 13 ++++ |
| **3- Réponse : A C** | |
| | • D faux le vaccin zona est différent du vaccin varicelle, même agent mais 2 fois plus dosé<br>• B possible si Roger doit garder des enfants de bas âge mais se serait le vaccin anti-coqueluche avec le dosage petit c et pas le grand C ! |
| **4- Réponse : A D** | |
| | • Les voies aériennes inférieures sont stériles, aucun portage (sauf exception chez les patients atteints de mucoviscidose) !<br>• Primo vaccination = 3 doses de P 13 : 2-4-11<br>• Rattrapage anti pneumo : < 2 ans = 3 doses de P 13<br>• Entre 2-5 ans : 2 doses de P 13 puis 1 de P23, avec toujours 2 mois min entre les 2 doses<br>• Après 5 ans = comme adulte, que si indication particulière |
| **5- Réponse : A B C E** | |
| | • ⓵. Propositions volontairement alambiquées et compliquées : il faut que vous soyez sûrs de vous là dessus : VIH+ = indication quel que soit le stade, pas de CI car pas un VVA. Un SN quelle que soit sa cause également !<br>• 🕮. Attention subtilité importante à connaître : 1 dose de P 13 puis 1 de P23 pour les patients avec implant cochléaire ou brèche ostéo méningée, et les patients considérés "immunodéprimés", et ce au sens large : Sd néphrotique, IRC, asplénie, LLC, VIH... Révisez bien ça à tête reposée... |

| 6- Réponse : B C |
| --- |
| • A ⊡. Il n'existe pas de vaccin antiparasitaire (difficulté d'atteindre le pathogène). Un vaccin anti paludisme est au stade de recherche mais pas encore en pratique courante<br>• 🕮. ✕ Le BCG se fait en intra dermique, et les vaccins peuvent se faire en SC en cas de contre indication (maladie hémorragique ou anticoagulants), voire même par voie muqueuse<br>• 🕮. La plupart des vaccins sont efficaces en 10-15 jours. |
| **7- Réponse : C E** |
| • A 🔓. La coqueluche n'est pas obligatoire, que le DTP!<br>• A titre indicatif : 1 500 € d'amende passible si vaccin obligatoire non à jour, 3 750 € et jusqu'à 6 mois d'emprisonnement si refus.<br>• 🔓 Le BCG n'est plus obligatoire en France depuis 2007, mais fortement recommandé pour certaines populations (immigrés ou parents originaires de pays d'endémie, Ile de France, Guyane, précarité, ATCD familiaux, séjour > 1 mois). |
| **8- Réponse : A B E** |
| • 🛈 : Savoir par cœur la liste des vaccins vivants |
| **9- Réponse : A C** |
| • Les vaccins contenant de l'œuf sont celui de la Fièvre jaune, ROR, grippe et l'encéphalite à tique<br>• Pour information ils ne sont pas forcément contre-indiqués si le patient est allergique à l'œuf ! Ca dépend de la quantité d'ovalbumine dans le vaccin et du type de réaction. |
| **10- Réponse : B** |
| • A ✕, la vaccination protège le patient + entourage et la société<br>• ✕.🔓 C faux active pour la vaccination et inactive pour la sérothérapie<br>• Sc ou IM ++++ (seul le BCG se fait en intra dermique) |
| **11- Réponse : E** |
| • A 🔓, seule la primovaccination est obligatoire, diphtérie tétanos poliomyélite |
| **12- Réponse : A B C E** |
| • 🕮, ⊡ ,<br>• ✕, le principe de précaution pour les vaccins vivants et la grossesse mais ne justifie pas une IMG si un vaccin à été fait lors de la grossesse, une surveillance renforcée sera faite |

**13- Réponse : B**

- Comme tout traitement, il existe des effets secondaires à la vaccination qui sont pour la plupart bénins et sans conséquence
- Le chercheur ayant « prouvé » le lien entre vaccination et autisme avait falsifié son étude et est aujourd'hui en interdiction d'exercer
- Pas de lien prouvé entre SEP et VHB, même s'il existait il n'est clairement pas fréquent !

**14- Réponse : C**

- 🔓 : Seul le vaccin contre la fièvre jaune, amaril sera OBLIGATOIRE, pour accéder au pays, les autres seront conseillés si besoin

**15- Réponse : A B C D E**

- L'encéphalite à tiques : conseillé pour les séjours en zones rurales ou boisées d'Europe centrale, orientale et septentrionale
- La rage : conseillé pour les séjours prolongés ou aventureux en situation d'isolement dans des zones à haut risque : Afrique, Asie, Amérique du sud
- La fièvre typhoïde : conseillé pour tout séjour prolongé ou dans de mauvaises conditions dans les pays où l'hygiène est précaire (sous continent indien++++)

# Questions isolées QCM N° 15

**QCM 1** **Concernant les TIACs**

A - Une déclaration obligatoire à l'ARS est faite dès le diagnostic confirmé
B - Une déclaration obligatoire à l'ARS est faite dès la suspicion diagnostique
C - L'ARS se charge d'organiser une étude cas témoins si besoin
D - L'ARS se charge d'organiser une étude de cohorte si besoin
E - L'ARS se charge des analyses des différents aliments en cause

**QCM 2** **Vous sortez d'un restaurant indien avec vos amis, 3h plus tard votre femme commence à vomir, 20 minutes après c'est vos 2 amis qui à leur tour présentent des signes digestifs, vous même vous ne vous sentez pas très bien. Quels agents peuvent être mis en cause?**

A - E. Coli entérohémorragique
B - Espèce bactérienne non toxinique
C - Campylobacter jejuni
D - Salmonella non typhi
E - Toutes les réponses précédentes sont fausses

**QCM 3** **Vous sortez d'un restaurant anglais avec vos amis, le lendemain votre femme commence à vomir, 3 jours après c'est vos 2 amis qui à leur tour présentent des signes digestifs et vous demandent si vous en avez, vous même vous ne vous sentez pas très bien. Quels agents peuvent être mis en cause?**

A - Bacillus céréus
B - Salmonella enterica
C - VHA
D - Clostridium perfringens
E - Toutes les réponses précédentes sont fausses

**QCM 4** **Quels agents pathogènes responsables de TIAC sont retrouvés dans les laitages**

A - Campylobacter jejuni
B - Staphilocoque doré
C - Listeria monocytogenes
D - Corynebacterium spp
E - Chlamydia trachomatis

**QCM 5** **Quels agents responsables de TIAC sont retrouvés dans les fruits de mer**

A - VHA
B - Vibrio parahaemolyticus
C - Dinoflagellés
D - E.Colli entérohémorragiques
E - Clostridium perfringens

| QCM 6 | Lors d'une TIAC touchant environ 20 personnes, quelle enquête réaliseriez-vous |
|---|---|
| A - | Enquête cas témoin |
| B - | Enquête de cohort |
| C - | Enquête de cohorte historique |
| D - | Enquête cas témoin niché |
| E - | Aucune enquête n'est nécessaire |
| **QCM 7** | **Concernant l'hémovigilance** |
| A - | S'occupe de tous les produits dérivés du sang |
| B - | S'occupe de tous les produits sanguins labiles |
| C - | L'EFS pilote seule cette vigilance |
| D - | Porte sur l'ensemble de la chaîne transfusionnelle |
| E - | Toutes les réponses précédentes sont fausses |
| **QCM 8** | **La biovigilance :** |
| A - | S'occupe des produits issus du corps humain |
| B - | S'occupe des embryons et des gamètes |
| C - | Ne s'occupe pas des produits sanguins labiles |
| D - | L'ANSM est l'autorité compétente en matière de biovigilance |
| E - | Toutes les réponses précédentes sont fausses |
| **QCM 9** | **Concernant l'addictovigilance** |
| A - | Concerne les substances psycho-actives |
| B - | A pour rôle d'évaluer le potentiel d'abus des traitements |
| C - | A un rôle d'information |
| D - | A un rôle de répression |
| E - | A un rôle de recueil des cas |
| **QCM 10** | **Concernant les surveillances** |
| A - | Une PTH qui casse relève de la biovigilance |
| B - | Une PTH qui casse relève de la matériovigilance |
| C - | Les TROD (test VIH) sont sous la biovigilance |
| D - | Les TROD (test VIH) sont sous la réactovigilance |
| E - | Les TROD (test VIH) sont sous la matériovigilance |
| **QCM 11** | **Concernant l'ANSM (Agence nationale de sécurité du médicaments et des dispositifs médicaux )** |
| A - | Elle s'occupe à l'échelon national de la pharmacovigilance |
| B - | Elle s'occupe à l'échelon national de la biovigilance |
| C - | Elle s'occupe à l'échelon national de la matériovigilance |
| D - | Elle s'occupe à l'échelon national de l'hémovigilance |
| E - | Elle s'occupe à l'échelon national de la cosmétovigilance |
| **QCM 12** | **L'InVS (Institut national de veille sanitaire)** |
| A - | S'occupe de la toxico vigilance |
| B - | S'occupe des infections associées aux soins |
| C - | S'occupe de la pharmacovigilance |
| D - | S'occupe des maladies à déclaration obligatoire |
| E - | S'occupe de la cosmétovigilance |

| QCM 13 | Parmi ces maladies à déclaration obligatoire quelles sont les réponses erronées |
|---|---|
| A - | Chikungunya |
| B - | Choléra |
| C - | Rage |
| D - | Syphilis |
| E - | Diphtérie |

| QCM 14 | Parmi ces maladies lesquelles sont à déclaration obligatoire |
|---|---|
| A - | Rougeole |
| B - | Paludisme importé et autochtone |
| C - | Saturnisme chez un enfant de 12 ans |
| D - | Saturnisme chez une personne âgée |
| E - | Hépatite B aiguë asymptomatique |

| QCM 15 | Parmi ces maladies lesquelles sont à déclaration obligatoire |
|---|---|
| A - | Fièvre typhoïde |
| B - | Fièvre paratyphoïde |
| C - | VIH stade sida uniquement |
| D - | Méningite à méningocoque |
| E - | Mésothéliome pulmonaire |

## CORRECTIONS & STRATEGIE QCM

| QCM | STRATEGIE QCM – COMMENTAIRES<br>🕮 Connaissances, ◻ Déduction, ▦ Arg Fréquence, ♪ Formulation, ✕ Eliminer les incorrectes, 1 1ère idée |
|---|---|
| **1- Réponse : B C D E** | |
| | • 1 A Déclaration dès la suspicion de TIAC<br>• L'ARS se charge d'organiser les analyses des aliments, voire organiser une étude pour retrouver l'aliment en cause, le type d'étude dépendant du nombre de sujets |
| **2- Réponse : E** | |
| | • ◻ Le temps entre le repas contaminateur et le début des symptômes est une aide extrêmement précieuse pour retrouver l'agent pathogène responsable, ici 3h = phénomène toxinique, donc très probablement staph. Aureus, voire Bacillus cereus. C. Perfringens a une incubation un pue plus longue (6-8 h) |
| **3- Réponse : B** | |
| | • 🕮 Agent de type longue incubation : salmonelles, campylobacter, E.Coli,...<br>• ✕ Ne pas se laisser piéger par le VHA, incubation très longue 15 jours minimum le plus souvent. |
| **4- Réponse : C** | |
| | • 🕮 A dossiers de TIAC sont fréquents, bien connaitre quel agent peut être responsable en fonction du type d'aliment incriminé |
| **5- Réponse : A B C** | |
| | • Le VHA est souvent incriminé lors de TIAC aux fruits de mer, les dinoflageles donnent la ciguateras +++ |
| **6- Réponse : B** | |
| | • A Lorsqu'il y a peu de sujets malades ou concernés par le repas la meilleure enquête reste une enquête de cohorte |

**7- Réponse : B D**

- ✗ C faux ARS et l'ANSM sont aussi impliquées dans l'hémovigilance
- B 🔓

**8- Réponse : A B C D**

- B : Vigilance AMP
- 🔓 Attention formulation pour la C

**9- Réponse : A B C E**

- Attention je n'ai pas fait le piège mais l'addictovigilance ne surveille pas le tabac et l'alcool
- Pas de rôle de répression, réservé à la justice si besoin

**10- Réponse : B D**

- La matériovigilance = dispositif médicaux et produits médicaux annexes
- La réactovigilance = dispositif de diagnostic in vivo (type autotest, réactif dosage HB glyquée)

**11- Réponse : A B C D E**

- ℹ ANSM est l'organisme qui s'occupe des 8 vigilances sanitaires au niveau national

**12- Réponse : A B D**

- 📖 connaître le rôle de l'InVS
- ✗ C et E faux
- De façon plus accessoire l'InVS s'occupe également des intoxications au monoxyde de carbone

**13- Réponse : D**

- 🔓 Bien lire les questions jusqu'au bout même les questions faciles. Aux ECNi 2016 une question sur les 120 était de ce type à savoir réponses erronées au lieu de bonne réponses !

| 14- Réponse : A C | |
|---|---|
| | • A connaitre par cœur<br>• 🕮 Paludisme autochtone uniquement<br>• 🕮 Saturnisme chez l'enfant mineur seulement<br>• 🕮 Hépatite B aiguë symptomatique |

| 15- Réponse : A B D E | |
|---|---|
| | • Par Cœur ++<br>• Fièvre typhoïde ET paratyphoïde<br>• Toutes les infections invasives à méningocoque<br>• Et le VIH à tous les stades |

# Questions isolées QCM N° 16

| QCM 1 | Concernant la santé au travail et l'avis d'inaptitude correspond |
|---|---|
| A - | A l'incompétence d'un salarié pour un poste |
| B - | A l'incompatibilité entre l'état de santé du salarié et une entreprise |
| C - | Est toujours total et définitif |
| D - | Peut n'être que restreint |
| E - | Toutes les réponses précédentes sont fausses |

| QCM 2 | La médecine du travail concerne |
|---|---|
| A - | Les salaries |
| B - | Les professions libérales |
| C - | Les artisans |
| D - | Les chômeurs |
| E - | Toute les réponses sont fausses |

| QCM 3 | Le médecin conseil de la sécurité sociale a pour rôle |
|---|---|
| A - | Prolonger les arrêts de travail |
| B - | Contrôle les arrêts de travail |
| C - | Décide de l'inaptitude d'un salarié à un poste |
| D - | Décide de la mise en invalidité d'un salarié |
| E - | Uniquement à embêter médecin et patient |

| QCM 4 | Quelles sont parmi ces propositions les facteurs de risque de burn-out |
|---|---|
| A - | Surcharge de travail |
| B - | Confrontation à la souffrance d'autrui |
| C - | Job strain (sujet peu autonome mais forte autonomie demandée) |
| D - | Sensation d'injustice |
| E - | Soutien au travail |

| QCM 5 | Parmi les signes cliniques suivants, lequel(lesquels) peut(peuvent) être retrouvé(s) lors d'un burn-out ? |
|---|---|
| A - | Anorexie |
| B - | Céphalées |
| C - | Courbatures |
| D - | Fatigue |
| E - | Hyperphagie |

| QCM 6 | Quels sont les principes de la médecine du travail |
|---|---|
| A - | Universalité |
| B - | Indépendance |
| C - | Organisée par et pour les employés |
| D - | Exerce au sein d'un service de santé au travail |
| E - | Toutes les réponses précédentes sont fausses |

| QCM 7 | Les missions des services de santé au travail sont : |
|---|---|
| A - | Rôle de conseil aux employeurs et aux travailleurs |
| B - | Assurent la surveillance de l'état de santé des travailleurs |
| C - | Participent à la veille sanitaire |
| D - | Sont composés uniquement de personnels médicaux |
| E - | Toutes les réponses précédentes sont fausses |

| QCM 8 | Une surveillance renforcée par le MT est requise pour les : |
|---|---|
| A - | Salarié handicap |
| B - | Salarié si moins de 16 ans |
| C - | Salarié exposé à des risques particuliers comme le bruit, les vibrations |
| D - | Femmes enceintes à partir du 8ème mois seulement |
| E - | Toutes les réponses précédentes sont fausses |

| QCM 9 | Concernant la visite de préreprise : |
|---|---|
| A - | Obligatoire après un arrêt de travail de plus de 3 mois |
| B - | Un avis d'inaptitude peut être fait suite à cette visite |
| C - | Peut être demandée à l'initiative du médecin conseil de la CPAM |
| D - | Peut être demandée à l'initiative du médecin traitant |
| E - | Toutes les réponses précédentes sont fausses |

| QCM 10 | Concernant la visite de reprise, elle sert à vérifier l'aptitude après |
|---|---|
| A - | Un congé maternité |
| B - | Une maladie professionnelle si plus de 30 jours d'AT |
| C - | Un arrêt de travail seulement si plus de 3 mois d'arrêt |
| D - | Un avis d'inaptitude peut y être délivré |
| E - | Toutes les réponses précédentes sont fausses |

| QCM 11 | Le DRH de l'entreprise contacte son médecin du travail, dans quelle situation peut-il solliciter son MT? |
|---|---|
| A - | Mutation de poste |
| B - | Reclassement du salarié |
| C - | Licenciement |
| D - | Choix d'embaucher un salarié |
| E - | Aménagement de poste |

| QCM 12 | Le médecin du travail |
|---|---|
| A - | Est indépendant et libre de toute contrainte |
| B - | Est choisi par le salarié |
| C - | Est astreint au secret industriel |
| D - | A une capacité d'action uniquement sur les travailleurs |
| E - | Est astreint au secret professionnel |

| QCM 13 | Concernant la RQTH (reconnaissance des travailleurs handicapés) |
|---|---|
| A - | Avantage à l'emploi avec obligation d'embauche de 10 % des salariés |
| B - | Avantage à l'emploi avec obligation d'embauche de 6 % des salariés |
| C - | Aide technique pouvant être financée |
| D - | Permet l'accès aux ESAT (établissement et services d'aides par le travail ) |
| E - | Doublement de la durée de préavis en cas de licenciement |

| QCM 14 | Concernant la visite de reprise |
|---|---|
| A - | A lieu obligatoirement dans les 8 jours avant la reprise |
| B - | Obligatoire après un congé maternité |
| C - | Obligatoire après un arrêt de travail de plus de 3 mois |
| D - | Conseillée après un arrêt suite maladie professionnelle |
| E - | A pour but de délivrer un avis d'aptitude |

| QCM 15 | L'avis d'inaptitude |
|---|---|
| A - | Est réservé au médecin traitant du patient |
| B - | Nécessite le plus souvent 2 visites à 14 jours d'écart |
| C - | Peut se faire en une visite si danger grave |
| D - | L'employeur doit rechercher une solution de reclassement en 1 mois |
| E - | Si l'employeur ne trouve pas de solutions il peut licencier son employé |

## CORRECTIONS & STRATEGIE QCM

| QCM | STRATEGIE QCM – COMMENTAIRES<br>🕮 Connaissances, Déduction, Arg Fréquence, Formulation, ✕ Eliminer les incorrectes, 1ère idée |
|---|---|
| **1- Réponse : D** | |
| | • A Faux : pas Incompétence mais incompatibilité<br>• ✕. B Faux : incompatibilité état santé et poste dans l'entreprise +++<br>• C. Possibilité d'être total ou restreint et définitif ou temporaire |
| **2- Réponse : A D** | |
| | • 🕮 : Pas les professions libérales, ni les artisans |
| **3- Réponse : B D** | |
| | • ✕ . A la prolongation de l'arrêt de travail est décidée par le médecin clinicien du patient<br>• C ✕ . L'inaptitude concerne le médecin du travail sur un poste, pas confondre les 2<br>• ✕ . La E est évidemment fausse et montre juste votre vision purement universitaire voire étriquée de la médecine en France |
| **4- Réponse : A B C D** | |
| | • . ✕ : le soutien au travail est un facteur protecteur<br>• Si vous reconnaissez les conditions de vie d'un interne, vous n'avez pas totalement tort |
| **5- Réponse : A B C D E** | |
| | • 🕮. . Tous ces signes peuvent être présents |
| **6- Réponse : A B D** | |
| | • C faux : organisée par l'employeur |

**7- Réponse : A B C**

- 🕮 D : Equipe pluridisciplinaire : MT, IDE, intervenant en prévention

**8- Réponse : A C**

- ▭. ✕. B faux : moins de 18
- ✕. Femme enceinte pas de mois précisés

**9- Réponse : A C D**

- 🕮 B : Non pas d'avis d'aptitude ou d'inaptitude pour visite pré reprise
- 🕮. Demande aussi par le salarié est possible

**10- Réponse : A**

- ⓘ. D pas avis d'inaptitude visite reprise
- ✕. C : AT si plus 30 jours
- ✕. B faux : tout arrêt de maladie professionnelle

**11- Réponse : A B E**

- ✕. le MT n'est pas sollicité pour l'embauche ou le licenciement d'un salarié. Il existe bien une visite d'embauche mais après l'embauche effective du salaire

**12- Réponse : A C E**

- ✕. Le MT n'est pas choisi par le salarié
- 🔓. Action sur les travailleurs ET les lieux de travail

**13- Réponse : B C D E**

- 🕮. Ne pas hésiter à proposer une RQTH à ses patients, cela leur est bénéfique pour leur reinsertion
- Si l'obligation d'embauche n'est pas respectée, une sanction financière est appliquée à l'entreprise

| 14- Réponse : | |
|---|---|
| | • ✔ ☐. Faux : 8 jours suivant la reprise !<br>• 🕮.. C Faux : après absence de plus 30 jours |
| **15- Réponse : B C D E** | |
| | • A seul le médecin du travail peut donner un avis d'inaptitude<br>• ☐. Petit piège mais facilement devinable si danger un avis peut être emis en une visite !!!<br>• 🕮.. Oui l'employeur pourra licencier avec indemnité augmentée si aucune solution n'existe dans son entreprise |

# Questions isolées QCM N° 17

| QCM 1 | **Concernant l'accident de travail (AT)** |
|---|---|
| A - | Il est soumis à présomption d'imputabilité |
| B - | Il peut être progressif |
| C - | Il doit être responsable d'une séquelle |
| D - | Doit être déclaré à l'employeur sous 24h par le salarié |
| E - | Un AT non déclaré par l'employeur sous 48h à la CPAM ne pourra être pris en charge en tant que tel |
| **QCM 2** | **Concernant l'accident de trajet?** |
| A - | Il est soumis à présomption d'imputabilité |
| B - | Ne sera pas considéré comme tel si le salarié fait un détour quel qu'il soit entre son domicile et son travail |
| C - | Le trajet doit concerner uniquement sa résidence principale |
| D - | La déclaration suit les mêmes principes que l'accident de travail |
| E - | Toutes les propositions sont fausses |
| **QCM 3** | **Concernant l'amiante** |
| A - | Elle est aussi appelée "Asbeste" |
| B - | Une pleurésie chez un ancien exposé à l'amiante est une asbestose jusqu'à preuve du contraire |
| C - | Le calorifugeage est un des travaux figurant dans la 1ère colonne du tableau des MP liées à l'amiante |
| D - | La présence de plaques pleurales n'est pas considérée comme une maladie professionnelle |
| E - | La ZIVA indemnise les victimes de l'amiante et leurs ayants-droit |
| **QCM 4** | **Quels sont les critères de validité d'un AT** |
| A - | Caractère brutal |
| B - | Caractère pernicieux |
| C - | Présence d'une lésion n'importe laquelle |
| D - | Il faut un lien de causalité |
| E - | A l'occasion du travail |
| **QCM 5** | **Beber va au travail en scooter à 5h du matin en ce beau mois d'hiver. Il glisse sur le trajet et se casse la jambe. Cela peut être considéré en accident de trajet si** |
| A - | Seulement si Beber n'a fait aucun détour entre son domicile et son travail |
| B - | S'il a fait un détour pour chercher le pain |
| C - | S'il a déposé sa fille à l'école |
| D - | S'il a pris un collègue de boulot |
| E - | S'il a déposé son ordinateur chez une amie pour réparation |

| QCM 6 | Beber est « réparé » et souhaite reprendre le travail. Il aura besoin de la part de son médecin : |
|---|---|
| A - | D'un certificat de consolidation |
| B - | D'un certificat de guérison |
| C - | D'un certificat de prolongation |
| D - | D'un certificat de rechute |
| E - | Aucun Certificat |

| QCM 7 | Quel est le rôle du médecin dans la déclaration d'AT |
|---|---|
| A - | Rédige le CMI descriptive |
| B - | Prévient l'employeur |
| C - | Evalue l'ITT |
| D - | Remplit la feuille d'AT |
| E - | Prévient la CPAM |

| QCM 8 | Quels sont les bénéfices dont jouit le patient lors de la reconnaissance en Accident de travail |
|---|---|
| A - | Exonération ticket modérateur |
| B - | Tiers payant |
| C - | Délai de carence raccourci |
| D - | 80% revenu les 28 premiers jours |
| E - | Après 28 jours 60% revenu |

| QCM 9 | Lors d'un accident de travail |
|---|---|
| A - | Pas de licenciement possible en aucune façon |
| B - | Pas de licenciement possible pour inaptitude |
| C - | Si licenciement, indemnité augmentée |
| D - | Si licenciement, indemnité non changée |
| E - | Toutes les réponses sont fausses |

| QCM 10 | Suite à un AT si le médecin constate des séquelles, l'employé pourra |
|---|---|
| A - | Percevoir un capital si IPP < 10% |
| B - | Percevoir une rente si IPP < 10% |
| C - | Percevoir une rente si IPP >10% |
| D - | Percevoir un capital si ITT < 10% |
| E - | Percevoir une rente si ITT > 10% |

| QCM 11 | Quelle situation ne bénéficie pas de la présomption d'imputabilité |
|---|---|
| A - | Accident du travail |
| B - | Accident de trajet |
| C - | Rechute d'accident de travail |
| D - | Maladie Professionnelle avec 2 colonnes manquantes |
| E - | Maladie Professionnelle avec 1 colonne manquante |

| QCM 12 | Concernant les tableaux des MP |
|---|---|
| A - | La $1^{\text{ère}}$ colonne désigne la maladie |
| B - | La $2^{\text{ème}}$ colonne désigne la durée d'exposition |
| C - | La $2^{\text{ème}}$ colonne désigne le délai minimum ou maximum entre la fin de l'exposition et le début de déclaration en MP |
| D - | La $3^{\text{ème}}$ colonne désigne toujours tous les travaux ayant reconnaissance en MP |
| E - | La $3^{\text{ème}}$ colonne désigne toujours une liste indicative des travaux ayant reconnaissance en MP |

| QCM 13 | Pour qu'une maladie soit reconnue à « caractère professionnel » il faut |
|---|---|
| A - | Qu'elle ait entraîné le décès |
| B - | Entraîné une ITT d'au moins > 25% |
| C - | Entraîné une IPP d'au moins > 25% |
| D - | Nécessite une expertise médicale |
| E - | Nécessite un avis motivé du CRRMP |

| QCM 14 | Concernant la déclaration en MP |
|---|---|
| A - | La victime doit aller voir son Médecin du travail obligatoirement |
| B - | Nécessite un CMI en 2 exemplaires |
| C - | Nécessite un CMI en 4 exemplaires |
| D - | La victime doit remettre une attestation de salaire au médecin pour qu'il valide l'origine professionnelle |
| E - | La victime envoie juste CMI et déclaration MP sur formulaire spécial |

| QCM 15 | Lors d'un accident de travail |
|---|---|
| A - | La victime a 48h pour prévenir son employeur |
| B - | L'employeur a 48h pour déclarer l'accident à la CPAM |
| C - | La victime consulte son médecin traitant qu'il lui remet la feuille AT |
| D - | Le médecin rédige un CMI qu'il envoie au médecin du travail |
| E - | Le médecin doit remplir la feuille d'accident de travail obligatoirement |

## CORRECTIONS & STRATEGIE QCM

| QCM | STRATEGIE QCM – COMMENTAIRES<br>🕮 Connaissances, ⌑ Déduction, ▦ Arg Fréquence, 🔓 Formulation, ✕ Eliminer les incorrectes, ① 1ère idée |
|---|---|
| **1- Réponse : A D** | |
| | • A soumis présomption d'imputabilité (cf question 4)<br>• 🔓 AT = Apparition soudaine d'une lésion (et non séquelle; cf consolidation) dans le cadre de son activité professionnelle (un stage ou une formation comptent) |
| **2- Réponse : D** | |
| | • ①. Pas de présomption d'imputabilité contrairement à l'AT. Des détours sont admis dans le cadre du "parcours normal", mais doivent être justifiés par des nécessités de la vie courante ou de l'emploi<br>• Le salarié doit en apporter la preuve.<br>• Les résidences secondaires sont acceptées si elles sont "stables". |
| **3- Réponse : A** | |
| | • ①. Pleurésie + amiante = mésothéliome (ou CBP) JPDC !<br>• 🕮. Asbestose = fibrose.<br>• 🔓. Petit piège : 1ère colonne = liste des pathologies, 2ème = délai de prise en charge maximal, 3ème colonne = liste des travaux<br>• 🔓. ① FIVA quoi... |
| **4- Réponse : A D E** | |
| | • ①. A savoir sur le bout des doigts<br>• ⌑ ✕ C : il faut des lésions compatibles avec l'accident |
| **5- Réponse : B C D** | |
| | • 🔓. A : pas seulement<br>• Trajet habituel +++, si détour exceptionnel NON |
| **6- Réponse : A B** | |
| | • ⌑. C : non car reprend le travail<br>• ✕. D : non si nouvel événement maladie |

**7- Réponse : A C D E**

- × B faux : prévient pas l'employeur dû au secret professionnel et c'est à l'employé de le faire

**8- Réponse : A B**

- 🔓. Pas de délai de carence
- 📖. × 60% du revenu les 28 premiers jours puis 80% du revenu

**9- Réponse : C**

- A Licenciement possible si déclaré inapte sans possibilité de reclassement. Avec indemnités augmentées

**10- Réponse : A C**

- 🔓 Attention FORMULATION pas confondre ITT et IPP !!!!
- < 10% IPP = capital, > 10% IPP = rente

**11- Réponse : B C D E**

- 🔓. [1] Attention Négation +++, pour MP présomption si toute colonne valide autrement CRRMP

**12- Réponse : A B**

- Les tableaux de MP ne sont pas à savoir mais connaitre leur consitution et les lire est une obligation !!!
- 🔓 C : faux début constatation médicale pas déclaration MP
- 🔓 📖 D E pas toujours, parfois liste limitative ou liste indicative

**13- Réponse : A C D E**

- 📖. Un peu dans les coins mais tombable ; une maladie à "caractère professionnel" il faut une certaine gravité, cad une IPP > 25% ou un décès, avec par la suite une expertise médicale et un avis du CRRMP

**14- Réponse : C**

- A faux : pas obligatoirement mais c'est préférable d'avoir un suivi conjoint avec le médecin du travail
- Nécessite un CMI en 4 exemplaires
- D faux : pas au médecin mais envoi à la sécurité sociale +++
- ♪. E faux : envoi de l'attestation salaire aussi +++

**15- Réponse : B**

- A connaitre par Cœur
- La Victime à 24 h pour prévenir son employeur. L'employeur fournit la feuille AT et l'attestation de salaire, puis il déclare à la CPAM en 48h. Le médecin rédige un CMI et remplit la feuille AT qui permet le 100%

# Questions isolées QCM N° 18

**QCM 1 Concernant les cancers en général**

A - $1^{ère}$ cause de décès chez la femme devant les causes cardio-vasculaires
B - $2^{ème}$ cause de décès chez l'homme derrière les causes cardio-vasculaires
C - Le taux de survie à 5 ans tous cancers confondus est de 65 %
D - Les cancers des VADS sont les plus meurtriers des cancers
E - Toutes les réponses précédentes sont fausses

**QCM 2 Concernant l'épidémiologie des cancers chez l'homme**

A - Le cancer de la prostate est le plus fréquent
B - Le cancer des VADS est le plus meurtrier
C - Le cancer du poumon est le plus meurtrier
D - Le cancer colorectal est le $2^{ème}$ plus fréquent
E - Toutes les réponses précédentes sont fausses

**QCM 3 Concernant les cancers chez la femme**

A - Le cancer du sein est le plus meurtrier
B - Le cancer du poumon est le plus meurtrier
C - L'incidence du cancer du colon arrive en $2^{ème}$
D - Le cancer du côlon est le $3^{ème}$ plus meurtrier
E - Toutes les réponses précédentes sont fausses

**QCM 4 Concernant les facteurs de risque de cancer**

A - Le tabac favorise le cancer du pancréas et de la vessie
B - La poussière de bois est un facteur de risque avéré
C - L'alcool entraîne seulement des carcinomes hépato-cellulaires
D - L'HPV est un facteur de risque avéré des cancers de l'oropharynx
E - L'HPV est un facteur de risque avéré des cancers du col de l'utérus

**QCM 5 Le dépistage des cancers en général :**

A - Représente une mesure importante de prévention primaire
B - Le dépistage de masse du cancer du sein repose sur une mammographie annuelle
C - Le dépistage de masse du cancer de la prostate repose sur TR+PSA
D - Le dépistage de masse du cancer colorectal repose sur l'hémoCue®
E - Toutes les réponses précédentes sont fausses

**QCM 6 Concernant le dépistage de masse du cancer du sein**

A - Repose sur la mammographie avec 2 incidences face et oblique interne
B - Il se réalise de 50 à 75 ans
C - Concerne seulement les femmes sans ATCD personnels de cancer
D - Comprend une double lecture si le premier radiologue repère une anomalie
E - Toutes les réponses précédentes sont fausses

| QCM 7 | **Concernant le dépistage du cancer du col de l'utérus** |
|---|---|
| A - | C'est un dépistage de masse |
| B - | Dépistage de toutes les femmes entre 25 et 65 ans |
| C - | Une prévention primaire est possible pour ce cancer |
| D - | Le dépistage repose sur un examen anatomopathologique |
| E - | Toutes les réponses précédentes sont fausses |

| QCM 8 | **Concernant le dépistage du cancer Colorectal** |
|---|---|
| A - | Est un dépistage de masse |
| B - | Se fait par immuno test |
| C - | Est seulement délivré par le gastro entérologue choisi par le patient |
| D - | Est remboursé à 100% par la sécurité sociale |
| E - | Concerne seulement la population à risque faible |

| QCM 9 | **Les conditions pour organiser un dépistage généralisé, il faut que :** |
|---|---|
| A - | La maladie soit un problème de santé publique |
| B - | La maladie doit avoir une longue phase pauci symptomatique |
| C - | L'histoire de la maladie doit être connue |
| D - | Les indications de traitements doivent faire consensus |
| E - | Le coût importent peu si le dépistage est très efficace |

| QCM 10 | **Un dépistage individuel existe pour :** |
|---|---|
| A - | Le cancer de la prostate |
| B - | Le cancer du sein |
| C - | Le cancer de col de l'utérus |
| D - | Le cancer côlon rectum |
| E - | Le cancer du poumon |

| QCM 11 | **Concernant les soins palliatifs** |
|---|---|
| A - | Sont des soins strictement non invasifs |
| B - | Sont actifs |
| C - | Sont à mettre en place de préférence en phase terminale |
| D - | Sont à mettre en place le plutôt possible |
| E - | Appeler l'équipe de soins palliatifs signe la fin des soins curatifs |

| QCM 12 | **Les soins palliatifs peuvent s'exercer** |
|---|---|
| A - | Seulement dans des unités de soins palliatifs agréés |
| B - | Dans tout hôpital public |
| C - | Dans toute Clinique privée |
| D - | Dans les maisons de retraite |
| E - | A domicile |

| QCM 13 | **Concernant les RCP** |
|---|---|
| A - | Elles sont systématiques en cancérologie |
| B - | Ont ne peut pas commencer le traitement avant le passage en RCP |
| C - | Comprennent au minimum un oncologue et un chirurgien |
| D - | La RCP émet un avis que le médecin doit suivre obligatoirement |
| E - | Le Médecin traitant du patient présenté est invité à y participer |

| QCM 14 | **La consultation d'annonce** |
|---|---|
| A - | Est facultative si le cancer est peu mortel tel que le cancer du testicule |
| B - | Comprend 3 temps |
| C - | Temps médical |
| D - | Temps d'accompagnement soignants |
| E - | Temps de rencontre avec une équipe soins de support |

| QCM 15 | **Concernant la préservation de la fertilité dans le cadre des EI chimiothérapie** |
|---|---|
| A - | Est systématiquement proposée à tous les patients |
| B - | Consiste en la conservation de sperme chez l'homme |
| C - | Peut consisté en la conservation d'ovaire chez la femme |
| D - | Il est nécessaire d'être en couple pour qu'une conservation soit proposée |
| E - | Le CECOS a un rôle central |

## CORRECTIONS & STRATEGIE QCM

| QCM | STRATEGIE QCM – COMMENTAIRES<br>🕮 Connaissances, ⌑ Déduction, ▦ Arg Fréquence, 🔓 Formulation, ✕ Eliminer les incorrectes, ① 1ère idée |
|---|---|
| **1- Réponse : E** | |
| | • ① A et B faux : 1ère cause de décès chez l'homme, 2ème chez la femme<br>• Taux de survie à 5 ans tous cancers confondus est de 53%<br>• ▦. Le cancer du poumon est le plus meurtrier |
| **2- Réponse : A C** | |
| | • 🕮. Par cœur+++<br>• Par ordre de mortalité : poumons puis colo-rectal puis prostate<br>• Par ordre de fréquence : prostate puis poumon puis colo-rectal |
| **3- Réponse : A C D** | |
| | • Par ordre de mortalité : sein puis poumon puis colo-rectal<br>• Par ordre de fréquence : sein, colo-rectal puis poumon<br>• L'épidémiologie des cancers est une question récurrente qu'il faut connaitre +++ |
| **4- Réponse : A B D E** | |
| | • 🕮. Le tabac est un FR de multiples cancers<br>• B cancer de l'ethmoïde<br>• HPV cancer de l'oropharynx également<br>• L'alcool entraîne également des cancers des VADS, risque multiplié si combiné au tabac |
| **5- Réponse : E** | |
| | • 🔓. A prévention secondaire<br>• ①. B mammographie incidence face + oblique externe ½ ans<br>• ✕. 🔓.. C cancer prostate pas de dépistage de masse mais individuel<br>• ✕ 🔓.. D piège un peu vicieux mais dépistage cancer Col-rectal se fait par immuno test, hémocue c'est l'ancienne version +++! |
| **6- Réponse : B C** | |
| | • 🔓 : oblique externe<br>• C oui ce n'est plus du dépistage de masse autrement<br>• D : dans le cadre du dépistage de masse double lecture systématique |

**7- Réponse : B C**

- Petit piège ce n'est pas un dépistage de masse au sens strict, mais dépistage individuel recommandé
- C : Oui vaccin HPV 16/18 représente une prévention primaire efficace
- D : Examen Cytologie

**8- Réponse : A B D**

- C : le kit est délivré par le médecin traitant ++
- E : Population à risque moyen = population générale (le risque faible n'existe pas)
- Risque élevé et très élevé = coloscopie directement

**9- Réponse : A C D**

- B : Phase asymptomatique +++, si pauci symptomatique plus de dépistage mais du diagnostic !!!
- E : Le coût global de la technique de dépistage est un élément majeur à prendre en compte +++

**10- Réponse : A B C D**

- ✕. E : pas de dépistage pour le cancer du poumon seulement si symptômes cliniques (en étude scanner low dose pour les gros fumeurs)

**11- Réponse : B D**

- ✕. 🔓.. Peuvent être invasif en fonction du moment et de l'état du patient (exemple évacuation ascite)

- 🕮. C E faux : peuvent être lié ensemble, continiuum soins curatif et soins palliatifs+++

**12- Réponse : B C D E**

- ☐.. A : les soins palliatifs peuvent s'appliquer dans tous les endroits où on est amené à avoir des fins de vie
- Les soins palliatifs à domicile sont amenés à se développer le plus possible notamment grâce à l'HAD

**13- Réponse : A E**

- B Faux : avant passage en RCP on peut débuter un traitement pour les cancers très protocolisés ou les urgences thérapeutiques mais passage quand même++ (type cancer du sein)
- 🕮. RCP = 3 spécialistes minimum
- D Faux : le médecin n'est pas obligé de suivre l'avis mais il devra écrire dans le dossier médical ses raisons de ne pas suivre l'avis !

**14- Réponse : C D E**

- A : obligatoire en cancérologie pas de cancer si pas de risque
- 🕮. 4 temps : médical, accompagnement soignant, équipe de soins de support et ne pas oublier le temps d'articulation médecine de ville, essentiel +++

**15- Réponse : B C E**

- A : patient en âge de procréer ++, à qui une AMP pourrait être proposée, et cela dépend également du type de chimiothérapie.
- 🕮. Un peu poussé C : ++ en pédiatrie conservation cortex ovarien
- ⌑. D : pas pour conserver mais pour démarrer un programme d'AMP oui

# Questions isolées QCM N° 19

| | |
|---|---|
| **QCM 1** | **Une alimentation équilibrée comprend :** |
| A - | Le moins de glucides possible |
| B - | Le moins de lipides possible |
| C - | De l'eau sans dépasser 1,5 L par jour |
| D - | Le sel en quantité limitée |
| E - | Toutes les réponses précédentes sont fausses |
| **QCM 2** | **A propos de l'activité physique** |
| A - | Peut se mesurer en MET (metabolic equivalent of the task) |
| B - | 1 MET correspond à une dépense énergétique au repos assis sur une chaise |
| C - | Une activité physique modérée entraîne une accélération sensible du rythme cardiaque |
| D - | Il est recommandé une activité de 3 à 6 MET pendant 30 minutes par jour au minimum |
| E - | Toutes les réponses précédentes sont fausses |
| **QCM 3** | **L'obésité est un facteur de risque prouvé de cancer :** |
| A - | De la peau |
| B - | Endomètre |
| C - | Colon |
| D - | Cerveau |
| E - | Rein |
| **QCM 4** | **Concernant le surpoids et l'obésité en France** |
| A - | Le surpoids touche environ 32% des adultes |
| B - | Le surpoids touche environ 22% des adultes |
| C - | L'obésité touche environ 15% des adultes |
| D - | L'obésité touche environ 9% des adultes |
| E - | Le surpoids et l'obésité touchent environ 18% des enfants |
| **QCM 5** | **Le comportement alimentaire** |
| A - | Dépend essentiellement des signes physiologiques |
| B - | Plusieurs outils permettent de le mesurer tels que le rappel des 24h, ou les carnets de surveillance |
| C - | Peut se changer le plus souvent par la seule volonté |
| D - | Exige souvent une aide extérieure |
| E - | Toutes les réponses précédentes sont fausses |
| **QCM 6** | **Quels sont les freins récurrents au changement des comportements alimentaires** |
| A - | Le mauvais goût des aliments sains |
| B - | L'absence de volonté de changer |
| C - | Contraintes économiques |
| D - | Perte du plaisir alimentaire |
| E - | Toutes les réponses précédentes sont fausses |

| QCM 7 | Un patient souffrant d'une maladie de Horton fortement symptomatique et traité par corticothérapie devrait avoir |
|---|---|
| A - | Régime pauvre en sucre rapide |
| B - | Régime normo sodé |
| C - | Régime normo protidique |
| D - | Supplémentation en Calcium et Vitamine D |
| E - | Kayexalate adapté à la kaliémie |

| QCM 8 | Concernant l'AMM |
|---|---|
| A - | Est délivrée par l'ANSM |
| B - | Est délivrée par EMA (Agence Européenne de Médicaments) |
| C - | Est toujours accompagnée du résumé des caractéristiques du produit |
| D - | Est toujours accompagnée de la notice pour les patients |
| E - | Toutes les réponses précédentes sont fausses |

| QCM 9 | Concernant le prix des médicaments et leur remboursement |
|---|---|
| A - | Le SMR et l'ASMR sont fixés par l'ANSM |
| B - | Le SMR représente le progrès apporté par le médicament dans la stratégie thérapeutique |
| C - | Le SMR fixe le prix du médicament |
| D - | Il y a 5 niveaux d'ASMR |
| E - | Toutes les réponses précédentes sont fausses |

| QCM 10 | Concernant les ATU (Autorisation Temporaire d'Utilisation) |
|---|---|
| A - | Elles concernent les médicaments après leur AMM |
| B - | Ces médicaments ont en général une efficacité et une sécurité d'emploi bien démontrées |
| C - | Il existe 3 type d'ATU |
| D - | Un médecin peut demander une ATU de cohorte pour traiter un groupe de patients |
| E - | Elle est délivrée par l'ANSM pour un an renouvelable |

| QCM 11 | Concernant la RTU (Recommandation Temporaire d'Utilisation) |
|---|---|
| A - | Un médicament en RTU a déjà une AMM |
| B - | Elle est délivrée par l'ANSM pour un an |
| C - | Elle consiste en un élargissement temporaire de l'AMM |
| D - | Elle ne concerne que des médicaments d'exception |
| E - | Toutes les réponses précédentes sont fausses |

| QCM 12 | Concernant la liste des médicaments essentiels |
|---|---|
| A - | Ce sont les médicaments qui répondent aux besoins de santé de la majorité de la population |
| B - | Ce sont les médicaments disponibles dans tous les pays du monde |
| C - | Ce sont les médicaments devant être obligatoirement disponibles dans toute pharmacie |
| D - | Ce sont les médicaments devant être obligatoirement disponibles dans tout hôpital |
| E - | Toutes les réponses précédentes sont fausses |

| QCM 13 | Concernant le remboursement des médicaments et le système des vignettes |
|---|---|
| A - | Il existe 4 types de vignettes différentes |
| B - | Les vignettes sont attribuées en fonction du SMR |
| C - | Le meilleur remboursement possible pour un médicament est 100% |
| D - | La vignette blanche correspond au remboursement à 65% |
| E - | L'homéopathie est remboursée à 30 % |

| QCM 14 | Concernant les médicaments génériques |
|---|---|
| A - | Ils ont exactement la même composition que le médicament dit “princeps” |
| B - | Ils bénéficient du même taux de remboursement que la spécialité |
| C - | Un médicament est substituable par défaut |
| D - | Il existe des sanctions financières contre les patients refusant les génériques proposés |
| E - | Toutes les réponses précédentes sont fausses |
| **QCM 15** | **Concernant les médicaments stupéfiants et les ordonnances sécurisées** |
| A - | La buprénorphine et la méthadone sont concernées |
| B - | Les chirurgiens dentistes sont autorisés à prescrire des stupéfiants |
| C - | Leur délivrance sera effectuée en totalité si l’ordonnance est présentée dans les 7 jours à la pharmacie |
| D - | La durée maximale de prescription est toujours de 28 jours |
| E - | Il faut inscrire obligatoirement le nom du pharmacien sur l’ordonnance |

## CORRECTIONS & STRATEGIE QCM

| QCM | STRATEGIE QCM – COMMENTAIRES<br>🕮 Connaissances, ⌑ Déduction, ▦ Arg Fréquence, ☛ Formulation, ✕ Eliminer les incorrectes, ⓘ 1ère idée |
|---|---|
| **1- Réponse : D** | |
| | • Une alimentation équilibrée correspond à : 50% glucides, 30% lipide, 20% protéines glucides<br>• Il faut limiter les sucres dit rapides, pour les lipides il faut limiter les acides gras saturés<br>• L'eau est à volonté à adapter à la soif, sans retenue chez une personne jeune (chez PA et nourrisson mauvaise adaptation à la soif) |
| **2- Réponse : A B C D** | |
| | • Tout était vrai, question difficile, mais vous en aurez au moins entendu parler une fois |
| **3- Réponse : B C E** | |
| | • Et d'autres cancers sont suspectés ++ |
| **4- Réponse : A C E** | |
| | • 🕮 chiffres de 2012 en France, l'obésité est un problème de santé publique |
| **5- Réponse : D** | |
| | • A Faux : facteur physiologique mais aussi culturel et contrainte socio économique<br>• B : Généralités, ne pas avoir peur de cocher<br>• C Faux : il est extrêmement difficile de changer, par la seule volonté, un comportement pathologique et une aide extérieure est souvent nécessaire |
| **6- Réponse : B C D** | |
| | • A il n'existe pas d'aliment au "mauvais goût" ce n'est qu'une question de préparation, par contre une perte du plaisir alimentaire est un grand frein<br>• ⌑ C |

**7- Réponse : A D**

- A Régime Hyposodé et Hyperprotidique avec une supplémentation vitaminocalcique
- Diffu-K ou un autre produit mais pas du kayexalate !!, petit piège facile à voir mais dangereux au bout de la énième question, bien rester concentré

**8- Réponse : A B C D**

- 🕮 ⊡ Tout est vrai

**9- Réponse : D**

- C'est la commission de la transparence de la HAS qui les fixe. Service Médical rendu = efficacité, place par rapport aux autres thérapeutiques et intérêt de santé publique→ Remboursement (on ne rembourse que des médicaments "utiles")
- Amélioration du SMR = progrès thérapeutique, ce qui définit leur prix ("Les labos se font plus de marge sur des produits innovants et au dessus du lot)
- L'ASMR comprend 5 niveaux : inexistant, faible, modéré, important, majeur
- La SMR comprend 3 niveaux : insuffisant, faible/modéré, important/majeur

**10- Réponse : E**

- Une ATU de cohorte (demandée par un labo) Vs. nominative (demandée par un médecin).
- Elles concernent des traitements de dernière ligne le plus souvent, de façon exceptionnelle et relativement mal connus (exemple : témocilline pour BMR en cas de mucoviscidose)
- Ces médicaments n'ont pas d'AMM, et une demande doit être formulée rapidement dans le cadre des ATU de cohorte.
- la PEC est à 100% pour ces médicaments

**11- Réponse : A C**

- 🕮 La RTU répond à un besoin thérapeutique dans une indication/situation particulière et est valable 3 ans.
- Tout médicament est potentiellement concerné, exemple le Vérapamil et les algies vasculaires de la face

**12- Réponse : A**

- 🕮. Il faut comprendre que c'est une liste indicative et incitative, pour le système de santé. Il n'y a aucune obligation légale concernant cette liste. Selon l'OMS : "ils devraient être disponibles en permanence dans le cadre de systèmes de santé opérationnels, en quantité suffisante, sous la forme galénique qui convient, avec une qualité assurée et à un prix abordable au niveau individuel comme à celui de la communauté."

**13- Réponse : A B C D E**

- 🕮 4 niveaux / Vignettes : orange 15 %; bleue 30%, y compris homéopathie ; blanche 65%, blanche barrée 100%. Les remboursements sont basés sur le SMR, l'ASMR détermine le prix négociable par le laboratoire.

| 14- Réponse : B C D | |
|---|---|
| | • 🕮. Même principe actif, mais excipients et formulation différentes. Même remboursement car même SMR<br>• 🛈 Le médecin doit préciser si besoin le caractère “non substituable” d'un médicament, celui ci étant substituable par défaut.<br>• 🕮 Si refus générique : Tarif Forfaitaire de Responsabilité (TFR) : surcoût non pris en charge par la sécurité sociale, à la charge du patient ; et tiers payant peut se voir refusé.<br>• La prescription de médicaments génériques est de la responsabilité du médecin dans le cadre de l'économie de notre système de santé !!!! |
| **15- Réponse : A B** | |
| | • 🕮. Substances concernées = opiacés et médicaments de substitution, mais certains sont assimilés aux stupéfiants : clonazépam, clorazépate (tranxène)...<br>• 🕮. 🔓 En totalité si retrait dans les 3 jours.<br>• ✕ Attention la Méthadone (sirop) est limitée à 14 jours.<br>• ✕ Le nom du pharmacien est nécessaire uniquement pour les traitements substitutifs opiacés si un contrôle doit être mis en place |

# Questions isolées QCM N° 20

| QCM 1 | **Concernant les contraintes d'association de médicament** |
|---|---|
| A - | Il existe 3 types de contraintes |
| B - | "Contre-indications" est obligatoirement à respecter |
| C - | "Précautions d'emploi" est une indication d'interaction néfaste plus forte que "à prendre en compte" |
| D - | Précautions d'emploi" est une indication d'interaction néfaste moins forte que "à prendre en compte" |
| E - | Toutes les réponses précédentes sont fausses |
| **QCM 2** | **Dans le cas d'un patient âgé il faudra** |
| A - | Le plus souvent sous traiter le patient pour éviter une intoxication |
| B - | Privilégier des médicaments à demi-vie courte le plus souvent |
| C - | Encourager la polymédication à doses adaptées |
| D - | Une surveillance renforcée des effets secondaires |
| E - | Toutes les réponses précédentes sont fausses |
| **QCM 3** | **Concernant la prescription chez une femme enceinte :** |
| A - | Favorise l'automédication car ce sont des traitements à moindre risque |
| B - | Toujours prendre en compte le passage materno-fœtal |
| C - | Il y a une augmentation de l'élimination rénale à prendre en compte |
| D - | On peut utiliser le site internet du CRAT en dernier recours |
| E - | Toutes les réponses précédentes sont fausses |
| **QCM 4** | **Béatrice 40 ans sous AVK pour une FA persistante et sous contraceptif estroprogestatif attrape une tuberculose pulmonaire et est traitée par Rifampicine, pyrazinamide, isoniazide et éthambutol, concernant ses traitements** |
| A - | Adaptation dose d'œstroprogestatif |
| B - | Adaptation dose AVK |
| C - | Arrêt AVK |
| D - | Arrêt œstroprogestatif |
| E - | Aucun changement à prévoir |
| **QCM 5** | **Jacky 65 ans avec comme principal ATCD une cirrhose sur exogénose chronique souffrant de douleur sévère post anopexie va recevoir un antalgique de palier 3 par voie orale :** |
| A - | La prescription se fait sur ordonnance sécurisée |
| B - | La durée max de prescription est de 7 jours |
| C - | Une probable augmentation d'emblée des doses au vu de ses ATCD sera à prévoir |
| D - | Une probable diminution des doses d'emblée sera à prévoir au vu de ses ATCD |
| E - | Il existe un risque accrue d'effet indésirable |

| QCM 6 | **Quelles sont les particularités liées à une prescription de traitement à un insuffisant rénal de stade 4 ?** |
|---|---|
| A - | Contre-indication formelle des AINS |
| B - | Contre-indication formelle des HNF |
| C - | Contre-indication formelle des aminosides |
| D - | Contre-indication formelle aux sulfamides hypoglycémiants |
| E - | Toutes les propositions précédentes sont fausses |
| **QCM 7** | **Ronan, 54 ans, a les chevilles qui enflent. On lui diagnostique un syndrome néphrotique sur GEM idiopathique. Quelles seraient les précautions à prendre pour adapter ses éventuels traitements?** |
| A - | Diminution des doses d'AVK |
| B - | Contre-indication au régime sans sel |
| C - | Contre-indication aux statines |
| D - | Risque élevé d'interactions avec le miconazole |
| E - | Contre-indication des AINS |
| **QCM 8** | **Quelles sont les particularités des thérapeutiques chez un enfant** |
| A - | En général adaptation dose à l'âge |
| B - | En général adaptation dose au poids |
| C - | En général adaptation dose à la taille |
| D - | Limiter les régimes hypocaloriques |
| E - | Accord parental souhaitable |
| **QCM 9** | **Concernant les interactions médicamenteuses** |
| A - | La pharmacocinétique concerne le devenir du médicament dans l'organisme |
| B - | La pharmacocinétique concerne l'effet du médicament dans l'organisme |
| C - | La pharmacodynamie concerne le devenir du médicament dans l'organisme |
| D - | La pharmacodynamie concerne l'effet du médicament dans l'organisme |
| E - | Toutes les réponses précédentes sont fausses |
| **QCM 10** | **Concernant la poly médications :** |
| A - | Se définit par plus de 4 médicaments sur l'ordonnance |
| B - | Se définit par plus de 6 médicaments sur l'ordonnance |
| C - | Est relativement rare |
| D - | Risque accru d'effet indésirable grave |
| E - | Risque accru de perte d'efficacité |
| **QCM 11** | **Concernant les médicaments génériques** |
| A - | Un médicament générique est de composition strictement identique au médicament princeps |
| B - | La composition d'un médicament générique peut varier par rapport au médicament princeps |
| C - | Le médecins sont tenus à leur usage par le code de la sécurité sociale |
| D - | Le pharmacien a le droit de substituer les médicaments princeps seulement avec l'accord du médecin |
| E - | Le pharmacien a le droit de substituer les médicaments princeps sans l'accord du médecin |
| **QCM 12** | **Concernant la dépendance médicamenteuse** |
| A - | Les médicaments anxiolytiques sont les seuls concernés |
| B - | Résulte systématiquement d'une mauvaise utilisation du patient |
| C - | Résulte systématiquement d'une mauvaise prescription du médecin |
| D - | Si un comportement à risque est décelé un arrêt immédiat du traitement est souhaité |
| E - | Tout est faux |

| QCM 13 | Concernant les recommandations de durée de prescriptions |
|---|---|
| A - | La prescription d'hypnotique ne doit pas dépasser 4 semaines |
| B - | La prescription d'hypnotique ne doit pas dépasser 12 semaines |
| C - | La prescription anxiolytique ne doit pas dépasser 4 semaine |
| D - | La prescription anxiolytique ne doit pas dépasser 6 semaine |
| E - | La prescription de morphine ne doit pas dépasser 12 semaines |

| QCM 14 | A propos de l'automédication |
|---|---|
| A - | Est autorisée en France légalement |
| B - | Il n'existe pas de liste de spécialité d'automédication définie dans le code de la santé publique |
| C - | Concerne seulement les médicaments en accès libre à la pharmacie |
| D - | Les médicaments en accès libre en automédication ne sont pas remboursés |
| E - | Les médicaments en accès libre possèdent peu d'effets indésirables le plus souvent |

| QCM 15 | Quels sont les risques de l'automédication |
|---|---|
| A - | Risque de surdosage |
| B - | Retard au diagnostic |
| C - | Risque allergique |
| D - | Risque d'inefficacité |
| E - | Risque d'interactions médicamenteuses |

## CORRECTIONS & STRATEGIE QCM

| QCM | STRATEGIE QCM – COMMENTAIRES<br>🕮 Connaissances, ⮂ Déduction, ▦ Arg Fréquence, 🔓 Formulation, ✕ Eliminer les incorrectes, 1 1ère idée |
|---|---|
| **1- Réponse : B C** | |
| | • A Faux : 4 contraintes existent<br>• A Association déconseillée juste derrière CI |
| **2- Réponse : A D** | |
| | • 🔓 A Faux : diminuer les posologies mais ne pas sous traiter<br>• ✕ C Jamais : limiter polymédication +++<br>• PA = plus d'effets secondaires dus à une moins bonne tolérance générale des traitements |
| **3- Réponse : B C** | |
| | • ✕ A : Jamais d'automédication, risque effets tératogènes avec certains médicaments en vente libre (AINS)<br>• ⮂ 1 D : CRAT au moindre doute et même quasi systématiquement |
| **4- Réponse : B D** | |
| | • A la rifampicine est un inducteur enzymatique donc va augmenter l'élimination des différents médicaments de la patiente<br>• 🕮 Les AVK sont indispensables donc on va devoir adapter les doses par des INR régulier.<br>• 🕮 ⮂ La pilule OP il y a un risque d'inefficacité, étant "non indispensable" on préférera une contraception non médicamenteuse le temps du ttt avec arrêt de la pilule. |
| **5- Réponse : A D E** | |
| | • A prescription sur ordonnance sécurisée pour 28 jours si prescription PO, 7jours si IV<br>• 🕮 ⮂ ✕ Cirrhose = IHC = diminution du métabolisme, donc risque accumulation morphine, commencer par de petites doses. Risque EI+++ |
| **6- Réponse : A D** | |
| | • A HNF = héparine indiquée en cas d'insuffisance rénale sévère<br>• Aminosides = adaptation des doses : 2ème dose plus espacée mais pas de CI formelle si nécessaire |

**7- Réponse : A C D E**

- A Le Syndrome néphrotique augmente la fraction libre des médicaments : AVK à diminuer,
- Globalement faire attention aux médicaments fortement liés aux prot : AVK, miconazole, AINS, diurétiques
- CI des néphrotoxiques comme les AINS pas de CI des statines, car peuvent même être utilisées pour traiter la dyslipidémie du sd néphrotique

**8- Réponse : B**

- AC adaptation dose au poids+++, certains médicaments sont CI en dessous d'un certain âge mais on n'adapte pas les doses à l'âge !!!
- ✗ D Faux : régime hypocalorique interdit chez l'enfant !!!
- E Accord parental indispensable !!

**9- Réponse : A D**

- Notion à bien connaître, les modifications de pharmacocinétique sont les plus dangereuses mais plus rares, notamment lors IR ou IHC

**0- Réponse : A D E**

- A Fréquente +++++ regarder les ordonnances de vos patients de plus 60 ans !!!
- A partir de 4 médicaments on ne sait plus vraiment les différentes interactions médicamenteuses qui se passent au niveau Pharmacocinétique et dynamique. Alors imaginez vos patients avec 2 pages d'ordonnance.

**11- Réponse : B C E**

- C Vrai : le médecin est tenu à la stricte économie compatible avec l'efficacité du traitement ! Et c'est de + en + important dans notre société actuelle. Le médecin est un pivot de l'économie de santé
- . Non, pas strictement identiques, la molécule active est identique, ainsi que la pharmacocinétique mais il peut exister des variations d'excipient

**12- Réponse : E**

- A Non, il y a également la morphine +++, et même tous les traitements sont potentiellement addictogène (corticoïde, antimigraineux ,...) que ce soit physiquement ou psychiquement
- ✗ BC NON benzo addictogène en soit, même avec bonne utilisation, d'ou limitation prescription
- ✗ D non, arrêt progressif +++, risque de nomadisme médical ++,

**13- Réponse : A**

- 4 semaines hypnotique, 12 semaines anxiolytique

✗ Pas de limitation prescription pour morphine, si bien utilisée risque faible de dépendance (ne pas confondre avec la durée maximum des ordonnances !!)

**14- Réponse : A B D E**

- ✗ C Faux : tout médicament utilisé hors prescription, même ceux prescrits antérieurement par exemple
  
  📖 E Vrai : peu d' EI pour les médicaments en accès libre +++, mais il existe un risque en cas d'abus (cf question suivante).

**15- Réponse : A B C D E**

- 📖 ⌑ A Tout est vrai. Il existe de nombreux risques à l'automédication.

# Questions isolées QCM N° 21

## ENTRAINEMENT 1

-

| QCM 1 | Concernant les directives anticipées |
|---|---|
| A - | Sont valables 3 ans après leur rédaction |
| B - | Elles sont obligatoirement rédigées de la main du patient |
| C - | Elles sont systématiquement proposées à tout patient hospitalisé |
| D - | Elles sont à la charge de la personne de confiance |
| E - | Elles s'imposent au médecin |
| **QCM 2** | **Concernant les majeurs protégés** |
| A - | Ce système est nécessaire en cas d'altérations des facultés mentales |
| B - | Certaines altérations des capacités corporelles le rendent nécessaire |
| C - | Un majeur protégé dispose de tous ses droits mais ne les exerce pas lui-même |
| D - | Il existe environ 900 000 majeurs protégés en France |
| E - | Il existe environ 90 000 majeurs protégés en France |
| **QCM 3** | **Lors d'une grossesse à 1 SA, quel(s) est (sont) le(s) risque(s) auquel (auxquels) est exposé le fœtus lors d'une irradiation du pelvis ?** |
| A - | Risque tératogène |
| B - | Risque de fœtopathie |
| C - | Risque de malformation fœtale |
| D - | Loi du tout ou rien |
| E - | Aucun risque |
| **QCM 4** | **Concernant les conférences de consensus (CC)** |
| A - | Le thème à traiter est limité |
| B - | La littérature est abondante |
| C - | Il y a peu de controverse |
| D - | le nombre de questions posées est restreint |
| E - | Toutes les réponses précédentes sont fausses |
| **QCM 5** | **Concernant les recommandations pour la pratique clinique (RPC) :** |
| A - | Le thème à traiter est vaste |
| B - | La littérature est abondante |
| C - | Il y a peu de controverse |
| D - | Le nombre de questions posées est restreint |
| E - | Toutes les réponses précédentes sont fausses |
| **QCM 6** | **A propos du système conventionnel et du secteur 2** |
| A - | Il est accessible à tout médecin |
| B - | Les honoraires sont dits "libres" |
| C - | Il n'est pas conventionné |
| D - | Il ne concerne pas la médecine générale |
| E - | Il n'est pas soumis au remboursement de la sécurité sociale |

| QCM 7 | L'immuno Test dans le dépistage du cancer du colon : |
|---|---|
| A - | Est plus spécifique que l'hemoccult 1 |
| B - | Est plus sensible que l'hemoccult 1 |
| C - | Est plus cher |
| D - | Plus spécifique à la myoglobine humaine |
| E - | Toutes les réponses précédentes sont fausses |

| QCM 8 | Quelle(s) mesure(s) administrative(s) faites-vous devant la découverte d'une tuberculose ? |
|---|---|
| A - | Certificat de contagiosité |
| B - | Signalement |
| C - | Rétention administrative |
| D - | Déclaration en ALD |
| E - | Notification |

| QCM 9 | Quel article de loi régit les soins psychiatriques à la demande d'un représentant de l'Etat ? |
|---|---|
| A - | Article 3212-1 |
| B - | Article 3213-1 |
| C - | Article 3212-2 |
| D - | Article 3213-3 |
| E - | Article 3214-1 |

| QCM 10 | Que doit-on obligatoirement écrire sur une ordonnance de kinésithérapie ? |
|---|---|
| A - | La durée de la rééducation |
| B - | Le rythme des séances |
| C - | La zones à travailler |
| D - | Le diagnostic exhaustif |
| E - | Le nombre de séances |

| QCM 11 | Lors d'une consultation de médecine générale à 23 euros, un patient bénéficiant de la CMU-c |
|---|---|
| A - | Paiera les 15,10 euros pris en charge par la sécurité sociale |
| B - | Paiera les 6,90 euros de part complémentaire |
| C - | Paiera 1 euro de participation forfaitaire |
| D - | Bénéficiera du tiers payant |
| E - | Toutes les réponses précédentes sont fausses |

| QCM 12 | Concernant les tableaux des Maladies professionnelles |
|---|---|
| A - | La 1$^{ère}$ colonne désigne la maladie |
| B - | La 2$^{ème}$ colonne désigne la durée d'exposition |
| C - | La 2$^{ème}$ colonne désigne le délai minimum de fin d'exposition et le début des premières constatations médicales |
| D - | La 3$^{ème}$ colonne peut désigner tous les travaux ayant reconnaissance en MP |
| E - | La 3$^{ème}$ colonne peut désigner une liste indicative des travaux ayant reconnaissance en MP |

| QCM 13 | Lors d'une TIAC, d'un point de vue administratif, qu'allez vous faire à court et moyen terme? |
|---|---|
| A - | Signalement en urgence à l'ARS |
| B - | Signalement en urgence à l'HAS |
| C - | Notification en urgence à l'ARS |
| D - | Notification en différé à l'ARS |
| E - | Notification en différé au procureur de la république |

| QCM 14 | **Quels sont les facteurs de risques de maltraitance d'un enfant ?** |
|---|---|
| A - | Difficulté sociale |
| B - | Addiction d'un des deux parents |
| C - | Parents jeunes |
| D - | Enfant atteint d'une maladie chronique |
| E - | Troubles psychiatriques |

| QCM 15 | **Les réseaux de santé sont des modes organisationnels :** |
|---|---|
| A - | Avec pour but la coordination des soins avec au centre le médecin |
| B - | Ont comme autre objectif une optimisation des moyens |
| C - | Sont souvent regroupés par thématiques |
| D - | Permettent une meilleure sécurité des soins |
| E - | Toutes les propositions sont fausses |

**CORRECTIONS & STRATEGIE QCM**

| QCM | STRATEGIE QCM – COMMENTAIRES<br>🕮 Connaissances, Déduction, Arg Fréquence, Formulation, ✕ Eliminer les incorrectes, 1ère idée |
|---|---|
| **1- Réponse : E** | |
| | • Les directives anticipées sont maintenant valable à vie; le patient peut se faire aider par 2 personnes pour écrire ses directives anticipées ; cf loi 2016<br>• Proposé au patient en fin de vie ++, ne pas confondre avec la personne de confiance qui est systématiquement demandée en début d'hospitalisation |
| **2- Réponse : A B C E** | |
| | • A Certaines altérations des capacités corporelles le rendent nécessaire seulement si elle empêche l'expression de la volonté<br>• Il existe en France près de 90 000 majeurs protégés<br>• Un majeur protégé dispose de tous ses droits mais ne les exerce pas lui-même |
| **3- Réponse : D** | |
| | • A ce terme soit l'embryon meurt soit il n'aura aucune séquelle |
| **4- Réponse : A D** | |
| 4 | • Les CC concernent des thèmes limités avec peu de données et répondent à un nombre de question restreint |
| **5- Réponse : A B C** | |
| | • 🕮 Les RPC concernent des sujets vastes avec beaucoup de littérature et peu de controverse |
| **6- Réponse : B** | |
| | • Le secteur 2 n'est accessible qu'aux anciens chefs de clinique, assistants, PH, médecins des armées… quelle que soit la spécialité.<br>• Les honoraires sont libres mais "fixés avec tact et mesure"<br>• Les tarifs sont remboursés sur la BRSS (70% pour une CS de généraliste par exemple), le reste est à la charge de la mutuelle si le contrat le stipule |

**7- Réponse : A B D**

- Plus spécifique et sensible mais pas plus cher

**8- Réponse : B D E**

- Signalement en urgence ET notification
- La tuberculose est considérée comme une ALD

**9- Réponse : B**

- L'Article 3213-1 régit la SPDRE

**10- Réponse : C**

- 🕮 🛈 Seule la zone à traiter est obligatoirement à inscrire sur l'ordonnance, la durée, le rythme, le nombre de séance et les techniques sont le plus souvent laissés à l'appréciation du kiné. Mais si le médecin les indique ils s'imposent à lui.

**11- Réponse : D**

- Pour se rappeler CMUc = grande précarité +++
- Le bénéficiaire de la CMUc ne payera rien de sa consultation+++

**12- Réponse : A B C D E**

- Tout est vrai, bien connaitre comment sont fait les tableaux des maladies profesionnelles (ils ne sont bien sûr pas à apprendre en eux-même)

**13- Réponse : A D**

- 🛈 lors d'une TIAC signalement en urgence puis notification en différé à l'ARS

**14- Réponse : A B C D E**

- Tout est vrai, ce sont tous des facteurs de risque de maltraitance

**15- Réponse : B C D**

- □ ✗ Faux : le patient est au centre du système

# Questions isolées QCM N° 22

**ENTRAINEMENT 2**
**SUR TOUS LES ITEMS DE LA SPECIALITE**

| QCM 1 | **Une demande de sauvegarde de justice peut être faite par** |
|---|---|
| A - | Le conjoint du majeur |
| B - | Le procureur de la république |
| C - | Le médecin traitant |
| D - | Le médecin de l'établissement où se trouve la personne |
| E - | L'officier de police si présent sur place |

| QCM 2 | **Concernant les vaccins et leur remboursement** |
|---|---|
| A - | Les vaccins obligatoires sont remboursés à 100% |
| B - | Le ROR est remboursé à 100 % jusqu'à 18 ans |
| C - | L'injection du vaccin est remboursée en partie par l'assurance maladie |
| D - | Le vaccin contre la fièvre jaune n'est pas remboursé par l'assurance maladie |
| E - | Toutes les réponses précédentes sont fausses |

| QCM 3 | **Concernant les radiations ionisantes et la radioprotection** |
|---|---|
| A - | La dose efficace est calculée en Sievert |
| B - | La dose absorbée est calculée en Sievert |
| C - | Les expositions du patient sont exprimées en Gray |
| D - | Les expositions du patient à l'issu d'un examen sont exprimées en dose absorbée |
| E - | Toutes les réponses précédentes sont fausses |

| QCM 4 | **A propos des pratiques médicales à base de rayonnements** |
|---|---|
| A - | Il existe 2 pratiques principales |
| B - | La médecine nucléaire utilise des doses élevées de rayonnement à visée diagnostique |
| C - | La radiothérapie a un rôle diagnostique et thérapeutique |
| D - | La radiothérapie a une action uniquement curative |
| E - | Toutes les réponses précédentes sont fausses |

| QCM 5 | **Les principes de la radioprotection sont** |
|---|---|
| A - | Justification des actes |
| B - | Optimisation des actes |
| C - | Substitution des actes |
| D - | Annulation des actes |
| E - | Toutes les réponses précédentes sont fausses |

| QCM 6 | **Les conditions d'accès à la CMUc sont** |
|---|---|
| A - | Etre en France depuis moins de 3 mois |
| B - | Résider en France de manière régulière |
| C - | Résider en France de manière stable |
| D - | Ne pas dépasser un certain plafond de ressource |
| E - | Il n'existe pas de plafond de ressource pour la CMU-c |

| QCM 7 | Concernant la RQTH (reconnaissance en qualité de travailleur handicapé) |
|---|---|
| A - | Avantage à l'emploi avec obligation d'embauche de 6 % de salariés handicapés |
| B - | Aide technique pouvant être financée |
| C - | Accès aux ESAT (Etablissement et services d'aides par le travail ) |
| D - | Doublement de la durée de préavis en cas de licenciement |
| E - | Toutes les réponses précédentes sont fausses |

| QCM 8 | A propos du don d'organes |
|---|---|
| A - | Le témoignage de la famille ou des proches doit être recherché |
| B - | Il est obligatoire de consulter le registre national des refus |
| C - | Le patient est présumé consentant |
| D - | Il est obligatoire de consulter le registre national des donneurs de l'agence de biomédecine |
| E - | Le prélèvement doit être déclaré à l'agence de biomédecine |

| QCM 9 | Quelle profession est indispensable à l'aménagement et l'optimisation du domicile d'un patient ? |
|---|---|
| A - | Architecte d'intérieur |
| B - | Ergothérapeute |
| C - | Aide soignant |
| D - | Kinésithérapeute |
| E - | Aucune des propositions précédentes |

| QCM 10 | Concernant la PMI |
|---|---|
| A - | A un rôle d'accompagnement purement médical |
| B - | A un rôle de protection uniquement des enfants |
| C - | C'est une organisation départementale |
| D - | Elle s'occupe de tous les enfants jusqu'à leur majorité |
| E - | Toutes les réponses précédentes sont fausses |

| QCM 11 | Lors d'une SPDT classique |
|---|---|
| A - | Nécessite la présence d'un tiers obligatoirement |
| B - | Nécessite 2 certificats faits obligatoirement par des médecins extérieurs à l'établissement |
| C - | Nécessite au moins 1 certificat fait par un médecin extérieur à l'établissement |
| D - | Est régit par l'article 3212.1.2.1 |
| E - | Est régit par l'article 3213.1.2.1 |

| QCM 12 | Parmi ces maladies lesquelles sont à signalement urgent obligatoire |
|---|---|
| A - | Infection VIH quel que soit le stade |
| B - | Hépatite B aiguë |
| C - | Mésotheliomes |
| D - | Botulisme |
| E - | Le saturnisme chez les enfants mineurs |

| QCM 13 | Qui participe habituellement à une RMM : |
|---|---|
| A - | L'équipe médicale |
| B - | L'équipe paramédicale |
| C - | Les représentants des patients |
| D - | Le président de CME ou son représentant |
| E - | Le président d'université ou son représentant |

| QCM 14 | **Concernant le diagnostic de VIH** |
|---|---|
| A - | Doit être obligatoirement déclaré |
| B - | Peut être déclaré par le médecin |
| C - | Peut être déclaré par le biologiste |
| D - | Ils doit toujours être vérifié par 2 techniques différentes |
| E - | Toutes les réponses précédentes sont fausses |

| QCM 15 | **Concernant la curatelle** |
|---|---|
| A - | Constitue un niveau de protection inférieur à la tutelle |
| B - | Constitue un niveau de protection inférieur à la sauvegarde de justice |
| C - | Est appliquée pour des gens ayant besoin d'être conseillés dans leur vie civique |
| D - | Est appliqué pour des gens ayant besoin d'être représentés de manière continue dans leur vie civique |
| E - | Il existe différents types de curatelle |

CORRECTIONS & STRATEGIE QCM

| QCM | STRATEGIE QCM – COMMENTAIRES<br>🕮 Connaissances, ⮔ Déduction, ▦ Arg Fréquence, ✌ Formulation, ✕ Eliminer les incorrectes, ⊡ 1ère idée |
|---|---|
| **1- Réponse : A B C D** | |
| | • ✕ Pas l'officier de police ++ |
| **2- Réponse : B C D** | |
| | • 🕮 La plupart des vaccins courants sont remboursés à 65% (obligatoires ou non) : DTP, coqueluche, pneumocoque, hépatite B.<br>• Le ROR et la grippe s'il y a indication sont remboursés à 100%. Question un peu difficile ; retenir que ce n'est pas logique concernant les vaccins obligatoires, mais que le ROR est à 100 %.<br>• La fièvre jaune et la fièvre typhoïde : ne sont pas remboursés.<br>• L'injection est PEC à 60 % si IDE, 70% si c'est un médecin |
| **3- Réponse : A C D** | |
| | • 🕮 Les expositions du patient à l'issu d'un examen sont exprimées en dose absorbée en Gray |
| **4- Réponse : E** | |
| | • Il existe 3 grandes pratiques : la radiologie/radiothérapie/médecine nucléaire<br>• La médecine nucléaire utilise des doses équivalentes à radiographie<br>• Radiothérapie vise thérapeutique uniquement ++++ avec souvent des effets secondaires.<br>• La radiothérapie peut être utilisée à but curatif ou palliatif |
| **5- Réponse : A B C** | |
| | • ⊡ Les 3 grands principes, si un acte suit ces 3 principes il n'y a aucune raison pour l'annuler |
| **6- Réponse : B C D** | |
| | • Pour avoir le droit à la CMUc il faut résider de manière stable et régulière en France sans dépasser un certain plafond de ressources (qui varient en fonction du foyer, mais pour un homme seul c'est moins de 750 euros par mois) |

**7- Réponse : A B C D**

- La RQTH est une vraie chance pour aider les travailleurs malades à trouver/retrouver/maintenir leur emploi

**8- Réponse : A B C E**

- 🕮. il est obligatoire de consulter le registre national des refus du don, il n'existe pas de registre pour le don, pour donner il faut en parler a vos proches ++, une carte de donneur ne suffit pas si vos proches n'étaient pas au courant !

**9- Réponse : B**

- L'un des rôles de l'ergothérapeute est d'intervenir au domicile des patients pour aider à préparer au mieux son habitat en fonction de la pathologie du patient.

**10- Réponse : C**

- La PMI assure un accompagnement médico-social des enfants jusqu'à leur 6 ans et des mères++
- L'organisation de la PMI est départementale

**11- Réponse : A C D**

- A savoir par Cœur +++

**12- Réponse : D E**

- Toutes ses maladies sont à déclaration obligatoire, mais le VIH, l'hépatite B et le mésotheliomes nécessitent uniquement une notification. Pas besoin de signalement à l'INVS en urgence

**13- Réponse : A B**

- Lors d'une RMM l'équipe médicale et paramédicale se réunit pour débriefer sur le cas d'un patient ayant posé problèmes. Il n'y a pas habituellement d'autres instances nécessaires

**14- Réponse : A B C D**

- Toutes les propositions sont vraies
- Il faut un PCR et un western Blot ++++

**15- Réponse : A C E**

- La curatelle est entre la sauvegarde et la tutelle
- Eliminer les incorrectes : La réponse D correspond à la tutelle
- Il existe 3 types de curatelle : simple, aménagée, renforcée

# Questions isolées QCM N° 23

**ENTRAINEMENT 3**
**SUR TOUS LES ITEMS DE LA SPECIALITE**

**QCM 1 Concernant la certification des établissements**

A - Nécessite la création d'un compte qualité
B - il y a une visite de pré-certification qui remet à l'établissement un rapport de certification
C - Il y a une instruction du dossier par le CREDO (commission de revue des dossiers de certification)
D - La décision finale est prise par la HAS suite à l'avis du CREDO
E - Il existe une visite de suivi facultative

**QCM 2 Concernant la demande de mise sous tutelle**

A - La décision est prise par le procureur de la république
B - La décision est prise par le juge des tutelles
C - Une audition de la personne par le juge des tutelles est parfois nécessaire
D - Est valable 10 ans
E - Est valable 5 ans

**QCM 3 Quel article régit la SPDT en procédure d'urgence**

A - Article 3212.1
B - Article 3212.2
C - Article 3212.3
D - Article 3213.1
E - Article 3213.2

**QCM 4 Quelles sont les prestations dont pourra bénéficier le titulaire de la CMUc**

A - Pas de dépassement d'honoraire
B - Prise en charge du forfait hospitalier
C - Prise en charge de la part complémentaire de tous les soins remboursables par la sécurité sociale
D - Prise en charge d'une paire de lunettes par an
E - Toutes les réponses sont fausses

**QCM 5 A propos du tabac, quelles sont les propositions erronées :**

A - il est facteur de risque du cancer de vessie
B - il est facteur de risque du cancer du rein
C - Il est facteur de risque de grossesse extra utérine
D - Il est facteur de risque de prééclampsie
E - C'est un facteur de risque prouvé seulement pour le cancer du poumon

**QCM 6 Concernant le certificat médical initial d'accident de travail**

A - Il comprend des renseignements médicaux les plus précis possible
B - Il ne comprend aucun renseignement médical
C - Le patient adresse les volets 1 et 2 à la CPAM
D - Le patient conserve le volet 3
E - Le patient envoie le volet 4 à son employeur si besoin

| QCM 7 | **Vous êtes médecin généraliste et un certificat que vous rédigez engage votre (vos) responsabilité(s) :** |
|---|---|
| A - | Civile |
| B - | Ordinale |
| C - | Pénale |
| D - | Administrative |
| E - | Aucune |

| QCM 8 | **Quels sont les facteurs de précarité en général ?** |
|---|---|
| A - | Etre immigré |
| B - | Etre chômeur |
| C - | Etre âgé |
| D - | L'absence de permis de conduire |
| E - | Toutes les réponses précédentes sont fausses |

| QCM 9 | **Quelles sont les étapes recommandées lors de la consultation d'annonce d'un cancer ?** |
|---|---|
| A - | Temps articulation médecine de ville |
| B - | Temps médical |
| C - | Temps soins support |
| D - | Temps d'accompagnement soignant |
| E - | Toutes les réponses précédentes sont fausses |

| QCM 10 | **A propos de l'ONIAM et des CCI** |
|---|---|
| A - | C'est un service amiable rapide et remboursé si la demande est acceptée |
| B - | Pour être saisie il faut qu'un certain seuil de gravité soit atteint |
| C - | Il peut s'agir de dommage imputable à une recherche biomédicale |
| D - | Il peut s'agir d'un dommage imputable à une affection iatrogène |
| E - | Il peut s'agir d'un dommage imputable à une infection nosocomiale |

| QCM 11 | **La RQTH permet** |
|---|---|
| A - | L'accès à un réseau spécialisé d'agences pour l'emploi des personnes disposant de la RQTH |
| B - | La possibilité de faire valoir cette reconnaissance spécifique auprès d'un employeur pour une embauche |
| C - | L'accès à un emploi dans les structures d'insertion par l'activité économique |
| D - | Le financement d' aménagements qui sont nécessaires, avec l'aide des organismes tels que l'AGEFIPH ou la FIPHFP |
| E - | Toutes les réponses précédentes sont fausses |

| QCM 12 | **Concernant l'épidémiologie du cancer** |
|---|---|
| A - | L'incidence en France est autour de 380 000 personnes par an |
| B - | Le cancer du poumon est le plus meurtrier, 2 sexes confondus |
| C - | Le cancer de la prostate est le plus meurtrier chez l'homme |
| D - | Le cancer du sein est le plus meurtrier chez la femme |
| E - | Il y a autour de 150 000 décès par cancer en France par an |

| QCM 13 | **Concernant la CMUc** |
|---|---|
| A - | Est accessible sans conditions de ressources |
| B - | Est accessible sous conditions de ressources |
| C - | Nécessite de résider en France de façon régulière |
| D - | Est réservée aux immigrés illégaux |
| E - | La demande est à renouveler chaque année |

| QCM 14 | **Lors d'une consultation de médecine générale à 23 euros, un patient bénéficiant de la PUMA** |
|---|---|
| A - | Paiera les 15,10 euros pris en charge par la sécurité sociale |
| B - | Paiera les 6,90 euros de part complémentaire |
| C - | Paiera l'euro de participation forfaitaire |
| D - | Bénéficiera obligatoirement du tiers payant |
| E - | Toute les réponses précédentes sont fausses |

| QCM 15 | **Concernant l'exposition aux radiations en situation physiologique et en médecine** |
|---|---|
| A - | L'exposition annuelle en France pour une personne est d'environ 2,4 Sv (Sievert) |
| B - | Une TDM abdominale irradie plus qu'une TDM thoracique |
| C - | Une radiographie thoracique irradie autant que 6 mois d'exposition naturelle |
| D - | L'irradiation naturelle diminue avec l'altitude |
| E - | Toutes les propositions précédentes sont fausses |

**CORRECTIONS & STRATEGIE QCM**

| QCM | STRATEGIE QCM – COMMENTAIRES<br>📖 Connaissances, Déduction, Arg Fréquence, Formulation, ✕ Eliminer les incorrectes, 1ère idée |
|---|---|
| **1- Réponse : A B C D E** | |
| | • Question difficile mais tout était vrai. Vous savez globalement les étapes importantes d'une certification d'un établissement maintenant |
| **2- Réponse : B E** | |
| | • C le majeur doit être auditionné (sauf exception)<br>• 📖 la décision revient au juge des tutelles et est valable 5 ans renouvelable |
| **3- Réponse : C** | |
| | • SPDT en procédure d'urgence = 3212.3 du code de la santé publique |
| **4- Réponse : A B C D** | |
| | • Pas de dépassement d'honoraire possible, sauf en cas d'exigence particulière de la part du patient (consult à domicile non justifiée par exemple)<br>• Avec la CMUc tout est pris en charge car le patient n'a quasiment pas de revenu, grande précarité |
| **5- Réponse : E** | |
| | • On demandait les réponses ERRONEES !!!!!!!! Piège idiot sans intérêt mais est tombé 1 fois aux ECNi 2016. Avec une question facile sur le tabac de ce genre toujours rester vigilant !!!!! |
| **6- Réponse : A C D E** | |
| | • 📖 ✕ Le patient (parfois le médecin) adresse les volets 1 et 2 à la CPAM, le volet 3 est à conserver par le patient, le volet 4 appelé aussi "certificat d'arrêt de travail" est à envoyer à l'employeur par le patient seulement s'il y a un arrêt de travail |

**7- Réponse : A B C**

- Votre responsabilité est engagée au civil et au pénal, ainsi qu'au niveau de l'ordre des médecins

**8- Réponse : A B C D**

- tous ces facteurs peuvent conduire des individus à la précarité

**9- Réponse : A B C D**

- Bien connaitre ces 4 étapes importantes lors de la consultation d'annonce !!!

**10- Réponse : B C D E**

- La mission première de l'ONIAM et des CCI est d'offrir, au titre de la Solidarité nationale, une procédure d'indemnisation amiable, rapide et gratuite, aux victimes d'accidents médicaux
- Il faut un certain degré de gravité supérieur à un seuil fixé par décret
- Concerne accident médical ou des dommages imputables à une activité de recherche biomédicale, affection iatrogène ou infection nosocomiale

**11- Réponse : A B C D**

- Tout est vrai
- L'AGEFIPH s'occupe du financement d'aide dans le privé, la FIPHFP s'occupe du secteur public
- L'accès aux ESAT se fait s'il y a RQTH

**12- Réponse : A B D E**

- Cancer de la prostate plus fréquent chez l'homme mais le poumon reste plus meurtrier
- Cancer du sein plus meurtrier chez la femme, de peu devant le poumon
- Données de l'InCA 2015

**13- Réponse : B C E**

- L'AME est pour les personnes vivant en France de façon irrégulière
- Il existe un plafond de ressources pour la CMUc, mais pas pour la PUMA (Anciennement CMU)

**14- Réponse : B C**

- A Un patient bénéficiant de la PUMA (anciennement CMU) est considéré comme un assuré du régime général donc devra payer de sa poche la part complémentaire et la participation forfaitaire
- Il n'aura pas non plus le tiers payant obligatoire, mais le médecin peut toujours le faire et ne pas lui demander la part prise en charge par la sécurité sociale par exemple

**15- Réponse : B**

- L'exposition annuelle en France est de 2,4 à 4,5 MILI-Sievert
- Une Radio de thorax = environ 0,02 sievert donc plutôt quelques jours...
- L'irradiation augmente avec l'altitude, dû au rayonnement solaire

# Questions isolées QCM N° 24

**ENTRAINEMENT 4**

**QCM 1 — Les missions de la Haute Autorité de Santé sont**

A - La production de recommandations
B - L'accréditation des médecins
C - La certification des établissement de santé
D - L'organisation de l'offre de soins dans un territoire
E - La veille sanitaire dans la région

**QCM 2 — Concernant la procédure d'invalidité**

A - Le médecin du travail décide de la mise en invalidité d'un patient
B - Le médecin conseil de la sécurité sociale décide de la mise en invalidité d'un patient
C - A partir d'un certain âge la mise en invalidité n'est plus possible
D - Le patient fait obligatoirement la demande
E - Il faut avoir perdu environ 10% de sa capacité de travail ou de gain pour y avoir accès

**QCM 3 — Concernant les directives anticipées**

A - Sont valables à vie
B - Sont valables 3 ans renouvelable
C - L'objet concerne les soins médicaux
D - L'objet porte sur comment leur corps sera disposé
E - S'appliquent quel que soit l'état du patient

**QCM 4 — Concernant la procédure de sauvegarde de justice judiciaire**

A - Nécessite un certificat par un médecin sur une liste
B - Nécessite un certificat fait par le médecin traitant du patient
C - Une confirmation par un médecin psychiatre doit être demandée
D - Le médecin effectue une déclaration auprès du procureur de la république
E - La décision finale revient au juge des tutelles

**QCM 5 — Concernant la procédure de sauvegarde de justice médicale**

A - Nécessite un certificat par un médecin sur une liste
B - Nécessite une déclaration faite par le médecin traitant du patient
C - Une confirmation par un médecin psychiatre doit être demandée
D - Le médecin effectue une déclaration auprès du procureur de la république
E - La décision revient au procureur de la république

**QCM 6 — Quelle est la durée du congé maternité dans le cas d'une première grossesse de jumeaux ?**

A - 8 semaines avant la date prévue d'accouchement
B - 12 semaines avant la date prévue d'accouchement
C - 22 semaines avant la date prévue d'accouchement
D - 12 semaines après l'accouchement
E - 22 semaines après l'accouchement

| QCM 7 | Une surveillance renforcée par le Médecin du Travail est requise pour |
|---|---|
| A - | Les salariés de moins de 18 ans |
| B - | Les salariés de plus de 60 ans |
| C - | Les salariés en RQTH |
| D - | Salarié exposé à des risques particuliers |
| E - | Les femmes enceintes |

| QCM 8 | Concernant l'accès au dossier médical |
|---|---|
| A - | Le patient a un accès direct à son dossier |
| B - | L'accès au dossier nécessite le recours à un médecin choisi par le patient |
| C - | L'accès est total pour les ayants-droit si le patient ne s'y était pas opposé de son vivant |
| D - | L'accès se fait par lettre recommandée |
| E - | Un délai de réflexion de 48h est systématique pour l'hôpital |

| QCM 9 | Concernant la certification des établissements de santé |
|---|---|
| A - | Elle est reconduite tous les 6 ans |
| B - | Concerne seulement les établissements publics de santé |
| C - | Concerne tous les établissements de santé sans exceptions |
| D - | L'ARS se charge de sa mise en œuvre |
| E - | L'HAS se charge de sa mise en œuvre |

| QCM 10 | Un dépistage de masse est organisé pour |
|---|---|
| A - | Le cancer du sein |
| B - | Le cancer du col de l'utérus |
| C - | Le cancer de la prostate |
| D - | Le cancer colo-rectal |
| E - | Le cancer du poumon |

| QCM 11 | Quelles sont les conditions pour obtenir le titre de Maladie Professionnelle |
|---|---|
| A - | Durée d'exposition compatible |
| B - | Installation progressive et insidieuse |
| C - | Maladie figurant dans un des tableaux de MP |
| D - | Etat pathologique |
| E - | Secondaire à un exercice normal d'une profession |

| QCM 12 | La Commission de Conciliation et d'Indemnisation (CCI) |
|---|---|
| A - | A 6 mois pour rendre un avis sur le dossier d'un patient |
| B - | L'ONIAM à 4 mois pour faire une offre si une indemnisation est décidée |
| C - | Il est possible de saisir la voie judiciaire et le CCI en même temps |
| D - | L'avis du CCI et définitif et incontestable |
| E - | Toutes les réponses précédentes sont fausses |

| QCM 13 | Quel article du code de santé publique régit la SPDT en péril imminent |
|---|---|
| A - | Article 3212.1.2.1 |
| B - | Article 3212.1.2.2 |
| C - | Article 3212.2.1.2 |
| D - | Article 3212.3 |
| E - | Article 3213.1 |

| QCM 14 | **Parmi les signes cliniques suivants, lequel (lesquels) peut(peuvent) être retrouvé(s) lors d'un burn-out ?** |
|---|---|

A - Anorexie
B - Céphalées
C - Courbatures
D - Fatigues
E - Hyperphagie

| QCM 15 | **Parmi les signes suivants, lequel(lesquels) peut(peuvent) être retrouvé(s) lors d'un burn-out ?** |
|---|---|

A - Agressivité
B - Erreurs à répétition
C - Troubles mnésiques
D - Conduites addictives
E - Surinvestissement

## CORRECTIONS & STRATEGIE QCM

| QCM | STRATEGIE QCM – COMMENTAIRES<br>🕮 Connaissances, ⊡ Déduction, ▦ Arg Fréquence, 🔓 Formulation, ✕ Eliminer les incorrectes, 🄸 1ère idée |
|---|---|
| **1- Réponse : A B C** | |
| | • L'HAS a un rôle d'évaluation des pratiques, de production de recommandations, de certification des établissements et d'accréditation de médecins<br>• Ne pas confondre avec l'ARS qui a un rôle de pilotage de la région et de veille sanitaire |
| **2- Réponse : B C** | |
| | • Seul le médecin conseil a le pouvoir d'accorder une invalidité<br>• Il faut avoir un âge inférieur à la retraite pour pouvoir y prétendre<br>• ✕ Ainsi qu'avoir un certain degré de gravité, au moins 2/3 d'incapacité !!<br>• 🔓 ✕ La demande peut être faite par le patient ou le médecin traitant |
| **3- Réponse : A C** | |
| | • A valable à vie depuis la loi de 2016 +++<br>• ✕ Faux : seulement si inconscient ou incapable d'exprimer sa volonté |
| **4- Réponse : A E** | |
| | • 🕮 B Faux : le MT peut faire la demande dans la sauvegarde de justice médicale mais pas le certificat<br>• ✕ 🔓 C Faux : la déclaration faite par le médecin doit être confirmée par un médecin psychiatre dans la sauvegarde de justice médicale<br>• ✕ D Faux : la déclaration auprès du procureur de la république concerne la sauvegarde de justice médicale |
| **5- Réponse : B C D E** | |
| | • A concerne la sauvegarde de justice judiciaire |
| **6- Réponse : B E** | |
| | • 12 S avant et 22 S après pour une grossesse gémellaire<br>• Ne pas hésiter à aller sur amelie-santé où cela est bien expliqué |

**7- Réponse : A C D E**

- Pas de surveillance renforcée pour les travailleurs seniors prévue par la loi
- Mais surveillance renforcée pour les mineurs, les femmes enceintes, les travailleurs handicapés et ceux exposés à des risques liés au travail

**8- Réponse : A D E**

- L'accès est direct au dossier et ne nécessite pas obligatoirement un médecin (mais un médecin peut venir aider si le patient le désire)
- accès limité aux informations permettant de déterminer la cause du décès, de défendre la mémoire du défunt, de faire valoir leurs droits

**9- Réponse : A C E**

- ✕L'HAS se charge de la certification de TOUS les établissements quels qu'ils soient, elle est reconduite tous les 6 ans

**10- Réponse : A D**

- 1ière idée Dépistage de masse : sein et colon seulement !!!!
- Un dépistage individuel est recommandé pour le col
- Un dépistage existe pour la prostate (TR+ PSA)
- Pas de dépistage pour le cancer du poumon

**11- Réponse : A B C D E**

- Toutes ses conditions sont nécessaires à la reconnaissance en maladie professionnelle
- Il faut une maladie (donc pas un accident brutal), cité dans un tableau des MP, une durée d'exposition compatible, avec un métier compatible

**12- Réponse : A B C**

- On peut contester l'avis du CCI en engageant une demande d'indemnisation devant le tribunal compétent.
- De plus, si la commission rend un avis d'indemnisation alors que l'état de santé du demandeur n'est pas consolidé, celui-ci pourra saisir de nouveau la même commission, afin qu'une nouvelle expertise soit réalisée et qu'un nouvel avis soit rendu

**13- Réponse : B**

- La procédure de péril imminent = article L. 3212-1-II-2° du code de la santé publique

| 14- Réponse : A B C D E | |
|---|---|
| | • Tous ces signes physiques peuvent être présents, savoir les repérer est une chose primordiale surtout dans les études que l'on fait pour pouvoir agir et aider ces personnes ! |
| **15- Réponse : A B C D E** | |
| | • Tous ces signes psychiques peuvent être présents |

# Questions isolées QCM N° 25

## ENTRAINEMENT 5

-

| QCM 1 | **Quel(s) article(s) régit(ssent) la SPDRE** |
|---|---|
| A - | Article 3212.1 |
| B - | Article 3213.1 |
| C - | Article 3212.2 |
| D - | Article 3213.2 |
| E - | Article 3214.1 |

| QCM 2 | **Concernant le dossier médical personnel (DMP)** |
|---|---|
| A - | Tous les établissements doivent en créer un et le conserver |
| B - | Seul le patient et le médecin traitant ont un accès automatique au DMP |
| C - | A pour vocation une meilleure coordination des soins |
| D - | Le DMP est une réussite |
| E - | Toutes les réponses précédentes sont fausses |

| QCM 3 | **Concernant la recherche clinique en général et son déroulement :** |
|---|---|
| A - | Elle ne se fait que dans des services d'hospitalisation conventionnelle |
| B - | Elle peut se faire dans des centres d'investigation clinique (CIC) publics |
| C - | Elle ne peut pas se faire directement dans un établissement privé |
| D - | Une autorisation de recherche doit être obtenue pour toute structure |
| E - | Toutes les propositions précédentes sont fausses |

| QCM 4 | **Concernant les biais particuliers en méthodologie :** |
|---|---|
| A - | Biais de vérification et biais de classement sont synonymes |
| B - | Le biais de surdiagnostic peut être le reflet d'un test plus sensible |
| C - | Le biais d'évolutivité concerne le diagnostic de formes cliniques d'expression différente |
| D - | Le biais de classement est dit différentiel si la probabilité d'erreur est constante avec le test |
| E - | Toutes les propositions précédentes sont fausses |

| QCM 5 | **Concernant la cessation d'une mise sous tutelle** |
|---|---|
| A - | Peut résulter d'une décision du juge |
| B - | Peut résulter d'une expiration de la date de renouvellement |
| C - | Peut être faite à la demande du majeur protégé |
| D - | Peut résulter du switch de mesures de protection |
| E - | Aucune, un majeur sous tutelle le reste à vie |

| QCM 6 | **A propos de la visite de reprise faite par le médecin du travail** |
|---|---|
| A - | A lieu dans les 8 jours suivant la reprise |
| B - | Obligatoire après un congé maternité |
| C - | Obligatoire après un arrêt de travail de plus de 30 jours |
| D - | Conseillée après un arrêt suite maladie professionnelle |
| E - | A pour but de délivrer un avis d'aptitude |

| QCM 7 | Concernant la clause d'ambivalence en recherche clinique : |
|---|---|
| A - | Le patient est obligatoirement au courant de cette clause |
| B - | Cette clause concerne les études comparatives |
| C - | Elle correspond à la possibilité pour le médecin de retirer un patient de l'étude s'il le juge pertinent |
| D - | Elle correspond au fait qu'un patient peut recevoir l'un ou l'autre des traitements d'une étude |
| E - | Toutes les propositions précédentes sont inexactes |

| QCM 8 | Les missions de l'Agence Régionale de Santé |
|---|---|
| A - | Rôle de pilotage politique de santé publique en région |
| B - | Rôle d'accréditation des établissements de santé dans la région |
| C - | Rôle de veille sanitaire |
| D - | Rôle de régulation d'offre de soins dans la région |
| E - | Toutes les propositions précédentes sont fausses |

| QCM 9 | Quelle maladie nécessite uniquement une notification |
|---|---|
| A - | Tuberculose pulmonaire |
| B - | Hépatite B aiguë |
| C - | Primo infection VIH |
| D - | Mésothéliomes |
| E - | Rougeole |

| QCM 10 | Concernant les bénéfices de la mise en invalidité : |
|---|---|
| A - | Pension d'invalidité |
| B - | Prise en charge à 100 % de ses soins médicaux |
| C - | Prises en charge à 100% de tous les médicaments |
| D - | Exonération du ticket modérateur |
| E - | Tiers payant |

| QCM 11 | A propos des Bactéries multi résistantes |
|---|---|
| A - | Sont globalement des bactéries sensibles à moins de 3 familles d'antibiotiques |
| B - | Le Staphylocoque aureus résistant à la méticilline en est une |
| C - | Lorsqu'une BLSE est diagnostiquée il faut mettre en place une protection gouttelettes |
| D - | Lorsqu'une BLSE est diagnostiquée il faut mettre en place une protection contact |
| E - | Toutes les propositions précédentes sont fausses |

| QCM 12 | Quelles sont les conditions d'accès à l'AME |
|---|---|
| A - | Etre en situation irrégulière |
| B - | Etre en situation régulière |
| C - | Résider en France depuis plus de 3 mois |
| D - | Ne pas dépasser un certain plafond de ressources |
| E - | Pouvoir justifier de son identité |

| QCM 13 | A propos de l'accident de travail |
|---|---|
| A - | Nécessite un évènement brutal |
| B - | Nécessite obligatoirement une lésion corporelle ou psychique |
| C - | Il faut que l'accident ai lieu au sein de l'entreprise uniquement |
| D - | Le salarié victime dispose de 24 heures seulement pour avertir son employeur |
| E - | Il faut consulter un médecin rapidement pour qu'il rédige un certificat médical initial |

| QCM 14 | Concernant les TIAC |
|---|---|
| A - | Il faut obligatoirement des signes digestifs pour évoquer une TIAC |
| B - | Il faut obligatoirement au moins 2 personnes symptomatiques |
| C - | La notification est facultative |
| D - | Le signalement est fait seulement si confirmé microbiologiquement |
| E - | Toutes les propositions sont fausses |

| QCM 15 | Et finalement à propos de la santé publique |
|---|---|
| A - | Vous vous sentez parfaitement à l'aise maintenant |
| B - | Vous allez pouvoir faire la différence aux ECNi |
| C - | Vous n'aurez plus peur en entendant des mots tels que PUMA, Maladie Professionnelle et autre certificat |
| D - | Vous vous dites qu'en fin de compte c'était pas si dur |
| E - | Toutes les réponses précédentes peuvent être fausses |

## CORRECTIONS & STRATEGIE QCM

| QCM | STRATEGIE QCM – COMMENTAIRES<br>🕮 Connaissances, ◻ Déduction, ▦ Arg Fréquence, ♪ Formulation, ✕ Eliminer les incorrectes, ⊡ 1ère idée |
|---|---|
| **1- Réponse : B** | |
| | • Article 3213.1 pour la SPDRE, 3213.2 si danger immédiat |
| **2- Réponse : C** | |
| | • 🕮 le DMP est différent du dossier médical d'établissement<br>• Seul le patient a un accès au DMP de façon automatique, et gère le droit d'accès à ce dossier<br>• Le DMP est loin d'être une réussite, il a couté des millions et est très très peu utilisé |
| **3- Réponse : B** | |
| | • 🕮 Recherche clinique : en services d'hospitalisation, en CIC, en CRC (centres de recherche clinique), mais aussi dans des structures privées "prestataires" CRO (Contract research organisation)<br>• ✕ Attention une autorisation est obligatoire pour toute structure en dehors d'un lieu de soins, et pour les essais de première administration chez l'homme, ou sur des volontaires sains. |
| **4- Réponse : B C** | |
| | • Question pointue, mais avec un peu de logique ça peut le faire!<br>• ◻ Biais de vérification = test Gold standard non réalisé pour tous les patients dans les comparaisons de test diagnostics<br>• Biais de classement = test imparfait et se trompe : différentiel si "différence d'erreur" entre les 2 groupes<br>• Biais de surdiagnostic : augmente artificiellement la prévalence et donc potentiellement le nombre de décès car plus de diagnostic grâce à un meilleur test<br>• Biais d'évolutivité : exemple : moins de décès dans un groupe parce que le test détecte des formes moins agressives de la maladie et donc arrive à une différence de survie ou morbidité. |
| **5- Réponse : A B C D** | |
| | • Il existe de nombreuses occasions de fin de tutelle<br>• La situation d'un majeur sous protection peut évoluer au cours de sa vie, et les mesures de protection s'adaptent à ces évolutions !! |
| **6- Réponse : A B C E** | |
| | • Visite reprise OBLIGATOIRE après un congé maternité, un arrêt de travail de plus de 30 jours, ou tout arrêt de travail pour cause de maladie professionnelle quelle que soit sa durée<br>• Survient dans les 8 jours suivant la reprise et émet un avis d'aptitude (qui nécessitera une 2ème consultation si inaptitudes) |

**7- Réponse : A B D**

- 🕮 🔓 La clause d'ambivalence correspond au fait qu'un patient peut recevoir l'un ou l'autre des traitements ou procédures comparées (exemple médicament Vs. placebo), et donc qu'il ne doit avoir aucune CI ni à l'un ni à l'autre des traitements.
- Proposition C = inventée, totalement interdit sinon biais+++

**8- Réponse : A C D E**

- Réponse B accréditation par l'HAS, ne pas confondre
- L'ARS a un rôle de régulation de l'offre de soins et de pilotage de la politique de santé publique en région

**9- Réponse : B C D**

- 4 maladies pour lesquelles seule une surveillance est nécessaire, Il s'agit de l'infection par le VIH quel que soit le stade, de l'hépatite B aiguë, du tétanos et des mésothéliomes
- Les autres maladies à déclaration obligatoire nécessitent un signalement urgent puis une notification

**10- Réponse : A B D**

- Prise en charge à 100% des médicaments sauf ceux avec une SMR modéré et faible, c'est-à-dire les médicaments remboursés à 35 % et à 15 %.
- Pas de tiers payant obligatoire

**11- Réponse : A B D**

- Protection contact pour les EBLSE, avec isolement en chambre seul
- Un Staphylocoque résistant à la meticiline est résistant à de nombreux autres antibiotiques et est bien considéré comme une BMR

**12- Réponse : A C D E**

- Il faut que ces 4 conditions soient réunies pour avoir accès à l'AME en France

**13- Réponse : A B D E**

- 🔓 la survenance de l'accident au cours OU à l'occasion du travail pas besoin de présence dans les locaux !!

**14- Réponse : E**

- Il existe des TIAC à signes neurologiques par exemple
- Pour le botulisme un cas isolé suffit !!!
- Le signalement et la notification sont obligatoires dès suspicion diagnostique

**15- Réponse : A B C D E**

- BON COURAGE POUR VOS ECNI
- Soyez fiers !! < 3

# ABREVIATIONS

| ABREVIATIONS | DETAILS |
|---|---|
| AAH | Allocation Adulte Handicapé |
| ALD | Affection de longue durée |
| AME | Aide médicale d'état |
| AMM | Autorisation de mise sur le marché |
| ANSM | Agence nationale de sécurité du médicament et des produits de santé |
| AT | Accident de travail |
| APA | Allocation personnalisée pour l'autonomie |
| ACS | Aide pour l'acquisition d'une complémentaire santé |
| CDAPH | Commission des droits et de l'autonomie des personnes handicapées |
| CLAT | Comité de lutte anti tuberculeuse |
| CLIN | Comité de lutte contre les Infection nosocomiales |
| CREX | Comité de Retour d'EXpérience |
| CMU | Couverture maladie universelle (nouvellement PUMA) |
| CPAM | Caisse Primaire d'Assurance Maladie |
| CRCI | Commission régionale de conciliation et d'indemnisation |
| CRRMP | Comité régional de reconnaissance des maladies professionnelles |
| CSMB | Consommation de soins et de biens médicaux |
| DIM | Département de l'Informatique Médicale |
| DMP | Dossier médical personnalisé |
| EIAS | Effet indésirable Associé aux soins |
| ESAT | Etablissement et service d'aide par le travail |
| EIG | Effet indésirable grave |
| FIVA | Fond d'INdemnisation des Victimes de l'amiante |
| GIR | Groupe Iso ressource |
| HAS | Haute autorité de santé |
| HPST (loi) | Hôpital Patient Santé Territoire |
| IPP | Incapacité partielle permanente |
| ITT | Incapacité temporaire de travail |
| LATA | Limitation et/ou Arrêt des Thérapeutiques Actives |
| LFSS | Loi de financement de la sécurité sociale |
| INVS | Institut de veille sanitaire |
| MDPH | Maison départementale des personnes handicapées |
| MT | médecin du travail |
| MET | *Metabolic equivalent of the task* |
| OML | Obstacle médico légal |
| ONIAM | Organisme d'indemnisation des accidents médicaux |

| | |
|---|---|
| OPJ | Officier de police judiciaire |
| OPP | Ordonnance de placement provisoire |
| PMI | Protection maternelle et infantile |
| PMO | Prélèvement multi organes |
| PMSI | Programme de médicalisation du système d'information |
| PPS | Programme personnalisé de soins |
| PUMA | Protection maladie Universelle (ex-CMU) |
| RAA | Rhumatisme articulaire aigu |
| RMM | Réunion de Morbi-Mortalité |
| RCP | Résumé des caractéristiques du Produit (médicament) |
| RCP | Réunion de concertation pluridisciplinaire |
| RQTH | Reconnaissance en qualité de travailleur handicapé |
| SS | Sécurité Sociale |
| SPDT | Soins psychiatrique à la demande d'un tiers |
| SPTU | Soins psychiatriques à la demande d'un tiers en urgence |
| SPI | Soins psychiatriques en cas de péril imminent |
| SPDRE | Soins psychiatriques à la demande du représentant de l'état |
| TIAC | Toxi infection alimentaire collective |
| TPE | Traitement post exposition |
| VIH | Virus de l'immunodéficience humaine |
| VHA | Virus hépatite A |
| VHB | Virus hépatite B |
| VHC | Virus de l'hépatite C |